中医祁谈第二季

祁营洲家庭小妙招讲记

一起发现中医之效

祁营洲 著

全国百佳图书出版单位

中国中医药出版社

·北京·

图书在版编目（CIP）数据

一起发现中医之效：祁营洲家庭小妙招讲记 / 祁营
洲著 . —北京：中国中医药出版社，2021.4
ISBN 978-7-5132-6503-4

Ⅰ . ①一… Ⅱ . ①祁… Ⅲ . ①中医学—基本知识
Ⅳ . ① R2

中国版本图书馆 CIP 数据核字（2020）第 216976 号

中国中医药出版社出版

北京经济技术开发区科创十三街 31 号院二区 8 号楼
邮政编码　100176
传真　010-64405721
河北省武强县画业有限责任公司印刷
各地新华书店经销

开本 710×1000　1/16　印张 23.5　彩插 0.75　字数 443 千字
2021 年 4 月第 1 版　2021 年 4 月第 1 次印刷
书号　ISBN 978 – 7 – 5132 – 6503 – 4

定价　59.80 元
网址　www.cptcm.com

社 长 热 线　010-64405720
购 书 热 线　010-89535836
维 权 打 假　010-64405753

微信服务号　zgzyycbs
微商城网址　https://kdt.im/LIdUGr
官 方 微 博　http://e.weibo.com/cptcm
天猫旗舰店网址　https://zgzyycbs.tmall.com

如有印装质量问题请与本社出版部联系（010-64405510）

因为你总不能每次都去医院！

你总不能每次都去得了医院！

你总不能错过最佳的治疗时机！

那么，你需要学会自己动手！

本书将教给你简洁明快方便操作的家庭治病法门！

中医应该注重实战实效！

中医的推广应该生活化而不是贵族化！

中医的种子应该种在家庭！

一个懂点中医知识的妻子或者丈夫至少能惠及家庭的三代人！

自序

一直在前进的路上

热爱生命的人不孤单，就让他们相遇在中医祁谈。

大家好，我是祁营洲，2016 年 7 月我在喜马拉雅开播主讲《中医祁谈》。坦白讲，我做《中医祁谈》这档节目的发心是要站在一个真正临床医生的角度，带着大家一起认识中医，学习中医，实践中医，从而更好地去重新看待生命，尊重生命，热爱生命，同时试图坚守自己的底线，要讲就去讲真东西，让那些不懂中医的人学点真正有用的东西。

不承想一路走来，不仅很多中医爱好者收听《中医祁谈》成为了每周的习惯，还吸引了一些医学同行，其实我从没奢望过要靠这个去征服同行的医生们，也许是因为"同行是冤家"吧，往往同行会拿着挑剔的眼光互相审视，但现在反倒也成了我和部分同行医生们共同交流学习的一个桥梁，所以感谢各位的肯定，感谢各位的支持，有了你们我才能更坚定地继续前进！

经过《中医祁谈》不断地打磨和摸索，经过和众多朋友的反馈交流，也让我更加坚定了自己的初衷，那就是，中医应该注重实战实效，中医的推广应该生活化而不是贵族化，中医的种子应该种在家庭，一个懂点中医知识的妻子或者丈夫至少能惠及家庭的三代人。所以，经过长时间的准备和努力，我又推出了《中医祁谈第二季——家庭小妙招》，因为在我心中，你总不能每次都去医院！你总不能每次都去得了医院！你总不能错过最佳的治疗时机！那么，你需要学会自己动手！看了一堆高大上的养生文章，不如学会真正实战实效的招数！所以第二季与其说是节目，不如说更像是一门实战课程，本课程就是要教给大家简洁明快、方便操作的家庭治病法门。

现如今，我再度和中医药出版行业的领头军——中国中医药出版社合作，将《中医祁谈第二季——家庭小妙招》集结成书，并将书名定为《一起发现中医之效：祁营洲家庭小妙招讲记》。本书是以这档音频节目为蓝本，并在录音文字听打整理的基础上予以编排润色，同时对原稿内容进行了大量细节上的修改、增删和不同角度的补充，一方面为了让知识从语言听觉层面转化为文字视觉层面时，能更加严谨和饱满；另一方面也为了对原稿进行一次修订。另外，本书插入了大量的精美图片，包含中草药饮片、腧穴定位等，以求最大可能还原中草药本身的纹理以及提供清晰明了的人体穴位图，只为能让本书尽善尽美，能让读者有更惬意的美好阅读体验。本书也沿袭我一贯的"新东方"讲课风格，力求语言白话，通俗易懂，注重实战实效，但必须还得做到有趣有料。

是的，本书会更加关注实战实效，因为我坚持认为学医的首要目的就是得实用，不以最终临床实战疗效作为目的而讲中医就是在"耍流氓"，所以要讲就讲点能真刀真枪在家操作的，要讲就讲点能真正接地气的，于是本着"讲一门课，去扯真正有用的淡"的原则，我在本书中详细讲解那些家庭最常见疾病的处理方法，而且必须是完全可以在家自行处理的方法，包括内服、外用、手法等不同的小妙招。本书一共60讲，每一讲一个主题，每一个主题讲解若干不同的家庭小妙招，本书累计讲解不少于300个家庭实用的小妙招。

本书适合每一位想要照顾父母的儿子或女儿，适合每一位想要照顾孩子的父亲或母亲，适合每一位想要照顾彼此的丈夫或妻子，适合每一位在家庭生活中当自己或家人生病时，希望自己动手寻求真刀真枪实战实效的人，适合每一位关注生命、热爱生命的人。

通过本书，你将获得家庭常见病的第一级诊断治疗思路，你将获得家庭常见病不少于300个实战实效、简洁明快的治疗方法，你将获得真刀真枪方便在家操作、真正接地气的常见病处理技巧。同时，阅读本书，你也可能会结交一群一起学习中医、实践中医并热爱生命、尊重生命的小伙伴们。

其实，无论是讲中医，还是教英语，我都希望通过教书来给自己一个交代，而《中医祁谈》也就是为了和大家一起坚持学习中医，一起坚持实践中医，这本书也是给自己寻找一个坚持下去的理由，更是为了和大家一起行走在前进的路上，更好地去思考生命，一起遇见生命中更好的自己！

另外，不得不给出的温馨提示是，本书中所讲解的所有家庭小妙招均作为家庭常见病的第一级诊断治疗和处理，因存在个体差异，如果使用后效果不佳或无效，请及时就医，以免耽误病情。

最后，虽然本书经过反复打磨，力求完美，但本人的确水平有限，书中难免会有漏洞和不足，敬请各位谅解。

其实这句话是我在阅读其他书籍的序言时经常能看到的，我一直都觉得这句话特别俗，但此时此刻，我真的也变得心惊胆战，不得不说。同时在此也留下我的联系方式，请各位读者多批评指正。

祁营洲新浪微博：@祁营洲
祁营洲微信公众号：祁营洲工作室
祁营洲邮箱：oasis0136@126.com

祁营洲
2021 年 1 月于北京

目 录 ● CONTENTS

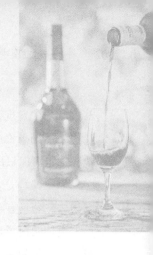

第一讲
喝醉酒了该怎么办

大家好，我是祁营洲。这里是《一起发现中医之效：祁营洲家庭小妙招讲记》，本讲要给各位讲解的是，喝醉酒了该怎么办？

人在江湖走，难免要喝酒嘛！生活中参加酒席也是在所难免，但喝醉了酒之后，也实在是难受，于是很多人就开始寻求方法，比如怎么能解酒呢？怎么能让自己迅速缓解喝完酒之后身体的不适症状呢？今天就来给各位讲解四个解酒小妙招。

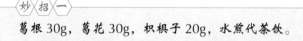

妙招一

葛根 30g，葛花 30g，枳椇子 20g，水煎代茶饮。

这第一个小妙招是个代茶饮的方法，用葛根、葛花、枳椇子这三味药加上适量的水，水煎代茶饮频服，根据个人口味偏好也可以加入适量的冰糖调味。

把这三味药放在一起，加水煎煮，开火后关小火再煮 20 分钟左右即可，这个代茶饮解酒的效果非常好。我有一个朋友是公司的高管，在生活当中经常避免不了一些酒局，他曾经在私聊时对我说，参加这些酒局简直是苦不堪言，但是由于生活工作的需要还不得不喝，于是就问我，喝醉了究竟该怎么做才能让自己变得不那么痛苦呢？记得我当时还和他开玩笑说，我提供的方法是要努力让你做到根本就不容易喝醉。最终，我提供给他的就是这个代茶饮的小妙招，我让他每次在赴宴的时候，提前按照这个方子准备三味药用水煎煮，煮上满满的一大壶，在酒席当中可以边喝酒边喝这个代茶饮。结果，此后他在喝醉酒的时候，发现自己相比原来醉酒的程度明显减轻，相比以往醉酒的不适症状也变得很轻微，甚至他说自我感觉酒量也有提高了，原来喝到那个量可能就倒了，现在喝同样的量不至于那么难受了。现在我把这个解酒方讲给大家，有需要的朋友可以在喝酒前或者喝酒当中以及酒后拿来服用。

具体到这个方子中的三味药，我们来详细讲解一下。早在《神农本草经》当中对葛根就有很详细的介绍："主治消渴、身大热、呕吐、诸痹，起阴气、解诸毒。"此处我们用到的就是它"解诸毒"的功效，可以解诸毒，当然就可以解酒毒了。

　　葛花就是葛根这种植物所开的花。葛花历来被认为是解酒醒脾的专药，我本人在临床当中发现，其实葛花解酒醒脾的效果会比葛根更好，所以在配伍这三味药的过程中，如果你必须要去掉一味药的话，你可以把葛根去掉。当然有些人买不着葛花，那也可以只用葛根。

　　第三味药是枳椇子，味甘，性平，从古至今这味药也被认为是解酒毒的佳品，因为这味药具有解酒毒、除烦止呕、利大小便的作用。

　　当你明白了这些道理之后，就会发现，这三味药放在一起，第一是为了解酒毒，第二是为了利大小便，能够让自己喝下去的酒毒顺着大小便赶紧排出去。

葛 根

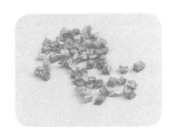

性味归经：甘、辛，凉。归脾、胃经。

功　　效：解肌退热，透疹，生津止渴，升阳止泻。

葛 花

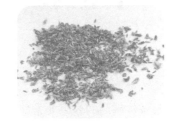

性味归经：甘，平。归脾、胃经。

功　　效：解酒毒，醒脾和胃。

枳椇子

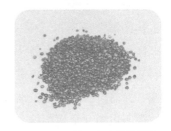

性味归经：甘、酸，平。归胃经。

功　　效：利水消肿，解酒毒。

> **妙 招 二**
>
> 白萝卜若干（例如 500g），洗净榨汁内服或是水煎代茶饮。

　　这第二个方法就很简单了，可以从厨房当中找材料，用我们经常吃到的白萝卜若干，比如说可以用到500g，洗净榨汁内服或者直接煮水代茶饮，这个方法同样具有解酒和消酒气的功效。

　　为什么白萝卜也具有解酒的功效呢？因为白萝卜具有化痰降气、解毒通便的功效。大家都知道喝了白萝卜水之后通气的效果比较明显，所以通过这样的作用同样可以起到解酒的功效。

但不得不说的是，这第二个小方法比起咱们刚才所讲到的三味药组成的代茶饮来说，力度就要稍弱一些了。所以如果你喝的酒量不大，醉酒的程度也没那么严重，你可以直接采用白萝卜煮水，因为更方便一些嘛。当然如果你今天喝得大醉了，那就赶紧去煮代茶饮吧。

白萝卜

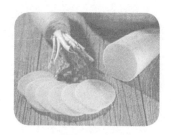

性味归经： 辛、甘，凉。归肝、胃、肺、大肠经。

功　　效： 清热生津，凉血止血，下气宽中，消
　　　　　食化滞，开胃健脾，顺气化痰。

妙招三

饮用绿豆汤或者服用绿豆沙可以解酒。

给大家分享的第三个小妙招是用绿豆，具体方法是，取适量的绿豆，洗干净之后加水煮成绿豆汤饮用，也可以把绿豆捣烂后煮汤饮用，或是制成绿豆沙直接服食。

清代和民国时期影响很大的《增补食物本草备考》一书中，对绿豆有详细的记载："绿豆，味甘，性凉，无毒。能行十二经络气。解酒，制金石、草木、砒毒。"一直到今天，很多人也都知道绿豆可以解毒，甚至可以解药，也就是说服用中药期间最好不要同时服用绿豆。

但需要说明的是，我们解酒的目的最终是为了保护胃肠道、肝脏等各器官以及防止酒精中毒，而绿豆在药性上是偏凉的，所以对于那些脾胃虚寒不够强壮的人，绿豆就不宜多食。解酒的关键就是促进乙醇的分解，加速乙醇的代谢，增强代谢酶的功能。而解酒过程需要两种酶，即乙醇脱氢酶和乙醛脱氢酶。

妙招四

服用含有益生菌的酸奶可以解酒。

给大家要讲解的第四个小妙招是用酸奶，现代医学研究表明，乳杆菌和双歧杆菌等不会将酒精转变为有毒的致癌物乙醛，在体外模拟肠道环境的情况下，还具有较好的代谢清除乙醛的能力。同时，益生菌还可以降低由于摄入过量酒精产生乙醛而引起的胃肠道疾病的发病率。所以服用含有益生菌的酸奶多多少少也会有解酒保肝的作用，无论酒前还是酒后吃，都有用。

以上内容是给大家讲解可以起到解酒作用的方法，大家可以量力而行，自行选择，但即便如此，我还是要提醒各位的是，虽解酒有方，但仍然不要贪杯。

好了各位，热爱生命的人不孤单，就让他们相遇在《中医祁谈》！本讲话题就到这里，我们下一讲再见！

第二讲
小儿经常流口水该怎么办

大家好，我是祁营洲。这里是《一起发现中医之效：祁营洲家庭小妙招讲记》，本讲要给各位讲解的是小儿经常流口水该怎么办。

说到流口水，我们经常通俗地叫"流哈喇子"。其实每一个小儿都会有流口水的现象，我们也经常会见到很多家长给自己的孩子戴上特制的围嘴儿以免口水弄湿了衣服。从医学的角度来讲，流口水可以分为生理性的和病理性的。口水的专业术语叫作涎，生理性的因素是随着新生儿慢慢长大，唾液的分泌量也会逐渐增多，但是孩子的口腔浅，不太会及时地吞咽过多的唾液，所以就出现了流口水的现象。正常的情况下，流口水的程度不会太重，这属于正常的生理性现象，家长们完全不必担心。但是如果流口水太多，达到了病理性的状态，在中医当中我们就把它定义为流涎症。

流涎症的诊断依据是：常见于 3 岁以内的孩子，除了流口水过多以外，还会在口腔内以及嘴角周围出现米粒大小的红疹，严重时还会发生溃疡糜烂，甚至伴随发烧等一系列的症状。

我们来分析一下病因。西医一般认为是因为小儿的口、咽黏膜炎症引起的，但是中医的观点很明确，认为口水往往和脾胃有关系，因为中医当中有一个非常明确的理论，叫作"脾开窍于唇，在液为涎"。也就是说口水的运化情况是由脾来管理的，因为脾在中医当中的功能就是运化水湿的，所以脾运化水湿功能的异常就会导致小儿流口水的异常。在我本人大量的临床诊疗过程中，发现脾脏运化功能的异常最常见有两种情况，一种是脾胃的虚寒，一种是脾热。下面我再进一步给大家分析和讲解。

第一种情况是脾胃虚寒。这是小儿最常见的情况，宋代有一位名医叫钱乙，是中医儿科的鼻祖级人物，他对小儿体质的论述总结得非常精炼，提到了八个字，叫作"肝常有余，脾常不足"。这八个字通俗的理解就是小儿容易有肝火，同时脾的功能则容易不足。如果说脾有虚寒，脾的阳气就不容易升发，于是就容易出现水液运化不利而泛滥的情况，在小儿的身体表现上就会出现口水增多。这个时候我们只要能把脾的阳气给升发起来，体内多余的水湿就能正常地运化了。那么针对脾胃虚寒这种情况，给各位推荐两个小妙招。

妙招一

生姜 3 ～ 5 片，甘草 10g，煮水代茶饮。

这个小妙招用到的是生姜和甘草，将这两味中药放在一起煮水代茶饮，一天当中可以不分次数地频频饮服，每天一剂，建议连续服用 5 ～ 7 天。

这个小方子中的生姜，性是温的，具有解表散寒、温中止呕的作用，在方子中起了主导作用。甘草，味甘，性平，具有一定的清热、生津、益气的作用，同时也可以使生姜温而不燥。这两味药的搭配就可以起到温润行气、化燥祛湿的作用。

生 姜

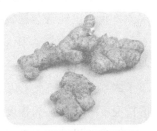

性味归经：辛，温。归肺、脾、胃经。

功　　效：解表散寒，温中止呕，温肺止咳。

甘 草

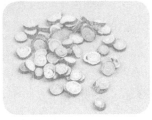

性味归经：甘，平。归心、肺、脾、胃经。

功　　效：补脾益气，祛痰止咳，缓急止痛，清
　　　　　热解毒，调和诸药。

妙招二

炒白术 15g，炒山药 30g，茯苓 20g，加入适量红糖，煮水代茶饮。

第二个小妙招也是个代茶饮的方子，用炒白术、炒山药、茯苓这三味药，加入适量红糖煮水代茶饮。这三味药都是健脾利湿的，炒后的药性会更温和，配合在一起的共同特点是具有了健脾和胃的功效，况且药性特别平和。

整个方子中加入红糖适量来调和一下，一是为了调一下口味，二是因为红糖本身性温，也就可以起到一定的温暖脾胃、促进脾胃运化的作用。

炒白术

性味归经：甘、苦，温。归脾、胃经。

功　　效：益气健脾，燥湿利水，止汗，安胎。

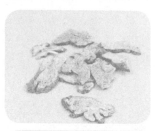

山　药

性味归经：甘，平，稍温。归脾、肺、肾经。

功　　效：益气养阴，补脾肺肾，固精止带。

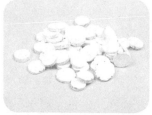

茯　苓

性味归经：甘、淡，平。归心、脾、肾经。

功　　效：利水渗湿，健脾，宁心。

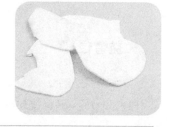

妙招三

桑白皮 15g，石斛 5g，益智仁 3g，水煎代茶饮。

相对于脾脏虚寒所导致的流口水，还有相当一部分的小儿是因为脾胃积热所导致的，就是因为脾胃的积热，然后热气向上熏蒸所致。这样的孩子一般都有积食的"前科"，比如说有几顿饭吃得太多了导致了积食，随后积而化热。这样的孩子所流的口水往往都是稍黏稠一些，同时口中可能还会有一些异味，甚至会伴有手脚发红、小便发黄或者大便发干等内热的表现。针对由脾胃积热所导致的流口水，给各位推荐一个非常实用的家庭小妙招，同样是一款代茶饮的方子，用桑白皮、石斛、益智仁这三味药水煎代茶饮。煮好之后也可以根据口味的需要适当加点冰糖，这样小孩子更容易接受一些。

这个方子中，桑白皮可泻肺行水，也有下气消痰平喘的功效，可以使痰热从大小便而走，从而通过降肺气起到降脾胃积热的功效。石斛具有滋阴清热、益胃生津的作用，同时也有一定的益肾壮骨的功效。但是现在市面上的石斛因品种不同价格差别也很大，建议大家买最便宜的品种就可以了。最后一味益智仁，具有很好的温胃止泻的作用，同时可以固摄涎液，涎液也就是口水。同时益智仁还有一定的暖肾固精的功效，这味药用在这里，一是为了直接增强固摄涎液的作用，二是因为益智仁药性偏温，用上少量的益智仁也可以平衡一下桑白皮的寒性。

桑白皮

性味归经：甘，寒。归肺经。

功　　效：泻肺平喘，利水消肿。

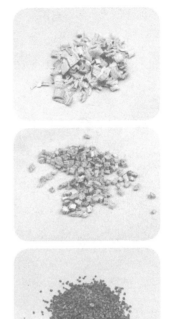

石　斛

性味归经：甘，微寒。归胃、肾经。

功　　效：养阴清热，益胃生津。

益智仁

性味归经：辛，温。归肾、脾经。

功　　效：暖肾固精缩尿，温脾开胃摄唾。

以上是针对小儿流口水的问题给出的三个不同的家庭小妙招，各位可以根据孩子的具体情况量力而行。虽然以上分享的是小儿流口水的现象，其实在我的临床中也经常会用在成人身上，比如最典型的就是脑中风后遗症的病人，这类人群往往也会出现口水过多的现象，在分析病因病机的时候也可以从以上虚实或者寒热两个方面去考虑，然后在选择方子时适当加大药量就可以了。

好了各位，热爱生命的人不孤单，就让他们相遇在《中医祁谈》！本讲话题就到这里，我们下一讲再见！

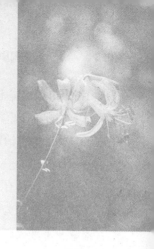

第三讲
牙疼了该怎么办

大家好，我是祁营洲。这里是《一起发现中医之效：祁营洲家庭小妙招讲记》，本讲要给各位讲解的是牙疼了我们该怎么办。

俗话说得好，牙疼不是病，疼起来可真要命！牙疼的确是我们生活当中经常出现的，有些人是牙齿本身就有问题所导致的，有些人平时牙齿很好，吃嘛嘛香，但就是因为一时吃了什么反常的东西就突然牙疼了。本讲就给大家分享在家庭生活中如果牙疼了我们该怎么办。很多时候不用去医院我们就可以自行解决。

首先给牙痛下一个定义。虽然很多人对这个名词很熟悉，但医学当中对它的定义你未必知道。医学当中把牙痛定义为：牙疼指牙齿因各种原因引起的疼痛，它是口腔疾患当中的症状之一，可见于西医当中的龋齿、牙髓炎、根尖周围炎和牙本质过敏等。各位读完定义之后会发现它很严谨，它包含了牙齿本身的问题以及由其他原因导致的牙痛等等，但是我们在生活当中大众的心理都是甭管是什么原因，现在我的牙疼得不得了，要赶紧想办法止痛，所以下面教给大家的就是那些马上就能使用的家庭小妙招。

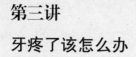

> 川牛膝 30g，代赭石 30g，水煎代茶饮。

这第一个小妙招是个代茶饮的方法，用到的是川牛膝、代赭石这两味药，水煎代茶饮。它几乎可以治疗各种牙疼，不管你牙龈是否有红肿，也不需要去过分关注虚实寒热，这是一个通用的方子，也就是说甭管是什么原因导致的牙痛，这个方子都可以用。

我之所以给各位讲这个方子，是因为我在临床中经常会用到这两味药，但这个方子却不是我的独创，是我从前辈那里学来的。这个方子来源于民国时期的河北名医张锡纯，这是一位民国时期的大家，开创了中西医结合先河的里程碑人物。张锡纯这个名字各位一定要记住，他写过一本书叫作《医学衷中参西录》，这本书我也希望各位把它记下来，这是一部伟大的著作，你看这个名字，学医，我们不但要热衷于中国的医学，同时也要参照西方的医学，所以听这个名字就知道，《医学衷中参西录》是开辟了中西医结合先河的一本伟大的著作。

关于这个治疗牙痛的方子，在《医学衷中参西录》当中详细记载了张锡纯给自己治疗牙痛的一个病案。大概的意思是这样的：张锡纯说他自己从来没有牙痛这样的问题，但是有一年回到家之后睡了热炕，随后就觉得自己心中发热，继而左边的牙非常痛。作为一名医生，他就想，该怎么治疗呢？他觉得自己应该是外寒内热，要解一下外表，内热应该要消一消，于是他就先用了西药阿司匹林。张锡纯用药非常有特点，因为他从来不排斥西医，他首先用了阿司匹林让自己发汗，因为阿司匹林具有发汗的功效，但发完汗之后牙疼还是没有缓解，随后他用了中药生石膏又加上一些解表的药，就是为了祛外寒清内热。但最后发现内热是清了，牙疼还是没有缓解。那么办呢？最后张锡纯用到的两味药就是川牛膝和代赭石各30g，他发现喝下去之后"牙疼顿愈"，也就是说牙疼马上就痊愈了。之后他就对这两味药情有独钟，在随后自己的医案当中他说，虽然自己在读其他人的医书，当中没有见到用代赭石和川牛膝来治疗牙痛的，但是自己曾经用这两味药治疗过牙疼，发现效果非常好。

张锡纯先生的这个故事讲完之后，给我们后人留下了很大的启发，医生也是人，也会生病，在生病的时候进行自我治疗，有时候也需要自己反复琢磨怎么用药，最后发现了两味非常好的对药来搭配治疗牙疼。

于是，在我本人的临床当中，我也经常会用到这两味药来配合治疗不同的牙疼，但是我会在这两味药的基础上进行一个小小的变化。比如说对于热性的牙疼，伴随牙疼之外，经常会出现牙龈红肿或者疼痛，或是小便发黄、大便发干等这样的一派热象，我会在川牛膝和代赭石的基础之上再加上生石膏20g。

我们可以整体分析一下这三味药。川牛膝有通利关节、引血下行的作用。代赭石有平肝清阳、重镇降逆的作用，同时具有一定的养血止血的作用。生石膏具有清热泻火、除烦止渴的作用。所以如果是上面所说的胃火引起的牙疼，我再加上20g生石膏，这三味药一起用的效果就会更好一些。

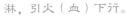

川牛膝

性味归经：苦、甘、酸，平。归肝、肾经。

功　　效：活血通经，补肝肾，强筋骨，利水通
　　　　　淋，引火（血）下行。

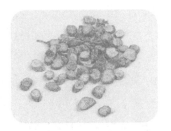

代赭石

性味归经：苦，寒。归肝、心经。

功　　效：平肝潜阳，重镇降逆，凉血止血。

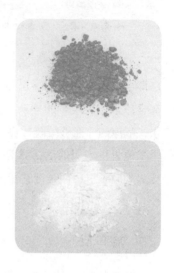

生石膏

性味归经：甘、辛，寒。归肺、胃经。

功　　效：清热泻火，除烦止渴。

在临床上，也有些人的牙疼并不是上火引起的，比如有些人本身就虚或者是寒，他告诉你只要是一张口遇到冷空气就感觉牙疼更厉害，喝凉水之后牙疼更厉害。这种情况我们一般认为是一种虚寒证的牙疼，在临床中我一般会在川牛膝和代赭石的基础上加入 20g 的骨碎补。

骨碎补具有补肾强骨、续伤止痛的作用。你看这味药的名字起得非常好——骨头碎了也能给补起来。为什么我会把 20g 的骨碎补放在虚寒性牙疼的治疗方之中呢？这是因为在中医当中我们认为"齿为骨之余"。什么意思呢？就是说牙齿是我们身体当中骨骼的一部分。骨和哪个脏腑有关？中医认为"肝主筋，肾主骨"。所以，牙齿和我们的肾有关系。于是对于虚寒性的牙疼，我在临床当中用到骨碎补，通过补肾强骨的功效来达到最终治疗虚性牙疼的目的。

骨碎补

性味归经：苦，温。归肝、肾经。

功　　效：活血续伤，补肾强骨。

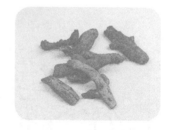

好了，以上是我在临床当中在借鉴了张锡纯前辈的川牛膝和代赭石这两味药的基础上，同时又向大家介绍了两种不同类型的牙疼，上火型和虚寒型，各位可以根据自身情况量力而行。

妙招二

地骨皮 60g，煮水漱口。

下面教给大家的第二个小妙招是一个漱口的方子，用地骨皮煮水放凉后频频漱口即可。就是你喝到嘴里边，含一会儿再把它给吐出来。这个方法尤其适合那种只有含凉水才能缓解的牙痛，也就是说身体内热还是比较大的，所以这种人喜欢喝冷水，喝凉的才能够缓解牙疼。对于这种牙疼用这个方子漱口效果非常好。

地骨皮内服的话，具有凉血除蒸、清肺降火的作用，但这个小妙招我们没有直接喝到肚子里，而是把它作为漱口用，同样效果非常好。

地骨皮

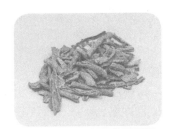

性味归经：甘，寒。归肺、肝、肾经。

功　　效：凉血除蒸，清肺降火。

妙招三

用拇指按压肩井穴。

除了以上两种方法，再教大家一个方法，可以不用药，用按摩来缓解牙疼。具体的方法是用拇指点揉按掐肩井穴，你可以自己操作，也可以让家人操作。这个穴位在我们的肩膀上，在大椎穴与我们的肩峰连线的中点，一共有两个。

肩　井

定　　　位：肩上，大椎穴与肩峰端连线的中点，前直对乳中。

临床应用：理气通络，催产通乳。

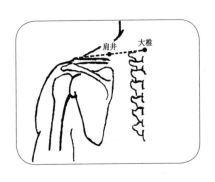

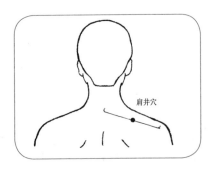

我们在按摩的时候也未必要 100% 的精准，你可以在肩井穴这个区域去点揉按掐即可。如何按压呢？按压时逐渐用力，以能承受为度。然后反复地按压，直到牙疼开始缓解或者消失。按压肩井穴能起到非常好的祛风清热、活络消肿的作用。基本上一侧牙疼你可以按压患侧，两侧都疼的按压双侧。

其实不单单是对于牙疼，当有些人的脸上起了痄腮，也就是腮腺炎发作的时候，或者有些人出现三叉神经痛的情况也可以采用按压肩井穴来治疗。

最后还是要再来一个温馨提示，如果你牙疼的原因是牙齿本身有问题了，需要去补牙拔牙了，那本讲中所讲的方法也只是帮你控制症状而已，牙齿本身的问题还是需要去专科解决。

好了各位，热爱生命的人不孤单，就让他们相遇在《中医祁谈》！本讲话题就到这里，我们下一讲再见！

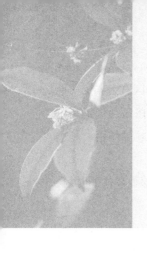

第四讲
老年性便秘该怎么办

大家好，我是祁营洲。这里是《一起发现中医之效：祁营洲家庭小妙招讲记》，本讲要给各位讲解的是老年性便秘该怎么办。

说到便秘，其实男女老少都有可能出现便秘，但为什么要把老年性的便秘单拎出来讲呢？那是因为老年群体的确有自己的特殊性，老年人的脏器功能已经随着年龄的变化，发生了所谓的生理性衰退，肠道的蠕动功能也就自然而然地下降了，于是就非常容易导致粪便堆积在肠道内而排泄不出来，这种症状叫作老年性便秘。

另外，单讲老年性便秘，也在于老年人除了容易发生便秘之外，同时可能还合并了其他不同的疾病，所以在排便的过程中就有可能引发其他疾病。咱们举个例子，比如老年人因为便秘，排便时过度用力，这就有可能导致原来有冠心病的老年人发生心绞痛甚至出现心肌梗死。再比如原本有高血压的老人在排便的时候过度用力，也有可能发生脑血管的意外。再比如合并了前列腺肥大的老年人，也可能因为粪便的停留压迫而加重排便的困难，发生诸如尿潴留这样的情况。所以，老年人的便秘是值得我们去关注的。这是一个脏器功能逐渐衰退的过程，正是因为老年人相对特殊的生理特点，当老人便秘的时候，要是一味地用一些泻下的药物，很多时候的结果是得不偿失，便秘没解决，反而又伤了老人的正气。所以本讲话题我们就站在家庭生活的角度，来讲解该如何解决生活当中出现的老年性便秘。

妙招一

> 决明子20g，肉苁蓉15g，水煎加蜂蜜代茶饮。

这第一个方法是一个代茶饮，我们用到决明子和肉苁蓉，两味药水煎之后再加点蜂蜜代茶饮服。一般情况下，治疗5～7天就可以见效。这个方子煮出来之后的味道是清香的，颜色也是淡黄或者是稍发深的黄色，色香味都不错。

咱们再来分析一下方子的组成。决明子味甘，微寒，有很好的清肝明目、润肠通便的作用，所以有些时候有些老人如果不想过于复杂，单纯用开水冲泡决明子也是有效的，但是效果可能就没这个方子好。现代医学也证明，决明子本身就有导致缓缓泻下的功效，同时还有降血压、降血脂的功效。

肉苁蓉，味甘性温，归大肠经和肾经，具有非常好的补肾阳、益阴血、润肠通便的作用。把这两味药放在一起，共同具有的一个功效叫作润肠通便，就可以起到了治疗便秘的作用。同时决明子的药性稍寒，肉苁蓉药性稍温，这个配伍也是寒热并用，既达到了润肠通便的作用，又不至于使药性偏寒或者偏温，是一个非常平和的配伍，不管是什么样的老年人，在我看来都是可以使用的。

最后我们还用到了蜂蜜，有两个目的，第一是调和一下代茶饮的口味，第二其实蜂蜜本身就是一味药。蜂蜜味甘性平，可以归肺经、脾经、心经、大肠经，具有很好的滋阴润肺、补虚润燥的作用。在《增补食物本草备考》一书中对蜂蜜更是赞赏有加，原文中说："蜂蜜，味甘，性平，无毒。和百药，解诸毒，安五脏，润肠胃，除心烦。"

决明子

性味归经：甘、苦、咸，微寒。归肝、大肠经。
功　　效：清热明目，润肠通便。

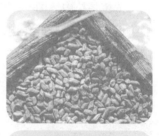

肉苁蓉

性味归经：甘、咸，温。归肾、大肠经。
功　　效：补肾助阳，润肠通便。

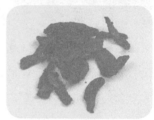

蜂　蜜

性味归经：甘，平。归肺、脾、大肠经。
功　　效：补中，润燥，止痛，解毒。

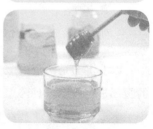

 妙招二

苁蓉润肠口服液，一次 10～20mL，一天 2 次。

讲完了代茶饮之后，如果大家觉得代茶饮比较麻烦的话，推荐给你的第二个小妙招是一款非常好的中成药，叫作苁蓉润肠口服液，在各个中药店都可以买得着，服用的时候我的建议是一次 10～20mL，一天 2 次。这款中成药的功效是益气养阴、健脾滋肾、润肠通便。

苁蓉润肠口服液

功　　效：益气养阴，健脾滋肾，润肠通便。

临床应用：用于气阴两虚，脾肾不足，大肠失于濡润而致的虚证便秘。

为什么要推荐这款中成药呢？是因为我发现在当今社会有很多的老年人，他们的便秘往往是排便的时候总感觉没有力气，需要等待很长时间。其实，这不仅仅是肠道当中干燥，还出现了自身排便的力量不足。那么针对这种类型的老年性便秘，苁蓉润肠口服液就非常适合了，大家看药名就会明白，这款中成药至少包含了两味药，黄芪和肉苁蓉。

黄芪是补中气的，中气不足时用黄芪来帮助增加老年人的气力。肉苁蓉刚才咱们讲过了具有补肾的作用，最大的功效是润肠通便。所以黄芪和肉苁蓉这个搭配是解决老年人中气不足型便秘最好的方法，我在临床当中遇到这种老年性便秘患者，如果不方便过来看诊用药的话，我也会经常推荐苁蓉润肠口服液。

黄　芪

性味归经：甘，微温。归脾、肺经。

功　　效：补气健脾，升阳举陷，益卫固表，利尿消肿，托毒生肌。

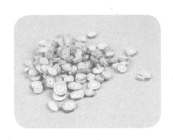

妙招三

用手掌按照顺时针的方向按摩腹部，每天至少两次，每次至少200圈。

以上讲的是两个内服的方法，接下来给各位分享一个按摩的方法，就是对我们的腹部进行按摩。具体怎么按摩呢？让家中的老年人采用仰卧位或者站位，然后用单手掌或者是双手掌放在自己的肚脐偏下也就是腹部，按照顺时针的方向去按摩自己的腹部。注意：必须用顺时针的方向去按摩。因为在推拿的手法当中，对于腹部的按摩，顺时针为泻，逆时针为补，所以各位必须按照顺时针的方向去按摩。手法由轻到重、由慢到快，然后再由快到慢、由重到轻反复进行。

这个方法比较简单，大家一学就会，就看你是否能去坚持。但我也发现，当今社会很多老年人最大的优势就是他们的韧性非常强，你教给老年人一个方法，他们真的很能坚持，这就非常好。按摩到最后如果能感觉到腹部有一个透热的感觉，或者出现一些肠鸣音，那效果就更好了。

　　好了各位，热爱生命的人不孤单，就让他们相遇在《中医祁谈》！本讲话题就到这里，我们下一讲再见！

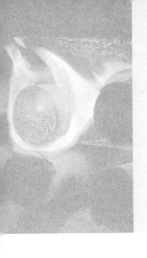

第五讲
烧烫伤该怎么办

大家好，我是祁营洲。这里是《一起发现中医之效：祁营洲家庭小妙招讲记》，本讲要给各位讲解的是烧烫伤了该怎么办。

烧烫伤是我们在家庭生活当中很难避免的伤情，人在江湖走，哪能不受伤，烧烫伤真的很常见。比如说，你不小心被火给烧伤了，不小心被开水给烫伤了。究竟烧烫伤了我们该怎么办呢？有没有一些完全可以不用去医院的方法？本讲话题就是要教给你一些简洁明快的处理方法。

妙招一

药棉蘸生姜汁涂抹烧烫伤患处，每隔 2～4 小时涂抹一次。

第一个方法是让各位在厨房当中找材料，去找大家非常熟悉的生姜。取生姜适量，洗净捣烂，挤出姜汁，然后用药棉蘸姜汁均匀地涂在烧烫伤的患处。如果烧烫伤比较轻的话，往往可以做到立即止痛。建议大家每隔 2～4 个小时均匀地涂一次，一般情况下，那些家庭生活当中常见的普通的烧烫伤，一到两天就完全可以治愈。

为什么生姜会有这样的效果呢？中医和西医都对生姜进行过一番论述和研究。中药学的教科书中，一般会讲到生姜可以解表散寒，温中止呕，温肺止咳。这都是指的内服时候所起到的作用，而当生姜捣汁外用的时候，则可以止痛消肿，祛水疱。所以用生姜汁外敷烧烫伤的患处，的确可以起到很好的作用。同时现代医学研究也证明了生姜的提取液具有显著的抑制皮肤真菌感染，以及促进创面愈合的功效。

生 姜

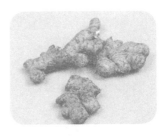

性味归经：辛，温。归肺、脾、胃经。

功　　效：内服，解表散寒，温中止呕，温肺止咳。外用，止痛消肿，祛水疱。

妙招二

药棉蘸生土豆汁涂抹烧烫伤患处，每隔 2 ～ 4 小时涂抹一次。

除了刚才介绍的生姜汁之外，在我们的厨房当中还有另外一个材料同样可以起到相似或者相同的功效，那就是土豆。用生土豆适量，捣烂挤出土豆汁，用棉签或者药棉蘸着土豆汁外涂患处，同样也可以起到很好的解毒消肿的作用。

土豆为什么有这样的功效呢？《中华本草》当中对土豆有明确的记载："土豆，味甘、性平，归胃、大肠经。和胃健中，解毒消肿。"所以，土豆汁外用，尤其可以起到解毒消肿的作用。

土豆（又名马铃薯）

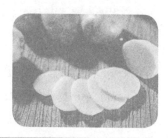

性味归经：甘，平。归胃、大肠经。

功　　效：益气健脾，和胃健中，解毒消肿。

妙招三

药棉蘸糖酒水（白糖和白酒比例为 2：1）外洗、湿敷烧烫伤患处。

接下来的第三个小妙招，使用的同样是我们在生活当中极其容易找到的材料，一个是白酒，最好是低度的白酒，品牌不限，另一个是白糖，我们生活当中经常用到的白砂糖就可以。把白酒和白糖按照 2：1 的比例充分溶解备用，这溶解的液体叫作糖酒水。用药棉或纱布蘸取糖酒水来外洗被烧烫伤的部位，然后再用纱布来蘸糖酒水湿敷，等药棉或纱布干了以后接着用蘸糖酒水湿敷，反复进行。

这也是一个非常好的方法，一般情况下，用药过后疼痛会非常快地消失，1 ～ 2天之后烧烫伤的部位就变得逐渐干燥，一般 3 ～ 5 天烧烫伤的位置就会痊愈。

但必须要提醒的是，发生的烧烫伤只要创口不破都可以使用这个方法，如果伤口破了就不要用这个方法了，因为当创口破的时候，这有酒还有糖的，其实用起来是会疼的，除非你特别能忍。

为什么白酒和白糖一起用治疗烧烫伤会有这么好的效果呢？在《增补食物本草备考》一书中对白糖有着详细的记载："白砂糖，味甘，性微温，无毒。润心肺燥热，止嗽消痰，解酒和中，助脾气，缓肝气。多食助热损齿。"这个记载只是针对内服而言，如果是白糖外用，则又会起到吸水收敛、消肿止痛的作用。至于酒，大家就更能理解了，一般来说，白酒具有调和气血、去腐生肌的作用。在《增补食物本草备考》一书中对酒也有详细的记载，我们不妨一并来学习一下："酒，味有甘、苦、辛、涩、酸、淡不一，其性皆热，有微毒。行药势，杀百邪恶毒气，通血脉，厚肠胃，御风寒、雾气，养脾扶肝。味辛者，能散，为导引，可以通一身之表至极高之分；苦者，能下；甘者，居中而暖；淡者，利小便，而速泄清水。白面、白糯米不犯药物，无酸，洁水冬月酿成，此真正酒也，少饮益人。"

另外，从西药药理的角度来考虑，配成的这种糖酒水，它能使局部的细菌不能生长繁殖，所以用于治疗烧烫伤，效果非常好，而且取材方便，非常适合我们家庭生活当中来使用。

妙 招 四

大黄和刘寄奴按 1：1 比例打粉，用香油调成糊状外敷患处。

下面给大家讲解的这个方法，是我以前临床实习的时候跟着的一位中医老师教给我的方法，后来我发现用在临床当中也非常有效。这个方法用到两味中药，一味叫作大黄，一味叫作刘寄奴。

这两味中药在各中药店都可以买得着，把这两味药按照 1：1 的比例打成细粉，用香油调成糊状，涂于我们被烧烫伤的患处，再用纱布覆盖、固定，可以每天换药 2 ～ 3 次，一般情况下 3 ～ 5 天就可以痊愈。整个方法讲完之后，建议你也可以在家中常备一些刘寄奴和大黄打的粉，当需要的时候用香油调成糊状，涂于患处就可以了。

这两味药的配伍，大黄性寒，刘寄奴性温，两味药可以寒热平调。大黄外用可以清热解毒、逐瘀消肿，刘寄奴可以散瘀止痛、疗伤止血，所以两味药搭配在一起可以治疗烧烫伤。

大 黄

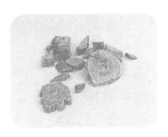

性味归经：苦，寒。归脾、胃、大肠、肝、心包经。

功　　效：泻下攻积，清热泻火，凉血解毒，逐瘀通经。

刘寄奴

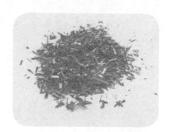

性味归经：苦，温。归心、肝、脾经。

功　　效：散瘀止痛，疗伤止血，破血通经，消
　　　　　食化积。

妙招五

凤凰衣敷于烧烫伤患处，可以涂抹蛋清以保持湿润。

最后，对于一些小面积的、浅表的烧烫伤，我们也可以用到鸡蛋当中的一个东西，就是把新鲜的鸡蛋轻轻敲破，取蛋壳内壁的那个内皮，这个内皮在中药当中叫作凤凰衣，名字非常好听唯美。把凤凰衣贴在烧烫伤的局部就可以了，同时你再用蛋清去涂抹患处，就是让这个患处保持湿润的状态。一般情况下一天换一到两次就可以了，基本上也是 3 ～ 5 天就可以痊愈了。

从中药的角度说，凤凰衣具有养阴清肺、敛疮等作用，所以刚好可以用于烧烫伤。从现代医学角度来说，它是一种生物膜，被称为一种天然的外科敷料，可以非常好地促进伤口的愈合。

凤凰衣

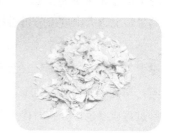

性味归经：甘、淡，平。归脾、胃、肺经。

功　　效：养阴清肺，敛疮，消翳，接骨。

以上给大家讲解的是家庭生活中遇到的烧烫伤该怎么处理，当然，如果是比较严重的大面积的烧烫伤，这些小妙招不足以解决的时候，那就需要赶紧去医院处理了。本书所讲解的所有疾病的所有方法都是针对我们在家庭生活中所遇到的常见疾病的第一级的诊断和处理，需要升级处理的时候，请及时就医。

好了各位，热爱生命的人不孤单，就让他们相遇在《中医祁谈》！本讲话题就到这里，我们下一讲再见！

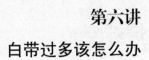

第六讲
白带过多该怎么办

大家好，我是祁营洲。这里是《一起发现中医之效：祁营洲家庭小妙招讲记》，本讲要给各位讲解的是白带过多该怎么办。

说到白带过多，这是很多女性在生活中都有可能会遇到的问题。白带过多，在中医学理论当中把它归为"带下"的范畴，女性正常的白带是蛋清样的阴道分泌物，可以起到润滑阴道黏膜的作用，这是正常的生理性的带下。可如果说带下发生了质变或是量变，比如说白带增多了，颜色发黄了或者是变红了，再比如说味道发臭等，同时还可能伴有阴部发痒、腰酸、小腹胀痛等现象，这个时候我们就把它称为是病理性的带下。西医一般认为病理性的带下属于阴道炎、盆腔炎、宫颈炎等病症。而在中医的理论中，把白带分为五色，即白带、黄带、青带、赤带、黑带。我们在家庭生活中常见的是白色、黄色和红色。本讲话题我们就针对家庭生活当中最常见的白带情况给大家进行分析讲解。

从病因的角度来说，导致白带异常的往往会有两种情况，第一种情况是由于脾虚湿盛所导致的，第二种情况是由于湿热下注所导致的。具体的表现形式是什么呢？脾虚湿盛所导致的带下往往呈白色或者淡红色，而湿热下注所导致的带下往往是黄色或红色，并同时伴有臭味或者阴部瘙痒等。

妙招一

益母草30g，苍术30g，车前草20g，水煎代茶饮。

这第一个小妙招是针对湿热下注所导致的带下而设的，此种类型的带下往往是黄色或红色，同时伴有臭味或者阴部瘙痒等。

益母草这味药听起来仿佛是为女性而设的，但我必须要向各位说明的是，大家不要望文生义，觉得益母草就是女性专用的，男性就不能用了，其实药是不分男女、不分老少的，甚至连种族都不分的。是的，我没有开玩笑，如果一头猪或者是一头牛，或者是你养的一只小宠物病了，当需要用到益母草的时候，同样是可以用的。所以说不能单听这个名字你就认为它是专为女性而设的。男性是不是可以用益母草呢？当然可以。本方是把益母草、苍术、车前草这三味药放在一起煮水代茶饮，每天一剂，连续服用 5～7 天。

为什么这么拟方子呢？我们来分析一下药性。益母草的味道稍苦，性稍寒，有利尿消肿、清热解毒的作用。苍术具有燥湿健脾、祛风胜湿的作用，可直接用于黄白带下。车前草味甘性稍寒，具有利尿清热、明目祛痰的作用。所以，这三味药放在一起主要就是用于湿热下注所导致的带下。

益母草

性味归经：辛、苦，微寒。归心、肝、膀胱经。
功　　效：活血调经，利水消肿，清热解毒。

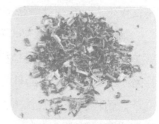

苍　术

性味归经：辛、苦，温。归脾、胃、肝经。
功　　效：燥湿健脾，祛风散寒。

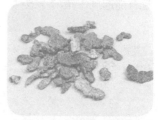

车前草

性味归经：甘，微寒。归肝、肾、肺、小肠经。
功　　效：利尿通淋，渗湿止泻，明目，祛痰，
　　　　　清热解毒。

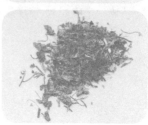

冬瓜子 30g，山药 30g，芡实 30g，煮水代茶饮。

那么接下来，对于因脾虚湿盛所导致的带下，我们又该怎么办呢？刚才咱们讲到带下的颜色偏白或者呈淡红色，或者感觉自己的白带清稀且多，这类都是脾虚湿盛所导致的，我推荐给大家的依然是一个代茶饮。

这个方子用到的都是我们生活当中非常常见的药食两用的东西，用冬瓜子、山药和芡实这三味药放一起煮水代茶饮。说起冬瓜子，我们先来说说冬瓜，大家是否会发现一个有意思的现象，冬瓜主要产于夏天，为什么它的名字叫冬瓜，不叫夏瓜呢？是不是很有意思？原因是冬瓜成熟之后，它的表面有一层白粉状的东西非常像

冬天所结的霜，所以百姓叫它冬瓜。冬瓜从药性的角度说是稍寒的，能清热，还可以利水。所以单纯用冬瓜也可以起到利水利湿治疗带下的功效，那为什么在给大家讲解方子的时候不用呢？因为我们不需要去地里摘冬瓜，药房里边一般也不卖冬瓜，只有冬瓜子。而冬瓜子呢，性凉味甘，具有非常好的清肺化痰、消肿排脓利湿的功效。

第二味药叫山药，相信大家对山药已经非常熟悉了。山药味甘性平，它的作用是益气养阴，可以补脾、补肺、补肾，更重要的是它具有非常好的固精止带的作用，不仅仅可以治疗女性的带下，男性的遗精也可以用它来治疗。

第三味药是芡实，同样具有很好的益肾固精、健脾止泻、除湿止带的功效，也就是说芡实的主要作用是往里收。大家会发现这三味药放在一起，山药和芡实的药性是平的，冬瓜子的药性也偏平，只是稍凉，当然现在很多中药房买到的都是炒冬瓜子，药性已经不凉了，于是对于那些因脾虚湿盛所导致的带下，这三味药放在一起就能起到不错的疗效。

冬瓜子

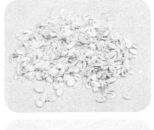

性味归经：甘，凉。归脾、小肠经。

功　　效：清肺化痰，利湿排脓。

山 药

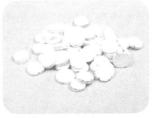

性味归经：甘，平。归脾、肺、肾经。

功　　效：益气养阴，补脾肺肾，固精止带。

芡 实

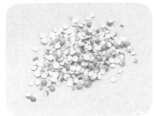

性味归经：甘、涩，平。归脾、肾经。

功　　效：益肾固精，健脾止泻，除湿止带。

　妙　招　三

向日葵茎 50 ~ 100g，煮水代茶饮。

接下来再给各位分享一个民间的小偏方，这个方子主要也是用来治疗脾虚湿盛所导致的带下。因为从中医理论上说，脾有运化水湿的功能，如果脾虚的话，水湿就不能正常地排出体外，所以脾虚湿盛所导致的白带一般会比较稀薄，量多，没有气味，呈蛋清样，甚至还有人会有怕冷、尿频等情况。这个时候，也可以用一个小偏方，就是向日葵的茎，我们可以用 50 ~ 100g 煮水代茶饮，坚持每天喝，大概喝5 ~ 7 天，很多人的效果也是非常好的。

为什么会用到向日葵的茎？说起向日葵，大家会想起葵花籽，也就是我们平常吃的瓜子，是大家都非常喜欢的一款零食。其实向日葵的花托、根、茎都是可以入药的，其中茎有很好的健脾祛湿的作用。

这个原理我们可以再进一步地解释一下，种植过向日葵的朋友都知道，向日葵的茎不是中空的，它里边有一个很柔软的茎髓，有点像海绵的感觉，一压就会缩小，所以它能像海绵一样吸收水分。中医就取了这么一个象，取象类比，认为向日葵的茎有很好的健脾祛湿的作用。

关于这个方法，我曾经有一个年轻的女性患者，她来自农村地区，农村条件稍差一些，对自己下体的清洁卫生工作做得不是太好，最大的一个困惑就是白带很多，当时我的诊断就是因为脾虚湿盛导致的白带过多。于是最终我给的一个小偏方就是回去之后用向日葵的茎若干煮水每天喝。大概喝了5 ~ 7 天，她给我反馈说感觉效果非常好，白带基本正常了。所以如果你刚好是在能采到向日葵茎的季节，你也可以采用这个方法。

向日葵

性味归经：甘、平稍凉，无毒。

功　　效：平肝祛风，清热利湿，消滞气。

本讲话题我们重点讲的是白带过多主要由两个原因所导致，第一个是脾虚湿盛，第二个是湿热下注，其实我们更应该注意到"授人以鱼不如授人以渔"，在平时的生活当中，第一要保持自己身体的干净卫生，第二脾虚湿盛往往是食用生冷所导致的，所以在生活中不要过多食用生冷食物，另外生活中由于肝脾不和产生湿热的概率也很大，这个时候就提醒我们是不是应该保持自己情绪上的稳定，保持自己肝气的舒畅，不要过于郁结等等。总之，我们治病的目的其实是为了让自己不生病，这才是我们学习最终所要达到的目标。

好了各位，热爱生命的人不孤单，就让他们相遇在《中医祁谈》！本讲话题就到这里，我们下一讲再见！

第七讲
口臭该怎么办

大家好，我是祁营洲。这里是《一起发现中医之效：祁营洲家庭小妙招讲记》，本讲要给各位讲解的是口臭了该怎么办。

说到口臭，还真算不上什么大毛病，但是口臭却又很容易影响人际交往和情感交流，着实让人尴尬！很多人为了消除这种尴尬，往往每天刷牙数次，嘴里嚼着口香糖等，可能短时间会有效，但在生活的大部分时间里依然摆脱不了口臭的困扰。本讲话题就好好讲一讲口臭了我们该怎么办。

一般来说，口臭的成因有外因和内因两个方面。比如说，你今天吃了大蒜，或者吃了韭菜等气味浓烈的食物，或者是抽烟喝酒形成的口臭，这些都属于外因。再比如有人不注意口腔的卫生，不勤刷牙，导致了牙齿长垢长斑等形成的口臭，这也属于外因。对于这些外因导致的口臭，只要你注意好自己口腔的清洁，基本上很快就能缓解或是消除。但是如果说即便你的口腔清洁工作做得非常好，但却依然摆脱不了口臭，那就要考虑是否是内因所导致的。

内因所导致的口臭往往就和脏腑有关系了，这是引发口臭的主要原因。在我的诊疗过程中，我发现导致口臭的内因基本上有两个类型，第一种类型是胃火亢盛、郁热上攻引起的口臭，也就是胃中有热、胃气上蒸导致的口臭。这样的人除了口臭之外，可能还会伴有口干、牙龈肿痛、便秘、消化不良、烦躁等一系列胃热的表现。第二种类型是脾虚湿盛，或者说是湿浊困脾，这样的人就是脾胃的功能弱了，导致脾胃不能运化水湿，水湿就困在我们的中焦，随后郁而化热，往上蒸腾出现的口臭。这样的人除了口臭之外，可能还伴有全身乏力、不思饮食或者饭后感觉胃胀、泛酸、烧心，或者出现大便黏腻等症状，总之，就是以湿为主。以上两种是我在临床当中经常会遇到的常见的口臭成因，接下来就针对这两个内因来详细给大家讲解六个不同的家庭小妙招。

妙招一

黄连 5g，泡水代茶饮，可加入适量白糖调味。

给各位介绍的第一个小妙招是一个代茶饮的方法，主要针对胃火亢盛所导致的口臭，黄连用开水浸泡，加入适量的白糖调节口味代茶饮用。

这个代茶饮为什么会有效呢？咱们来解释一下。黄连味苦性寒，具有非常好的清热燥湿、泻火解毒的功效。同时在西医看来，很多人的口臭是与胃部的诸如幽门螺旋杆菌感染有关，而这种杆菌会在胃部分解，如果胃肠功能不好而存留大量的食物，则会产生氨气，氨气在胃部聚集到一定浓度之后，就会通过食管经过我们的口腔向上形成口臭，黄连恰恰对于这种杆菌具有很好的抑制或杀灭作用。所以说这第一个代茶饮不论从中医还是西医角度来说，大家都可以拿来放心尝试。但是必须要提到的是，黄连比较苦寒，在喝的时候建议大家用适量的糖调节口味。另外，因为黄连苦寒，不建议长期服用，口臭缓解之后就可以停了。

黄 连

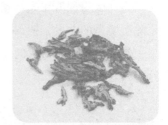

性味归经：苦，寒。归心、脾、胃、胆、大肠经。

功　　效：清热燥湿，泻火解毒。

妙招二

白萝卜适量，榨汁或煮水代茶饮。

下面来分享的第二个小妙招是从厨房当中找材料，白萝卜洗净，榨汁饮用，或者煮水代茶饮用。这个方法依然是主要针对胃火亢盛所导致的口臭。

为什么这个方法也会有效呢？因为白萝卜具有化痰降气、解毒通便的功效。我们都知道白萝卜具有很好的通气顺气的作用，比如说，很多人吃了萝卜之后就会排气。刚才也讲了口臭就是有胃气的上逆，所以用白萝卜的目的是为了顺气，其实白萝卜本身就对于促进肠胃的蠕动有不错的食疗效果。

白萝卜

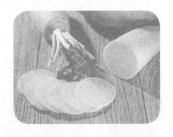

性味归经：辛、甘，凉。归肝、胃、肺、大肠经。

功　　效：清热生津，凉血止血，下气宽中，消食化滞，开胃健脾，顺气化痰。

> **妙招三**
>
> 黄瓜和大米，各适量，煮粥食用。

第三个小妙招依然是一个食疗的方法，用黄瓜和大米各适量煮粥。具体该怎么操作呢？把黄瓜切成小块或者丁，和大米一起煮粥食用就可以了。这个方法依然是主要针对胃火亢盛所导致的口臭。

这个方法并不是我的原创，这是一个朋友教给我的。我的这位朋友说自己曾深受口臭的困扰，说话办事很不方便，后来也是从另外一个大夫的方子当中得到的启发，那个大夫跟他说，可以用黄瓜和大米各适量煮粥，然后他坚持喝了一段时间之后，发现口臭真的解除了，后来他就把这个方法传授给我，所以我在此也分享给大家。

为什么用黄瓜和大米煮粥也可以解除口臭？黄瓜在中医看来具有清热消渴、利水除湿解毒的功效，把黄瓜和大米放在一起煮粥，确实可以治疗现代年轻人肝火旺盛，经常熬夜上火引起的体内湿热型口臭。所以如果说你在家经常做饭，可以选择这个家庭小妙招。

黄 瓜

性味归经：甘、凉、稍苦，无毒。归脾、胃、大肠经。

功　　效：除热，利水利尿，清热解毒。

> **妙招四**
>
> 藿香20g，佩兰20g，竹茹20g，水煎代茶饮。

接下来给大家分享的是一个代茶饮，针对刚才讲的脾虚湿盛导致的口臭，我的处方是藿香、佩兰和竹茹水煎代茶饮。

我们来分析一下这个小方子，藿香味辛性温，可以归脾、胃经，有非常好的化湿醒脾、避秽和中的作用。这个"秽"我们该怎么理解？就是肠道中那些未消化的、污浊的东西。佩兰在临床当中经常会和藿香放在一起使用，这一组对药放在一起使用具有芳香化湿、醒脾开窍的功效。

但是这两味药相对来说药性偏温一些，所以我加了20g的竹茹。竹茹药性偏寒，具有清热化痰、除烦止呕的功效。刚才咱们讲口臭往往是胃气上蒸，这个时候我用竹茹的目的，第一是为了让胃气下行，第二竹茹的药性偏寒，用它来反佐藿香和佩兰的温热之性。

藿 香

性味归经：辛，微温。归脾、胃、肺经。

功　　效：化湿，止呕，解暑。

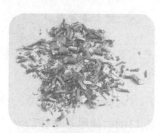

佩 兰

性味归经：辛，平。归脾、胃、肺经。

功　　效：化湿，解暑。

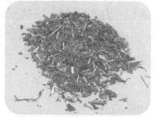

竹 茹

性味归经：甘，微寒。归肺、胃经。

功　　效：清热化痰，除烦止呕。

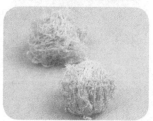

妙招五

桂花和绿茶，各适量，泡水饮用。

　　除了以上四个小妙招外，还可以用喝茶的方法来对付口臭，可以选用桂花和绿茶各适量泡水饮用，这个方子就比较通用了，不管是哪种类型的口臭都可以用。

　　桂花和绿茶放在一起为什么可以消除口臭呢？桂花芳香辛温，可以避秽除臭、辛通行气，同时还有一定的止牙疼作用，大家都知道它的味道非常香，又叫九里香。绿茶性稍寒，能降胃火、化痰浊。所以把桂花和绿茶放在一起来泡水服用，不仅可以治疗口臭，同时在某种程度上还可以治疗牙疼。

桂 花

性味归经：辛，温。归肺、胃经。

功　　效：避秽除臭，辛通行气，散寒破结，化

　　　　　痰止咳。

> **妙招六**
>
> 盐水适量漱口。

下面要分享的这个小妙招是来自于民间的偏方，这个方法也比较通用，不管是哪种类型的口臭都可以用。

记得我的一位老师曾经告诫我们："同学们！你们每天吃完饭之后，一定要漱口，漱口的时候尽量选择盐水。"后来生活中遇到有些人口臭来求助的时候，我就会告诉他们，你可以每天用盐水来漱口，不限次数，长期坚持就可以祛除口臭。食盐是我们家庭生活当中必备的调味品，具有一定的杀菌消肿的作用，同时也可以清胃火、除口臭。

以上我们分享的六个不同的家庭小妙招，大家可以根据自己的情况酌情进行选择。

好了各位，热爱生命的人不孤单，就让他们相遇在《中医祁谈》！本讲话题就到这里，我们下一讲再见！

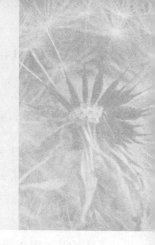

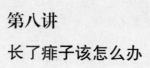

第八讲
长了痱子该怎么办

大家好，我是祁营洲。这里是《一起发现中医之效：祁营洲家庭小妙招讲记》，本讲要给各位讲解的是长了痱子怎么办。

说到痱子，的确是很多人在炎炎夏日遇到的最苦不堪言的事了，这是夏季非常常见的病症，在很大程度上也影响了大家的生活，尤其是孩子夏天长痱子更是苦不堪言。本讲话题就要详细给各位介绍长了痱子该怎么办。

先给各位一个痱子在医学当中的定义。我相信很多人都长过痱子，但是医学上对于痱子的定义是什么可能不太清楚。医学上定义痱子为汗疹或是红色的小粟样疹，多发于婴幼儿、产妇、身体肥胖者。为什么会长痱子呢？因为人体大量出汗的时候，汗液会浸渍皮肤，可以让我们的汗腺短暂性堵塞，使汗液滞留在汗管当中，造成皮肤及汗腺周围轻微发炎，这种现象就叫痱子。大家都知道，通常长痱子的部位在头部、颈部、肘窝、前胸后背以及大腿内侧，总之就是越容易出汗的位置越容易长。

用等量白开水稀释十滴水，用棉签蘸稀释液涂抹患处。

十滴水是家庭生活当中常见的一款中成药，内服具有健脾、祛暑的功效，外用可以健脾散风、清凉解暑。我们把十滴水用等量的白开水稀释，用无菌棉球蘸稀释液涂抹在长了痱子的患处即可。

十滴水

功　　效：内服，健脾、祛暑。外用，健脾散风，清凉解暑。

临床应用：用于伤暑引起的头晕、恶心、腹痛、胃肠不适等。

妙招二

夏枯草 20g，野菊花 15g，生白术 15g，水煎后洗澡用。

可能会有人说，我的孩子浑身都是痱子，面积又较大，很难用涂抹的方法解决，那么接下来推荐的第二个家庭小妙招可以特别针对孩子，就是用药液来泡澡。

组方是夏枯草、野菊花和生白术，用纱布包煎，尽可能多放水煎煮，等水沸腾后改为文火煎煮 10 分钟即可。将药液倒入孩子的洗澡盆当中，根据水量可以再加入适量温水洗澡即可。以上是一天的用量，在使用的时候建议每次洗 20 ～ 30 分钟，每天两次。

这个方子中的夏枯草具有清肝明目、散结消肿的作用。小儿的体质往往是肝常有余，也就是肝火容易上炎，所以说使用夏枯草既可以清小儿的肝火，又可以对皮肤上的痱子进行消肿散结，可谓一举两得。现代医学研究也表明了夏枯草的有效成分对金黄色葡萄球菌、链球菌等均有非常强的抑制作用。

野菊花具有清热解毒、疏风散热的作用。值得注意的是，在这个方子里用到的是野菊花，在药店里我们可以买到菊花和野菊花两个不同的品种，此处，我们需要的是野菊花而不是菊花，所以不要买错了。野菊花对于小儿因夏季炎热导致的红肿性皮肤类疾病都有很好的效果，其实并不单单是痱子，比如说对夏季蚊虫叮咬引起的红肿也有很好的清热消肿作用。

生白术具有补表益气、固表止汗的作用。在《神农本草经》中说："白术主风寒湿痹，死肌，止汗除热，消食。"在《药性论》里也记载了白术可以主面光悦、驻颜祛斑，也就是可以用在美容方面，我在临床当中发现白术的确有补气益血、美白润肤的作用。后来也看到现在的药理学研究证明，白术的主要成分对皮肤的致病真菌，比如说雾状的表皮癣菌有很好的抑制作用。另外，在本方当中，夏枯草和野菊花的药性稍寒一些，用一些白术可以起到反佐的作用，使整个方子没有什么副作用。

本方是我在临床治疗某些皮肤病的时候经常会用到的三味药，现分享给大家用来针对小儿的痱子进行治疗，方法简单，易于操作，药物方便购买，且价格便宜，效果比使用十滴水更好。

夏枯草

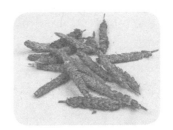

性味归经：苦、辛，寒。归肝、胆经。

功　　效：清热泻火，明目，散结消肿。

野菊花

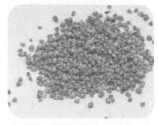

性味归经：苦、辛，微寒。归肺、肝、心经。

功　　效：清热解毒，疏风散热。

生白术

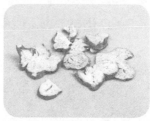

性味归经：甘、苦，温。归脾、胃经。

功　　效：益气健脾，燥湿利水，止汗，安胎。

> **妙招三**
>
> 蒲公英 50g，紫花地丁 50g，马齿苋 50g，加水适量，煎煮成浓汤，用纱布蘸取汁液涂抹患处。

生活中有些人痱子的情况会很严重，比如有些人的痱子几乎溃脓，特别是一些肥胖的成人，痱子起的比较多，时间长了之后皮肤上出现类似脓包的东西，针对这样的情况，我推荐大家使用第三个家庭小妙招，当然这个方法对于孩子和成人都适用。

用蒲公英、紫花地丁和马齿苋这三味药，组方煎煮后用纱布蘸取药液涂抹患处即可，每天可多次涂抹患处，这个方法的力度比第二个妙招力度更强。

这个方子中，蒲公英味苦，性稍寒，具有很好的清热解毒的功效，还可以消肿散结。现代的药理学研究也表明，蒲公英具有很强的杀菌消炎的作用。对于脓痱子来说，用蒲公英制成的汁液来涂擦，能让痱子很快破头，将热毒拔出来，促进患处愈合。紫花地丁也叫地丁，有清热利湿、解毒消肿的功效。《本草纲目》中说紫花地丁可以治一切痈肿发病，治无名肿毒、恶疮。马齿苋味甘性寒，具有收湿止痒、清热解毒、凉血止血的功效。你会发现，这三味药放在一起煎成浓汤，三管齐下，可以起到清热解毒的作用。对于痱子比较严重的，比如说脓痱子，建议大家用这个方法来涂抹患处进行治疗。

蒲公英

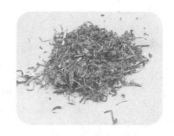

性味归经：苦、甘，寒。归肝、胃经。

功　　效：清热解毒，消肿散结，利湿通淋。

紫花地丁

性味归经：苦、辛、寒。归心、肝经。

功　　效：清热解毒，凉血消肿。

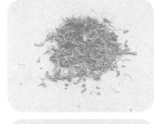

马齿苋

性味归经：酸，寒。归肝、大肠经。

功　　效：清热解毒，凉血止血，止痢。

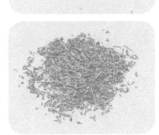

妙招四

用冰来揉擦患处。

最后给大家推荐的方法，是针对我们生活中遇到的痱子。很简单，方法是用一小块冰来揉擦患处，常态下的痱子很快就会消失，如果找不到冰，也可以在痱子的局部用温水洗净，涂上牙膏即可，同样可以起到很好的效果，因为不管是用冰还是牙膏，都是为了清凉。

以上给大家讲解的四个不同的家庭小妙招，用来对付不同情况下的痱子，大家可以根据具体情况拿来操作使用。

好了各位，热爱生命的人不孤单，就让他们相遇在《中医祁谈》！本讲话题就到这里，我们下一讲再见！

第九讲
要断奶回乳该怎么办

大家好，我是祁营洲。这里是《一起发现中医之效：祁营洲家庭小妙招讲记》，本讲要给各位讲解的是要断奶回乳怎么办。

断奶回乳对于很多女性来说，是一件痛苦和麻烦的事情，因为很多人自然回乳不但要忍受乳房胀痛之苦，还要承受着可能因回乳不当造成的像乳腺炎等的危险。还有人选择吃一些普通的回乳药，服用后发现西药当中的回乳药对胃的刺激比较大，容易引起恶心呕吐或者脘腹胀痛等不适症状。所以，本讲话题就要给各位来分享既方便有效又安全的断奶回乳家庭小妙招。

妙招一

生麦芽 100g，**炒麦芽** 100g，**车前子** 15g（包煎），煮水代茶饮。

首先介绍的第一个家庭小妙招是一个代茶饮的方子，用到生麦芽、炒麦芽和车前子，其中车前子这味药需要用布包起来煎煮。

为什么这个方子可以起到非常好的断奶回乳作用呢？首先我们来讲讲乳汁。通俗地讲，乳汁是由营养物质、水液等化生的，也就是由气血所化生的。而我们的中焦脾胃是后天之本，气血生化之源。所以，从中医的理论讲，乳汁就是由脾胃所化生的气血上行而产生的。

接下来我们再讲讲麦芽，我发现中医行业当中很多医生对麦芽有不同的认识。目前在药房，我们一般可以见到生麦芽、炒麦芽和焦麦芽三种，大家一般情况下对这三种麦芽的普遍认知是：生麦芽具有很好的健脾作用，有生发之性，能通能行，所以说生麦芽具有一定的通乳的作用，于是对于乳汁量少的人可以用生麦芽来治疗。炒麦芽味道微苦，它取的是什么象呢？取的是炒了之后炒枯之象。中医取炒枯之象，认为炒麦芽具有回乳的作用，同时炒了之后味道稍苦可以入心，炒麦芽就可以让更多的营养物质入血，所以需要回乳的人往往用到炒麦芽。焦麦芽就是把炒麦芽继续炒，一直炒焦，焦麦芽的苦味更重，更能使营养物质和水液入血，所以消食作用会更强。

以上是常态下对于生麦芽、炒麦芽和焦麦芽的认识。然而，生麦芽有通乳的作用，炒麦芽具有回乳的作用，真的是这个样子吗？我在临床中发现有些大夫用生麦芽回乳，而有些大夫用炒麦芽通乳，这让很多人在使用的时候就懵了，不知道原理到底是什么。于是经过我的临床学习和实践，希望通过本部分内容的讲解，让大家有一个清晰的认识和了解。

下面我想给各位分享的是来自民国时期的大医张锡纯的理论，在前面篇章里我也提到过，他给后人留下一本书叫作《医学衷中参西录》，在这本书中明确讲到了麦芽，原话是这样的："至妇人之乳汁为血所化，因其善于消化微兼破血之性，故又善回乳。入丸散剂可炒用，入汤剂皆宜生用。"各位，张先生的意思是说，乳汁是气血所化生的，因为麦芽善于消化精微，还有破血之性，所以可以用来回乳。然后说入丸散剂是炒用，也就是说你要做成药丸或者是散类的最好炒用，如果是熬汤药的话要生用。张先生并没有明确规定回乳的时候用炒麦芽或是生麦芽，可见是用生的还是熟的都是可以的。根据这点启发，我在临床当中也不断地摸索体会，后来发现麦芽的催乳或者回乳作用根本不在于炒制与否，而是在于量的差异。如果你用的是小剂量，那么它起的作用是消食化滞、疏肝解郁，从这点来考虑，因为它可以消食化滞、疏肝解郁，具有生发之性，的确具有通乳的作用。但如果大剂量地使用麦芽，它消耗的力量就比较强，耗散气血的作用就大一些，就起到了回乳的作用。最后，根据以上的启发，我才拟定了这个家庭小妙招的组方煎汤代茶饮。

为什么又要在方子当中加入车前子？车前子，味甘，性寒，具有非常好的清热利尿通淋的作用，因为它有利尿的作用，它的气是往下行的，可以使乳汁有所出入，不往上行。

关于这个小妙招，再给大家两个温馨提示：

第一，这个小妙招中的炒麦芽，我的建议是自己用生麦芽来现炒现煮。因为药房当中虽然可以买到生麦芽和炒麦芽，但是如果你买来生麦芽现炒现煮的话，效果比你用买来放了很久的炒麦芽要好很多。具体该怎么炒制呢？方法如下：在药房当中买来200g的生麦芽，取出100g放入锅中小火不断翻炒，直到炒到金黄为度。

第二，服用这个方子之后如果微微汗出的话，效果会更好。如果没有出汗，建议可以喝点温热的开水或者捂着被子让自己出出汗。

生麦芽、炒麦芽

性味归经：甘，平。归脾、胃、肝经。

功　　效：消食健胃，回乳消胀。

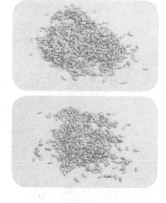

车前子

性味归经：甘，微寒。归肝、肾、肺、小肠经。

功　　效：利尿通淋，渗湿止泻，明目，祛痰。

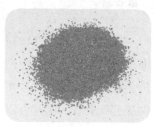

〈妙〉〈招〉〈二〉

炒麦芽 300g，薏苡仁 30g，蝉蜕 5g，水煎代茶饮。

这个方法也是个代茶饮的方子，用炒麦芽、薏苡仁和蝉蜕。炒麦芽刚才我已经讲过了，不再赘述，那为什么要在炒麦芽的基础上加上蝉蜕和薏苡仁呢？薏苡仁具有清热排毒、健脾利湿的功效，我发现很多人往往忽视了它清热排毒的作用，很多妈妈们在回乳的过程中会由于乳汁的壅堵、乳络的阻塞而导致乳房胀痛，甚至是炎症等问题，而薏苡仁就具有非常好的清热排脓的功效。蝉蜕，就是我们所说的知了壳，在中药当中具有非常好的清热祛风、利咽透疹、明目退翳的功效。所以这个方子中再加上清热祛风的蝉蜕，就可以有效防止回乳期间的乳房胀痛等问题。

薏苡仁

性味归经：甘、淡，凉。归脾、胃、肺经。

功　　效：利水渗湿，健脾，除痹，清热排脓。

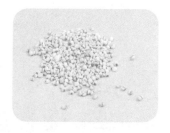

蝉　蜕

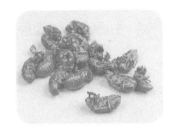

性味归经：甘，寒。归肺、肝经。

功　　效：疏散风热，利咽开音，透疹，明目退
　　　　　翳，息风止痉。

妙招三

花椒 20g，炒莱菔子 30g，加水 500mL，取汤汁 300mL，加红糖适量，于睡前服用。

接下来的这个方法相对比较简单了，用到花椒和炒莱菔子。花椒，性稍温，具有很好的温中止痛的作用，它的药性是往里收的。炒莱菔子，就是萝卜籽，有很好的消食除胀、降气化痰的作用，它的药性是往下行的。这一个往里收一个往下行，两味药配合在一起就可以起到回乳的作用，因为乳汁往外流是气血的上行，是往外发散的趋势，而我们用花椒和莱菔子是逆道而行，所以就起到回乳的作用。

这个方法讲完之后有些人可能会有疑问，说我在月子当中不想回乳，但是做饭的时候可能会用到一定的花椒来炒菜，是不是也会起到回乳的作用呢？答案是这样的，平时月子当中炒菜用花椒是没有任何问题的，我发现在临床当中若干哺乳期的女性在吃菜过程中吃到一些花椒不会影响到乳汁，毕竟炒菜时用的花椒量太小了。如果要想回乳的话，你看这个方法中要用到 20g 花椒，还要再配上莱菔子一起才起了到回乳的作用。

花　椒

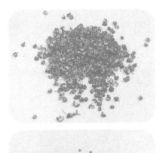

性味归经：辛、温，归脾、胃、肾经。

功　　效：温中止痛，杀虫止痒。

炒莱菔子

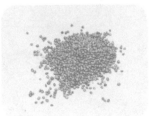

性味归经：辛、甘，平。归肺、脾、胃经。

功　　效：消食除胀，降气化痰。

妙招四

明矾6g，溶于1500mL开水中，用明矾液揉洗乳房。

　　讲了以上三个内服方法之后，再来分享一个外用的方法——用明矾水揉洗乳房。方法如下：明矾6g，溶于1500mL开水中，待水不烫的时候用明矾液揉洗乳房10分钟，然后用干净的浸透了明矾水的毛巾在乳房局部做温热的外敷10分钟。每晚一次，连续揉洗及热敷3天，乳汁量会明显减少。

　　这个方法不是我的独创，是我若干年前从《中国民间疗法》这本杂志上看到的，同样不愿意私藏，一并奉献给大家，有需要的妈妈们也可以去尝试使用。

　　明矾水为什么会起到回乳的作用呢？明矾作为中药使用，最早见于《神农本草经》，整体来说，性味酸涩，且药性稍寒，可解毒收湿，还有燥湿止痒的功效。西医认为明矾具有明显的抗菌消炎、收敛固脱的作用。

明　矾

性味归经：酸、涩、辛，寒。归肝、胆经。

功　　效：涌吐痰涎，解毒收湿，祛腐蚀疮。

　　最后需要提示的是，妈妈们在回乳期间要少吃荤腥的东西，也不宜吃一些带有生发之性的食物，比如花生、猪蹄、鲫鱼等具有通乳作用的食物。另外，当下社会中，很多母亲为了打消宝宝吃奶的念头，会尝试一些方法，比如在乳头上涂抹辣椒、红药水、黄连水，让孩子吃起来很痛苦，最终达到断奶回乳的目的。其实这样的方法很容易给婴儿心理上带来一些伤害，我认为这并不是科学的断奶回乳的方法。

　　好了各位，热爱生命的人不孤单，就让他们相遇在《中医祁谈》！本讲话题就到这里，我们下一讲再见！

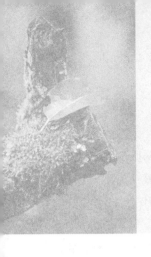

第十讲
伤口久不愈合该怎么办

大家好，我是祁营洲。这里是《一起发现中医之效：祁营洲家庭小妙招讲记》，本讲要给各位讲解的是伤口久不愈合该怎么办。

这个话题要从一个让我印象非常深刻的案例讲起。这是一位70多岁的老先生，当时老先生的右手中指因外伤在某医院外科处理后一直静养，但是在解开包扎之后，手上有很大的伤口久久不能愈合。伤口的久不愈合成为了老先生的心病。随后老先生又去了不同的医院进行西医处理，但最后的结果让人很意外，历时八个月，伤口时好时坏，可能也是生活中接触水或者其他原因，伤口始终没有愈合。随后这位老先生的女儿找到我来寻求中医的治疗。我当时听了老先生的描述之后，第一反应是作为一名中医大夫，我没有无菌外科处理的条件，怎么帮助他来处理伤口呢？大家如果熟悉西医的无菌操作的话就会明白，西医在换药的时候要求在一个无菌的环境当中去操作，而我的中医诊室不具备这样的外科处理条件，甚至我当时连适合他使用的纱布都没有。正当老先生失望之际，一位正在接受艾灸治疗的病人让我获得了灵感，于是我当下对老先生说，也许我给您的这个小偏方可以帮您解决痛苦。

偏方是什么呢？每天用艾条来熏灸伤口2～3次，每次熏灸10～15分钟，连续3～5天甚至一周看看效果。随后送了老先生2根艾条，并详细讲解了操作方法和注意事项。临走的时候老先生有些不好意思，说找我看病一分钱没花，治疗用的艾条还是我送的，一周之后老先生向我反馈说他的伤口愈合了。

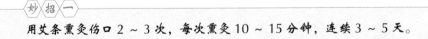

妙招一

用艾条熏灸伤口2～3次，每次熏灸10～15分钟，连续3～5天。

这个方法非常简洁明快，就是用艾条熏灸来治疗伤口久不愈合。为什么艾条熏伤口能加速伤口的愈合？我们都知道，艾条的灸法一般是用来治疗寒证或是虚证的疼痛，对于热性或是实证都被列为禁忌。我做医生以来其实也和大家一样恪守这样的古训，不敢越雷池半步。在临床中我也不敢用艾条来治疗热证和实证，但直到有一天我读到安徽的一位老前辈（这位老先生已经故去，但他的名字依然会留在阅读本讲话题的每一位读者心中，这位老先生的名字叫周德宜）的临床经验的时候，我对灸法有了更多的认识，同时也拓宽了我在临床中应用灸法的治疗思路。

老先生曾经在治疗足趾化脓性甲沟炎时用到艾灸的方法。甲沟炎大家并不陌生，老先生是怎么治疗的呢？他先用三棱针在化脓的位置针刺放血排脓，然后再用艾灸的方法促使伤口愈合。老先生认为艾灸可以直接杀灭致脓菌，艾烟可以隔绝空气中的细菌对机体的二次感染，于是采用刺血、针灸、艾熏的综合方法，既没什么副作用，又不用打针吃药，可谓纯物理的传统疗法中的经典！

我当时受了周老先生的极大启发，今天给大家分享老先生治疗伤口不愈合的方法，其实也是踩在前人的肩膀上，学到一点皮毛并加以运用，结果治好了令这位病人痛苦了 8 个月的外伤。之后在我的临床当中，凡是遇到伤口久不愈合的情况，我一般都推荐这个方法，我发现几乎百发百中，出现了神奇的效果。本讲话题我不愿私藏，和盘托出，教给大家这个简洁明快的方法。小小的方法简单实用，又不用花太多钱，何乐而不为呢？

关于艾条，各位在药店当中都可以买到，去选择自己喜欢的艾条就可以。现在艾条的价格差距较大，有些时候在商业运作的市场经济当中，你买一个相对便宜的艾条效果未必就一定不好，所以艾条的购买我不做刻意的推荐，选择自己喜欢的就可以。

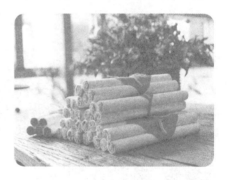

最后还有一点温馨提示，当艾灸结束后大家一定要记得把艾条的火彻底熄灭，熄灭不彻底的话，有可能会复燃。如何彻底熄灭呢？当今社会，很多人艾灸的时候，用的"武器"非常高端，能把氧气隔绝熄灭艾条，其实最简单实用的方法就是用水冲一下就可以了！

妙 招 二

乳香，没药，生栀子，各等份研细粉，外敷患处。或者用清水或蛋清调成糊状，外敷患处。

这个方子也是我本人在临床当中经常使用的方子，一并分享给大家。张锡纯先生对乳香和没药有独到的见解，在其《医学衷中参西录》中有详细的记载："乳香，气香窜，味淡，故善透窍以理气。没药，气则淡薄，味则辛而微酸，故善化瘀以理血。其性皆微温，二药并用为宣通脏腑流通经络之要药，故凡心胃、胁腹、肢体、关节诸痛皆能治之。又善治女子行经腹痛，产后瘀血作痛，月事不以时下。其通气

活血之力，又善治风寒湿痹，周身麻木，四肢不遂及一切疮疡肿痛，或其疮硬不痛。外用为粉以敷疮疡，能解毒、消肿、生肌、止痛。虽为开通之品，不至耗伤气血，诚良药也。"

从这段表述来看，张先生使用乳香和没药非常广泛，内服和外用都是信手拈来。我们现在的这个方子是用来外用的，研为细末，敷于患处，治疗疮疡久不收口诸症。早在清代的名医程钟龄也对乳香和没药外用有过论述："毒尽则收口，毒不尽则提脓外出，其神妙难以言喻。"

在这个方子中，我又加入了一味生栀子，栀子是苦寒的，内服可以泻火除烦、清热利湿、凉血解毒，外用可以消肿止痛。所以把这三味药放在一起使用就可以很好地解毒消肿、收敛生肌，不仅可以用于伤口久不愈合，对于那些扭挫伤等也有明显的疗效，比如说脚踝扭伤，就完全可以按照这个方法外敷患处。

最后需要提醒的一点是，这个方子我在临床使用的时候，发现有部分人使用这个外敷方法后会有皮肤过敏的情况，如果出现了过敏情况，那就暂停使用。

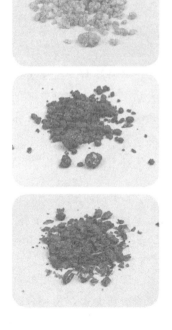

乳 香

性味归经：辛、苦，温。归肝、心、脾经。
功　　效：活血行气止痛，消肿生肌。

没 药

性味归经：辛、苦，平。归肝、心、脾经。
功　　效：活血止痛，消肿生肌。

栀 子

性味归经：苦，寒。归心、肺、三焦经。
功　　效：泻火除烦，清热利湿，凉血解毒。

好了各位，热爱生命的人不孤单，就让他们相遇在《中医祁谈》！本讲话题就到这里，我们下一讲再见！

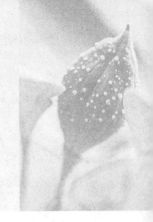

第十一讲
有了酒渣鼻该怎么办

大家好，我是祁营洲。这里是《一起发现中医之效：祁营洲家庭小妙招讲记》，本讲要给各位讲解的是有了酒渣鼻该怎么办。

说到酒渣鼻，很多人的第一反应就是鼻尖红红的，非常不美观，本讲话题要详细给大家分享一下如何对付让人难堪的酒渣鼻。

西医学认为酒渣鼻又叫酒糟鼻，是玫瑰痤疮，甚至还有一种说法叫赤鼻，这是发生于鼻部的一种慢性皮肤病，多发于中年人，通常表现为外鼻的皮肤发红，以鼻尖最为明显，很多时候还可以透过鼻尖看到透明的小血管呈树枝状分布，鼻子又红又亮。病情进一步发展的话，皮肤还会增厚，还可能长出皮疹甚至是脓疮，外观粗糙不平，呈酒糟样，所以又叫酒糟鼻。

从西医分析病因的角度来说，认为造成酒渣鼻的原因与毛囊螨虫的感染有关，除此以外还与精神紧张、情绪激动、胃肠道功能紊乱或者病灶感染，以及不良生活习惯，比如酗酒或者经常食用辛辣刺激的食物有关，冷风或高温刺激也可能是造成酒渣鼻的原因。从西医角度分析了病因之后，对症治疗毛囊螨虫的感染都会用到不同的药物，比如大家常见的甲硝唑、硫磺软膏等外涂的药物。与此同时，西医也会建议有酒渣鼻的人要戒烟、清淡饮食等。但是最终有些人会有效，有些人用了甲硝唑、硫磺软膏这类的药物后酒渣鼻的症状依然没有得到缓解。

从中医的角度来分析产生酒渣鼻的原因，往往会和两个方面因素有关，第一是和肺有关，中医认为肺开窍于鼻，如果说有肺热或者是肺中郁而化热，热邪上蒸鼻子的话就有可能出现酒渣鼻；第二个原因是和中焦脾胃有关，中医认为鼻头属脾，鼻翼属胃，整个鼻子就是由中焦脾胃所主，如果说中焦脾胃的湿热造成的郁阻，反映在所主的鼻子位置，也有可能出现我们所认为的酒渣鼻。所以在中医看来，治疗过程中，就要从肺或者脾胃两个角度着手，接下来就给大家分享几个不同的治疗酒渣鼻的家庭小妙招。

妙招一

> 百部，黄柏，按照1∶1的比例打成细粉，用75%的酒精调匀后外敷患处。

第一个方法是个外用的方法，用到百部和黄柏两味药，将这两味药各等份共为细末，也就是将这两味药按照1∶1的比例打成细粉，然后用酒精调匀后外敷在酒渣鼻的部位。建议在调制的过程中用75%的酒精，每天用2～3次，每次至少一个小时。

为什么这个方法会有效呢？我们来分析一下这两味药以及酒精的作用。百部，味甘性稍温，主要归肺经，具有润肺止咳、杀虫的功效，在此我们是利用百部有杀虫的功效来对付西医认为的螨虫感染。黄柏，味苦性寒，具有非常好的清热燥湿、除骨蒸、解毒疗疮的功效，你会发现酒渣鼻给人的是一种所谓的"皮肤上长疮"的感觉，黄柏就有很好的解毒疗疮的功效。最后的酒精，也就是乙醇，一是用来调服，二是本身就具有消毒消炎的作用。所以将这三味药放在一起调匀敷在酒渣鼻的部位，可以起到清热解毒、消炎杀虫的作用，这个方法可以坚持每天使用，1～2周就会有很好的效果。

百 部

性味归经：甘、苦，微温。归肺经。
功　　效：润肺止咳，杀虫。

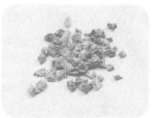

黄 柏

性味归经：苦，寒。归肾、膀胱、大肠经。
功　　效：清热燥湿，泻火解毒，除骨蒸。

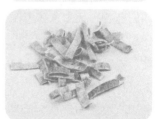

妙招二

> 硫黄和大黄，各5～10g，打成细粉，用香油调匀涂于酒渣鼻的患处。

在《中国民间疗法》这本杂志当中记载了一个治疗酒渣鼻的方法，就是将硫黄和大黄各5～10g打成细粉，用香油调匀涂于酒渣鼻的患处，这个方法我本人在临床中也给病人使用过，效果也是不错，同样建议每天用1～2次，每次保持一个小时。

但必须要说明的是，在涂上敷料之后，局部皮肤的颜色会因为硫黄和大黄的颜色变得比较黄，但是局部的酒渣鼻病损部位恢复之后，皮肤同样可以恢复正常的肤色。所以对于那些必须要面部出镜的人群要量力而行了。

我们来分析一下这个小方子，硫黄在中药当中外用的次数会更多一些，外用的时候主要用于解毒杀虫疗疮，所以对于酒渣鼻有一个很好的治疗效果。硫黄也可以内服，在中医看来，内服硫黄可以补火助阳，还可以通便，但我本人临床当中很少给患者内服。大黄，味苦性寒，具有非常好的清热泻火、活血化瘀的作用，是大家非常熟悉的一味泻下药。你看，我们用硫黄来解毒杀虫疗疮，再用大黄清热泻火、活血化瘀，所以这个方子的效果非常强，它的作用甚至比第一个方法黄柏和百部的力度要更猛一些。

硫　黄

性味归经：酸，温。有毒。归肾、大肠经。

功　　效：外用解毒杀虫止痒；内服补火助阳通便。

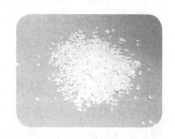

大　黄

性味归经：苦，寒。归脾、胃、大肠、肝、心包经。

功　　效：泻下攻积，清热泻火，凉血解毒，逐瘀通经。

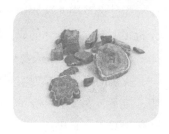

妙 招 三

新鲜切开的荸荠擦拭或者贴在患处。

给大家分享的第三个小妙招，相对来说是一个比较温和的外用方法，用到大家非常喜欢吃的水果——荸荠，也叫马蹄。方法如下：新鲜的荸荠洗净后拦腰切开，用切面贴在鼻尖及鼻翼两侧等部位擦拭。擦到什么程度呢？擦到荸荠的白色粉浆涂满鼻子。建议每天涂2～3次，每次保持1个小时左右。

为什么说荸荠对酒渣鼻会有效呢？那是因为荸荠在中医看来是甘寒的，具有清热解毒、化湿祛痰的作用。同样现代医学也认为荸荠外用对细菌、真菌具有较强的杀灭作用。所以大家如果不想用药的话，可以选择这个相对温和的方法。

荸荠（又名马蹄）

性味归经：甘，寒。归肺、心、胃经。

功　　效：清热解毒，凉血生津，利尿通便，化湿祛痰，消食除胀。

越鞠丸，1次1袋，1天2次。

给各位介绍的第四个小妙招是一个内服的方法，要用到一款中成药。这款中成药各位可能想不到，它的名字叫越鞠丸，服用的时候建议1次1袋，1天2次。

为什么很多人想不到用越鞠丸呢？因为越鞠丸本身是一款非常著名的用于宽中理气的中成药，主要可以解六郁，由香附、川芎、苍术、神曲、栀子组成，其中香附疏肝解郁，以治气郁。川芎辛香，为血中气药，可以活血祛瘀，以治血，同时又可助香附行气解郁。栀子清热泻火，以治火郁。苍术燥湿运脾，以治湿郁和痰郁。神曲消食导滞，以治食郁。所以说是治六郁的，不仅能理气，还有一定的清热的功效，临床应用往往以脘腹胀痛、嗳腐吞酸、饮食不消为辨证要点。

为什么越鞠丸这款用在中焦脾胃当中的中成药可以用来治疗酒渣鼻呢？刚才的分析很明确，酒渣鼻的成因除了和肺有关之外，还可能和脾胃有关。这个时候我们用一款调理脾胃的中成药，最终达到治疗酒渣鼻的作用是完全可以理解的。

我也的确发现在现实生活当中很多酒渣鼻患者往往脾胃不好，胃经常感觉不舒服，饿了、吃多了、冷了、吃的辣了等都会不舒服，生气就更不舒服了，这类人群的病变只不过是表现在了鼻子上而已。但是从中医看来，有诸外必有其内，我们需要通过外在的表象来发现内在本质上的气滞血瘀情况，所以越鞠丸这款中成药就能起到很好的理气解郁、宽中除满的作用，建议如果有酒渣鼻的人群，可以选择以上给大家推荐的三款不同的外用方法，同时可以内服越鞠丸。

越鞠丸

功　　效：理气解郁，宽中除满。

临床应用：用于胸脘痞闷，腹中胀满，饮食停滞，嗳气吞酸。

妙招五

枇杷叶 15g，生栀子 10g，水煎代茶饮。

接下来给大家再分享一个小妙招，这个方法是从清理肺热的角度来考虑的，是我个人拟的代茶饮的方子，用枇杷叶和栀子水煎代茶饮。

这个方子中，枇杷叶味稍苦，性稍寒，可以入胃经和肺经，说明枇杷叶可以有很好的清热止咳、降逆和胃的作用，它的作用就是为了降肺气、降胃气。栀子性稍寒，有非常好的泻火除烦、清热利湿、凉血解毒的作用，同时栀子在外用的时候有非常好的消肿止痛的作用。所以将这两味药放在一起就可以起到泻肺清热、凉血活血、化瘀的功效。这个方法讲完之后，各位可以量力而行，内服的时候可以选择越鞠丸或者这个代茶饮的方法。

枇杷叶

性味归经：苦，微寒。归肺、胃经。

功　　效：清肺止咳，降逆止呕。

生栀子

性味归经：苦，寒。归心、肺、三焦经。

功　　效：泻火除烦，清热利湿，凉血解毒。

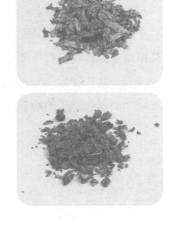

好了各位，热爱生命的人不孤单，就让他们相遇在《中医祁谈》！本讲话题就到这里，我们下一讲再见！

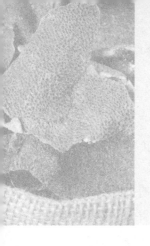

第十二讲
身上起了药疹该怎么办

大家好，我是祁营洲。这里是《一起发现中医之效：祁营洲家庭小妙招讲记》，本讲要给各位讲解的是身上起了药疹该怎么办。

在我的门诊当中，有时会有个别的患者服用西药不当出了疹子，急匆匆地找我来补救。这种疹子严格意义上讲叫作药疹，西医上还有一个名词叫药物性皮炎。所谓的药疹，就是人体对某些药物产生的过敏反应，是通过口服、外用或者是注射等途径进入人体，而引起的皮肤黏膜炎症的反应。在我们的现实生活当中，经常会有引发药疹致敏的药物，像经常见到的解热镇痛类、磺胺类、抗生素类、镇定安神类、抗癫痫类的药，都有可能引发所谓的药疹。出现药疹大家也完全不用过于害怕和担心，因为这在临床当中的确是非常多见的，一旦出现了药疹，首先应该做的就是，立即停用正在服用的药物，接下来我们该怎么处理呢？本讲就教给大家三个不同的家庭小妙招。

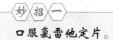

口服氯雷他定片。

第一个小妙招是一个非常简洁实用的西药。我讲《中医祁谈》是立足于中医，但我从来不排斥西医，如果西药用起来非常简单方便、快捷实用的话，我们同样可以拿来使用。从这个意义上说，中医是中医的，西医也完全可以为中医所用。一个医生的职责就是要为自己的患者找到一个最佳的治疗方案，如果此时该病情适合中医，那就应该用中医治疗，如果此时该病情适合西医，那就应该用西医治疗。所以一个医生应该做到的是兼容并包，心态开放，一切有用的医学方式都是可以使用的。具体到这个药上，这是一个抗过敏的西药，服用的时候是1次1片，1天1次。一般情况下，轻微的药疹吃上1片，连续吃上1～2天，很快就可以得到好转了。

妙招二

忍冬藤100～150g，水煎20～30分钟，外用。

现实生活中还存在着很多人吃了氯雷他定片之后，疹子还是下不去的情况，该怎么办呢？给大家推荐一个单用一味药就可以治疗药疹的方法。这个方法用到大量的忍冬藤，我的建议是买上100～150g，水煮20～30分钟，将煎取的药液用来擦洗患处，每日连续洗多次，一般用2～3天就可以了，忍冬藤煮水外洗的效果往往会大于氯雷他定片。

也有人会告诉我说是全身性的药疹，起的疹子并不仅仅是某一处，全身都有怎么办？那就可以把忍冬藤再加量，比如说你可以用上200g或者300g，煎煮之后再兑入温水，进行全身性的药浴，也就是泡澡。

为什么一味忍冬藤就会起到这么好的效果呢？我们来讲一下忍冬藤的药理。忍冬藤性寒，味甘，具有清热解毒的功效，可以治疗热毒，如痈肿、疮，还有不同的疔等，还可用于温病发热，热毒血痢，痈肿疮疡，风湿热痹，关节红肿热痛等。

你看，单听忍冬藤这个名字，名字就很坚强，可以忍受冬天的严寒嘛！是的，其实忍冬藤在冬天依然还可以傲立雪中，所以它的药性就比较寒凉，于是它就具有了很好的清热解毒作用。如果大家对忍冬藤不太了解没有关系，我再给大家讲一个药你们就非常熟悉了，大家一定知道金银花吧？是的，就是在"非典"期间被炒起来之后，价格一直没有再下去的金银花，忍冬藤就是金银花的藤，他们是一家的。

忍冬藤可以"气分滞结散，血分毒气清"，你看在气分的滞结它可以散，在血分的热毒，它可以帮你清了，所以说它的效果非常好，但是使用忍冬藤的时候，我的建议是用量一定要大。

忍冬藤目前在中药市场中，价格是非常便宜的，你买上100g或200g也花不了多少钱，我在临床当中也用忍冬藤来治疗各类的湿疹和一些瘙痒性的皮肤病，往往都能取得一些不错的效果。

忍冬藤

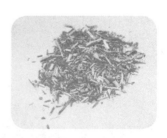

性味归经：甘，寒。归肺、胃经。

功　　效：清热疏风，通络止痛。

妙招三

紫草15g，金银花10g，连翘10g，茜草根30g，紫花地丁10g，白茅根15g，蝉蜕8g，白鲜皮15g，陈皮15g，甘草10g。水煎服，每日一剂，早晚各一次。

下面要给大家分享的第三个方法是一个中药内服的方子，这个方子也是我在临床当中经常会用到的一张方子的主要成分，现在也完全公开奉献给大家，相对来说也比较平和，几乎适合所有的人了。

我们来分析一下这个方子，紫草性寒，具有清热凉血、活血、解毒透疹的作用；金银花性寒，具有清热解毒、疏散风热的作用；连翘微寒，具有清热解毒、消肿散结、疏散风热的作用；茜草性寒，是凉血化瘀止血的；紫花地丁也叫地丁，有清热利湿、解毒消肿的功效；《本草纲目》中说紫花地丁可以治一切痈肿发病，治无名肿毒、恶疮等；白茅根具有凉血止血、养阴清胃、利尿的作用，临床上经常会用于胃气上逆、胃热呕吐甚至下部的尿血等情况；蝉蜕就是我们所说的知了壳，蝉蜕在中药当中甘寒，具有非常好的清热祛风、利咽透疹、明目退翳的功效；白鲜皮可以清热燥湿、祛风解毒；陈皮这一味药在这个方子中很重要，因为以上的药物都是药性偏凉，而陈皮味辛性温，可以反佐整张方子的凉性，同时陈皮本身具有理气健脾、燥湿化痰的功效，可以增强脾胃的吸收；最后一味药是甘草，可以调和诸药，同时甘草还具有一定的清热解毒的作用，还可以补脾益气、缓急止痛。

综合来看，本方具有清血热、解毒利湿的功效，我的建议是不管什么类型的药疹，都可以用这个方子来内服，内服1～2天或者2～3天。但是必须要提醒的是，这个方子虽说是一个通用的方子，但方子的药性整体还是稍寒凉一些，所以我的建议是服用2～3天，药疹下去了，就马上停用，不要再继续吃了。

■ 紫 草

性味归经：甘、咸，寒。归心、肝经。

功　　效：清热凉血，活血，解毒透疹。

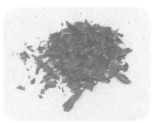

金银花

性味归经：甘，寒。归肺、心、胃经。

功　　效：清热解毒，疏散风热。

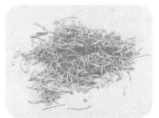

连 翘

性味归经：苦，微寒。归肺、心、小肠经。

功　　效：清热解毒，消肿散结，疏散风热。

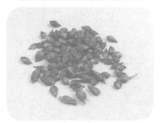

茜 草

性味归经：苦，寒。归肝经。

功　　效：凉血化瘀止血，通经。

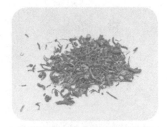

紫花地丁

性味归经：苦、辛、寒。归心、肝经。

功　　效：清热解毒，凉血消肿。

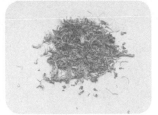

白茅根

性味归经：甘，寒。归肺、胃、膀胱经。

功　　效：凉血止血，清热利尿，清肺胃热。

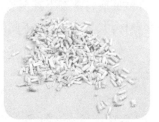

蝉 蜕

性味归经：甘，寒。归肺、肝经。

功　　效：疏散风热，利咽开音，透疹，明目退翳，息风止痉。

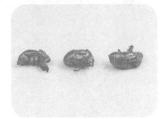

白鲜皮

性味归经：苦，寒。归脾、胃、膀胱经。

功　　效：清热燥湿，祛风解毒。

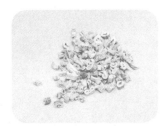

陈 皮

性味归经：辛、苦，温。归脾、肺经。

功　　效：理气健脾，燥湿化痰。

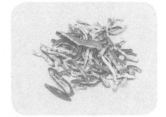

甘 草

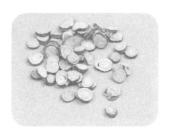

性味归经：甘，平。归心、肺、脾、胃经。

功　　效：补脾益气，祛痰止咳，缓急止痛，清
　　　　　热解毒，调和诸药。

接下来我们做个小小的总结，本讲话题给大家讲解的是身上起了药疹该怎么办。一般情况下，出了药疹其实不要大惊小怪，因为个体差异的原因，不同人的体质不一样，于是吃了一些诸如抗生素，以及其他西药之后，身上起了疹子，甚至某些人喝了某些中药，也可能会出现药疹，这其实不是一个非常严重的疾病，它只是一个过敏反应，常态下甚至暂停正在服用的药物就能得到缓解，如果缓解不了，本讲话题给大家提供了 3 个不同的家庭小妙招，大家可以量力而行。

好了各位，热爱生命的人不孤单，就让他们相遇在《中医祁谈》！本讲话题就到这里，我们下一讲再见！

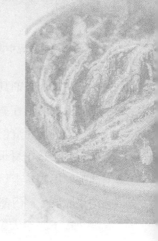

第十三讲
小儿红屁股该怎么办

大家好，我是祁营洲。这里是《一起发现中医之效：祁营洲家庭小妙招讲记》，本讲要给各位讲解的是小儿红屁股该怎么办。

宝宝红屁股在医学上又称"尿布疹"或者"尿布皮疹、尿布皮炎"，往往都是因尿布引起的，临床表现的是局部的皮肤发红肿胀，严重的可能会出现疱疹或溃疡等。最主要的还是在小儿的屁股上，就是因臀部皮肤长时间的潮湿闷热，或者是粪便、尿液当中的刺激性物质使皮肤受损而出现了屁股发红，进而细菌、真菌等微生物在受损皮肤上会继发感染，更加加重了红屁股的程度。从中医的角度来说，因为小孩本身属于纯阳之体，皮肉比较娇嫩，而尿布潮湿且浸渍的时间过长，导致局部的湿热之气交蒸，最后导致小儿红屁股。那么有了小儿红屁股，我们该怎么办呢？本讲就详细给大家来分享三个不同的家庭小妙招。

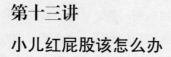

妙招一

用花生油涂抹患处，每天 3 ~ 5 次。

第一个小妙招是用花生油，非常简洁明快的方法。先用温水把患处洗净擦干之后，用花生油直接涂抹在患处即可，每天涂抹 3 ~ 5 次。如果家里没有花生油，用香油或者橄榄油也是可以的，但是花生油效果会更好一些。

那为什么用花生油来抹小儿红屁股能够起到非常好的作用呢？其实我们会发现，油类都是经过了提纯熬制出来的，它能够起到轻微消炎的作用，同时更主要的是做到了局部的油水隔离，让宝宝的红屁股能够尽快好起来。

妙招二

紫草油涂抹患处，每天 3 ~ 5 次。

接下来讲解的第二个小妙招，是我在本讲中建议各位家中一定常备的、自制的外用油膏，叫作紫草油，同时紫草油也是我个人临床当中一直强烈推荐大家要学会制作的。

紫草油搽剂具有清热泻火、消肿止痛、收敛生肌之功，不仅可以用于小儿的红屁股，同时治疗烫伤效果也比较好，愈后不易留瘢痕。甚至针对各种皮肤病，对于小孩的外阴、肛门的护理，以及肥胖小孩皮肤皱褶处的问题，都会有好的效果。比如有些小孩子夏天皮肤"腌"了，抹一下紫草油就好了。为什么我一定要强调紫草油呢？因为若干年前小孩用的是尿布，而现在很多孩子用的都是尿不湿，经常捂着，结果屁股、肛门都是红的，所以说家中常备一些紫草油没有坏处。

接下来给大家详细讲一下紫草油怎么来制作。原料很简单，我们用到两味药，一个是紫草，一是白芷。这两味药各等份，比如说你各用20g，也就是紫草20g，白芷20g，然后把这两味药先放在一边。把橄榄油或者是香油在锅里边烧热，具体的量你自己掌握，烧热后把火关掉。然后将紫草和白芷用纱布包着放到热油里头，放进去大概一两分钟即可。也就是把紫草和白芷在油里热上那么一两分钟，把紫草和白芷包捞出来，这个时候油就变成了粉红色，你把粉红色的油放凉，放在一个干净的最好是消过毒的玻璃瓶中备用即可，这就是紫草油。各位发现没有，制作紫草油的方法非常简单，但是却非常实用。宝宝红屁股的时候，可以每天多次涂抹紫草油。

当然刚才我也讲了，紫草油并不仅仅针对小儿红屁股，对于烧烫伤、肥胖小孩皮肤"腌"了等，都可以使用，因为紫草油具有非常好的清热泻火、消肿止痛、收敛生肌的作用，甚至对于一般的烧烫伤，使用后都不会留下任何瘢痕，所以建议大家家中常备紫草油。

紫 草

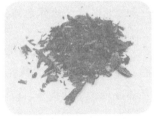

性味归经：甘、咸，寒。归心、肝经。

功　　效：清热凉血，活血，解毒透疹。

白 芷

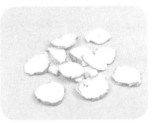

性味归经：辛，温。归肺、胃、大肠经。

功　　效：解表散寒，祛风止痛，通鼻窍，燥湿止带，消肿排脓。

妙招三

"三黄一红"浸泡液，涂抹患处，每天3～5次。

接下来给各位分享第三个家庭小妙招，叫作"三黄一红浸泡液"。这个也是需要自己去制作的，但制作方法很简单，怎么来制作呢？"三黄"用的是黄芩、黄连和黄柏，"一红"是红花。把这四味药各等份放入75%的酒精当中浸泡就可以了，浸泡两周，这就做成了"三黄一红浸泡液"。使用的时候用"三黄一红浸泡液"涂抹患处，每天涂抹3～5次。

因为这个"三黄一红浸泡"是用酒精泡的，所以如果孩子的屁股已经溃烂了，我建议就不要用这个方法了，因为酒精涂抹破溃的皮肤会有些疼，你可以选择前两个方法，如果说只是出现了皮损而没有溃烂，你完全可以用这个方法。同时这个方法对于一些常年卧床导致褥疮的老年患者同样有效，当然如果说褥疮破了，成人相对来说还是能忍一些，你也可以用这个方法来治疗褥疮，一般情况下一天涂抹数次，常规的褥疮一到两天之后就可以结痂痊愈。

这个浸泡液同样具有非常好的清热解毒、活血化瘀、收敛生肌的作用。现代医学也认为，黄连、黄芩、黄柏这样的药物，对于金黄色葡萄球菌、绿脓杆菌、大肠杆菌、霉菌等都具有明显的抑菌和杀菌的作用。

黄 芩

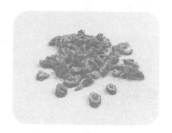

性味归经：苦，寒。归肺、胆、脾、胃、大肠、小肠经。

功　　效：清热燥湿，泻火解毒，止血，安胎。

黄 连

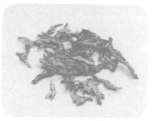

性味归经：苦，寒。归心、脾、胃、胆、大肠经。

功　　效：清热燥湿，泻火解毒。

黄 柏

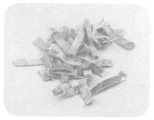

性味归经：苦，寒。归肾、膀胱、大肠经。

功　　效：清热燥湿，泻火解毒，除骨蒸。

红 花

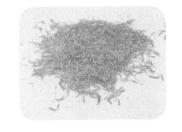

性味归经：辛，温。归心、肝经。

功　　效：活血通经，祛瘀止痛。

本讲我们详细讲解了针对小儿红屁股给大家推荐的三个家庭小妙招，都是非常简洁明快，方便自己去操作的。最后，关于小儿红屁股，要给大家提供一些不同的护理方法，因为小儿红屁股很多时候是可以避免的，多是有些家长护理不当导致，在这里提出以下三个建议：

第一，要给孩子勤换尿布。关于尿布的选择，我建议大家不要每天 24 小时全用尿不湿，你应该明智地去选择尿布，因为尿不湿比尿布的透气性要差一些。尿布和尿不湿可以混合使用，比如说白天带孩子的时候可以用尿布，晚上睡觉换上尿不湿。另外还要建议大家的是，如果孩子自己能控制大小便，也可以穿开裆裤，这样的话会更好些，保持宝宝整个屁股皮肤的干燥、清洁。

第二，要学会培养自己孩子良好的大小便习惯。现在很多孩子完全都是睡着就尿了，睡着就拉了，在孩子还在慢慢长大的时候，家长应该学会去培养孩子大小便的习惯，换句话说，你要让孩子知道自己有便意的时候要叫家长，然后家长可以带着他去排便。

第三，当小儿红屁股的时候，要经常让孩子的屁股晒晒太阳。比如说你可以抱着孩子，让他趴在你的身上，让他的屁股能够晒着太阳。大家都知道阳光中有紫外线，紫外线有杀毒消菌的作用。另外，阳光的照射也能让局部皮肤不那么潮湿，让局部皮肤保持干燥。

好了各位，热爱生命的人不孤单，就让他们相遇在《中医祁谈》！本讲话题就到这里，我们下一讲再见！

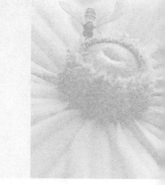

第十四讲
生了褥疮该怎么办

大家好，我是祁营洲。这里是《一起发现中医之效：祁营洲家庭小妙招讲记》，本讲要给各位讲解的是生了褥疮该怎么办。

说到褥疮，在医学当中又叫作压疮或者是压力性溃疡，是由于局部组织的长期受压，发生持续的缺血缺氧、营养不良而导致的组织溃烂，甚至是坏死。褥疮经常会发生于那些长期卧床的患者。据有关文献报道，中国每年约有6万人死于压疮合并症，所以对于褥疮，必须要重视起来。从中医角度来说，褥疮属于疮疡类的疾病，这种组织的溃烂，甚至是坏死，从中医来说就是局部经络受损，血脉瘀滞气血不畅，导致毒素的侵蚀。所以在治疗的时候要努力想办法祛腐生肌、活血化瘀，来促进局部组织的修复和再生。

为什么一定要重视这个褥疮？因为褥疮跟一般伤口的那种破溃的确不同，褥疮不治疗的话，一般都不会自愈，病情迟迟不见好转，会继续向深处发展，所以不要觉得褥疮面积不大，病情就不严重，患了褥疮之后一定要积极治疗，然而我发现，很多时候，临床大夫对于一些反复性的褥疮也没有很好的办法，患者很痛苦，所以本讲话题就详细跟各位来分享若干个不同的家庭小妙招。

> 生理盐水清洗疮面，再将七厘散均匀撒在疮面上，再用消毒纱布外敷。

七厘散是一款中成药，一般的中药店都有卖。使用时先用生理盐水清洗疮面，生理盐水药店也都有卖的，然后将七厘散均匀地撒在疮面上，再用消毒纱布外敷即可，建议每日换药1次就行了。

七厘散是一款非常经典古老的外用中成药，它是由血竭、乳香、没药、红花、儿茶、冰片、人工麝香、朱砂等不同的药物组成，大家不用记这个药物组成，只用记住它的主要功效就可以了。七厘散具有非常好的化瘀消肿、止痛止血的作用，可以促进疮面的愈合。

七厘散

功　　效：化瘀消肿，止痛止血。

临床应用：用于跌仆损伤，血瘀疼痛，外伤出血等。

妙招二

中药马勃适量，研成极细粉末，生理盐水清洗疮面，再将马勃粉均匀撒在疮面上，厚度1mm左右，上面再用消毒纱布外敷，每日可用药2～3次。

这个小妙招用到一味药，就是马勃。把马勃打成粉，放在一个消毒容器当中备用，如果有条件的话，可以经过干热消毒后保存。使用的时候依然像刚才讲的使用七厘散一样，先用生理盐水来清洗疮面，把局部擦干之后，将马勃粉均匀地撒在疮面上，厚度大概也就是1mm左右，上面再用消毒的纱布外敷一下，建议每日用药2～3次，同样有非常好的疗效，因为马勃本身具有很好的清热解毒、止血生肌的作用，所以家有褥疮的患者，可以用七厘散，也可以用马勃粉。

马　勃

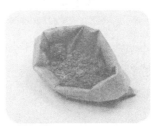

性味归经：辛，平。归肺经。

功　　效：清热解毒，利咽，止血。

妙招三

地榆炭粉或地榆膏（地榆炭粉加入适量冰片，以天菌凡士林搅拌而成）外用。

如果你发现用七厘散和马勃效果还都不是特别好，或者说褥疮的疮面相对来说比较大了，这个时候我建议大家用第三个方法，就是用地榆。在药房你可以买得着生地榆，也买得着地榆炭，我们此处需要的是地榆炭，把地榆炭打成粉直接使用，或者再加入适量的冰片，冰片同样需要打成粉，然后用凡士林搅拌而成，这就制成了地榆膏。具体使用时，你可以直接用地榆炭粉，也可以用地榆膏。在使用时，依然还像之前的方法一样，先把局部用生理盐水清洗干净，然后撒下这个地榆炭粉，或者涂上这个地榆膏。再具体一些说，如果局部有渗出液的话，建议用地榆炭粉，

如果没有渗出液的话，可以涂上这个地榆膏。最后还是用纱布去外敷，然后每一天你可以看一看疮面愈合的程度，如果到第二天、第三天发现还没有完全愈合，那么用同样的方法再去撒一遍，或者再去涂一遍。一般情况下使用地榆炭粉或者地榆膏，褥疮一周左右就能痊愈。其实这个方法并不仅仅可以治疗褥疮，对于那些烧烫伤同样具有非常好的疗效。

从药理的角度说，地榆炭具有很好的活血化瘀、祛腐生肌、清热解毒的作用。西医也认为地榆炭有非常明显的抑菌或杀菌的作用。如果再加入适量的冰片，变成了地榆膏，也能够明显缓解疮面的疼痛，从而更好地促进皮肤的生长。

地榆炭

性味归经：苦、酸、涩，微温。归肝、大肠经。
功　　效：止血凉血，解毒敛疮。

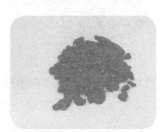

冰　片

性味归经：辛、苦，微寒。归心、脾、肺经。
功　　效：开窍醒神，清热止痛。

妙招四

中药凤凰衣（生鸡蛋放冷水中浸泡5分钟，然后把鸡蛋打开，倒出蛋清、蛋黄，剥下蛋壳中的内皮）外用。

患者出现褥疮的话，也可以用凤凰衣来治疗，凤凰衣在中药店中也有卖的，但此处我们就不要去药店买了，我们要现制作现使用。

什么叫凤凰衣？我们在前面的篇章中其实有讲过，现在再讲一下，我给你讲明白之后，你会发现豁然开朗。先拿一个生鸡蛋，放入冷水当中浸泡，大概5分钟，这样这个蛋壳当中的那层皮就好剥了，各位明白了吧，蛋壳当中的那层内皮在中药当中就叫凤凰衣，一个非常好听的名字。把这个鸡蛋打开，倒出蛋清、蛋黄，剥下蛋壳内的这层内皮，然后把这个凤凰衣直接贴在褥疮上就可以了，每天可以更换1～2次，基本上1～2天就会有不错的疗效。

凤凰衣，可以说是一种生物膜，也被称之为天然的辅料，可以非常好地促进疮面的愈合。

凤凰衣

性味归经：甘、淡，平。归脾、胃、肺经。

功　　效：养阴清肺，敛疮，消翳，接骨。

> 妙招五
>
> 云南白药配蜂蜜治疗褥疮。（云南白药 1 ～ 3g，加上 3 ～ 4 倍量的蜂蜜，调成糊状，用棉签蘸糊，涂在患处，外用干净的纱布覆盖，最后用胶布固定。每日换药 1 次。）

　　第五个小妙招是用云南白药和蜂蜜。云南白药大家都能在药店买得着，用云南白药的那个药粉，再配上蜂蜜使用。

　　怎么使用呢？同样先用生理盐水来清洗疮面以及周围的皮肤，有些人可能会更严谨一些，先用碘酒来清洁疮面，再用无菌的棉签蘸取生理盐水擦净疮面及周围的皮肤，也就是局部要反复清洁消毒，这是一个非常严谨的流程。清洁干净之后，用云南白药粉 1 ～ 3g，然后加上大概 3 ～ 4 倍量的蜂蜜，按这个配比调成糊状，然后用棉签蘸着调好的云南白药膏，涂在患处，再用一个干净的消毒纱布外敷，每日换药 1 次。

　　这个方法治疗褥疮的效果也是非常好的，我们来分析下这个原理：云南白药大家非常熟悉，但是可能很多人不知道这个药的成分是什么。云南白药的主要成分是三七、冰片和麝香。三七具有通脉行瘀、和营止血的作用，有非常明显的行瘀血而敛新血的作用，能让瘀血去而新血生。麝香可以活血通经、止痛。冰片性苦寒，具有清热止痛、消肿、生肌的功效。

　　因为云南白药非常出名，现代医学对云南白药的研究也非常多，药理研究也证明三七具有抗炎、耐缺氧的作用；麝香具有抗炎、抗菌的作用；冰片具有一定的止痛及温和的防腐作用。总之现代医学证明云南白药的确对金黄色葡萄球菌、绿脓杆菌及白色念珠菌等细菌引发的炎症，都具有非常明显的抑制作用，还可以非常明显地促进成纤维细胞和血管内皮细胞的生成，可以加速血管的生长及结缔组织的增生，最终达到促进伤口愈合的功效。

　　讲完了云南白药，我们再说说蜂蜜，很多人说蜂蜜是不是仅仅作为赋形剂使用，不是的各位，蜂蜜在这个方子里的地位同样非常重要。蜂蜜味甘性平，内服的话具有很好的滋阴润肺、补虚润燥、调和诸药的作用。当外用的时候就对很多外科问题功不可没了，现代医学认为，蜂蜜对链球菌、葡萄球菌、革兰氏阳性菌有较强的抑制作用，可减少渗出，减轻疼痛，防止感染，所以蜂蜜的确具有非常好的促进伤口愈合及组织再生的作用。

同时现代医学的临床试验也证明，用蜂蜜还有一个好处，那就是现在流行的创伤要有一个"湿性环境"的理论，不知道大家有没有听说过，这个理论认为应该为缺血的溃疡面创造一个湿性的环境，此环境要有透气性能，同时还要具有抗渗出、防止疮面组织浸泡及杀菌等作用，所以此处用蜂蜜来湿敷正好符合了疮面湿性愈合理论。

最后还是要点一下，我们在讲解小儿红屁股的那一讲当中，详细地教过大家如何制作紫草油，当时我在讲那个节目的时候，说紫草油不仅可以治疗小儿红屁股，还可以治疗其他多种皮肤病，因为紫草油有非常好的清热泻火、消肿止痛、收敛生肌的功效，我当时还讲到紫草油对于那些烧烫伤具有非常好的疗效，下面我要告诉各位的是第六个家庭小妙招，就是紫草油同样可以用来治疗褥疮。

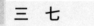

三　七

性味归经：甘、微苦，温。归肝、胃经。

功　　效：化瘀止血，活血定痛。

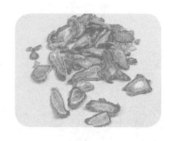

麝　香

性味归经：辛，温。归心、脾经。

功　　效：开窍醒神，活血通经，消肿止痛。

冰　片

性味归经：辛、苦，微寒。归心、脾、肺经。

功　　效：开窍醒神，清热止痛。

蜂　蜜

性味归经：甘，平。归肺、脾、大肠经。

功　　效：补中，润燥，止痛，解毒。

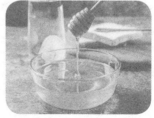

妙招六

紫草油涂抹患处，每天 3 ~ 5 次。

关于紫草油的治疗范围以及具体的制作方法，大家可以回看关于讲解小儿红屁股的那一讲。紫草油同样可以治疗褥疮，在此不再赘述。

好了各位，热爱生命的人不孤单，就让他们相遇在《中医祁谈》！本讲话题就到这里，我们下一讲再见！

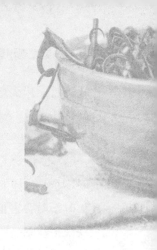

第十五讲
小儿夜啼该怎么办

大家好，我是祁营洲。这里是《一起发现中医之效：祁营洲家庭小妙招讲记》，本讲要给各位讲解的是小儿夜啼该怎么办。

说到小儿夜啼，你会发现很多小儿都是白天好好的，一到晚上就开始哭闹不停，甚至有些家长反映说孩子每夜还会定时啼哭，这种现象在医学上定义为小儿夜啼。

其实说到啼哭，我们不可否认的是，这是小儿表达自身要求的一种方式，比如说当孩子饥饿、口渴、尿布潮湿，或者穿得过冷、过热了，总之是他自己的身体出现任何不舒服的时候，他都会以哭闹的方式来表达，这种情况只要家长能够给予适当的处理，比如说及时的喂养或者安抚等方式之后哭泣就会停止。那如果说排除了以上因素，小儿晚上睡不着觉，伴随啼哭，也就是小儿夜啼，这说明小孩要么是身心同时出了问题，要么是身体单纯出了问题，那么本讲就给大家讲解该如何对付小儿夜啼。

从中医的角度说，我们可以把小儿夜啼的常见原因分为以下三种：

第一，是因脾胃虚寒导致的腹痛，也就是说小儿的表现是肚子疼，但肚子疼他不会说，只能用哭来表达，而根源在于是脾胃的虚寒所导致肚子不舒服，因为肚子不舒服了就开始哭。那究竟该怎么判断小儿是否脾胃虚寒呢？其实这种类型判断的方法非常明确，是因为脾胃虚寒所致的肚子疼，往往不是一直疼，是一阵一阵儿的，于是孩子的哭泣也是一阵一阵儿的。也就是说因为肚子疼起来哭上一阵儿，腹痛缓解了，就继续睡一会儿，过不了多久再哭起来。这样的孩子同时还有一个症状，就是大便会偏稀一些，口水会偏多一些，食欲也不会太好。总之通过以上几个点帮大家来判断自己孩子的夜啼是不是因脾寒腹痛所导致的，并不困难。

第二，是因为小儿心肝有热，要么是心经有热，要么是心肝同时有热。中医讲，心是主神明的，当神明不安、神明被扰的时候，晚上睡觉就会不好。这种情况我们该怎么判断呢？心肝有热的小孩，往往表现为烦躁不安，从嘴巴里或者从鼻子里面出的气也是热的，或者是发臭的味道，另外手心脚心也会发热或发烫，小便也会发黄，同时舌尖是红的，甚至有部分小儿还伴随有吐弄舌。在中医当中有一个名词叫作吐弄舌，什么意思？就是有些小孩儿经常喜欢把舌头吐在外面，不愿意缩回去，这就是吐弄舌，就是因为心肝有热，所以他经常把舌头伸出来散热。如果发现有吐弄舌的小儿，也要提醒家长这往往就是心肝有热。

第三，是受了惊吓，就是说受了惊吓的小儿也会出现心神不宁，晚上睡不着觉，哭闹不止。这样的小孩我们该怎么去判断？孩子在晚上睡觉的时候，时不时会打激灵，时不时会害怕、会哆嗦，经常有这种惊惕感，同时还有一个非常明确的特点，只要晚上睡觉，稍微有点声响，他就会被惊醒，惊醒之后再次啼哭不止。另外，这样的孩子眉心皮肤的颜色会稍稍发青。

好了，通过以上的讲解分析，大家应该可以比较明确地来判断小儿夜啼究竟是属于哪种类型了，那么接下来就给大家详细来分享针对小儿夜啼的几个不同的家庭小妙招。

妙招一

生山药 20g，**茯神** 10g，**紫苏梗** 10g，**蝉蜕** 5g，**水煎代茶饮。**

给大家讲解的第一个方法是一款代茶饮，用生山药、茯神、紫苏梗和蝉蜕水煎代茶饮，给小儿喝的时候，还可以加点白糖或冰糖调下口味。此方具有非常好的健脾和中的功效，是针对刚才所讲的第一种类型，也就是脾胃虚寒腹痛所导致的小儿夜啼。另外，它并不仅仅可治疗小儿夜啼，还可以从根本上解决脾胃虚寒的病证。

我们来分析一下这个方子，山药味甘性平，有益气养阴、固肾益精的作用，可以补脾、补肺、补肾，山药也是我们大家非常熟悉的药食两用的食材。茯神性平味甘淡，你看名字起得就很好听，但听名字大概就知道它应该具有宁心安神的作用。紫苏是辛温发散的药，具有一定的发散之性，但是紫苏叶的发散性最强，而梗的作用更偏于理气宽中，也就是说进入了我们的中焦脾胃部分，同时紫苏梗还具有一定的止痛和安胎的功效。蝉蜕就是我们所说的知了壳，它具有非常好的散风除热、利咽透疹、明目退翳的功效。

我们把山药、茯神和紫苏梗这三味药放在一起，整体的药性会偏温一点，或者说偏平一些，可以直接针对刚才所说的脾胃虚寒而导致的腹痛，从根本上解决问题。然后再放一味蝉蜕，是因为蝉蜕的药性稍寒，这是对前面三味药整体药性的稍稍反佐，同时蝉蜕本身具有非常好的息风止痉的作用，可以直接针对小儿夜啼，也几乎是治疗小儿夜啼的一味专药了。

山 药

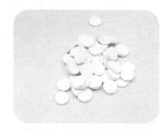

性味归经：甘，平。归脾、肺、肾经。

功　　效：益气养阴，补脾肺肾，固精止带。

茯 神

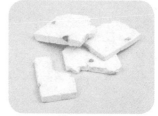

性味归经：甘、淡、平。归心、脾、肾经。

功　　效：宁心安神。

紫苏梗

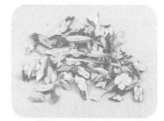

性味归经：辛、甘，微温。归肺、脾、胃经。

功　　效：宽胸利膈，顺气安胎。

蝉 蜕

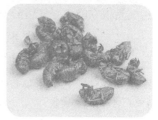

性味归经：甘，寒。归肺、肝经。

功　　效：疏散风热，利咽开音，透疹，明目退翳，息风止痉。

妙招二

蝉蜕5g，茯神10g，钩藤3g，竹叶3g，水煎代茶饮。

刚才讲了脾胃虚寒，接下来给各位讲解第二个代茶饮，是适用于心肝有热所导致的小儿夜啼。同样是四味药，分别是蝉蜕、茯神、钩藤和竹叶，放在一起煮水代茶饮。这个方子的整体功效是清肝疏风、宁心安神。

我同样再给各位来分析一下这个方子。蝉蜕和茯神的功效我们刚才已经讲过了，在此不做赘述。钩藤就是入心包经和肝经的，具有清热平肝、息风定惊的作用，所以这一味药就可以直接针对小儿夜啼，既具有清的作用，还有定惊的作用。竹叶味甘性稍寒，具有清热除烦、生津利尿的作用，有些人在夏天的时候去摘点竹叶泡水喝，其实也是为了清热除烦嘛。所以，这四味药放在一起的整体功效是清肝疏风、宁心安神，可以直接针对心肝有热型的小儿夜啼。

钩 藤

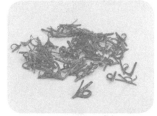

性味归经：甘，凉。归肝、心包经。

功　　效：清热平肝，息风止痉。

竹 叶

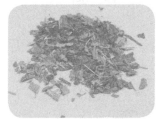

性味归经：甘、辛、淡，寒。归心、胃、小肠经。

功　　效：清热泻火，除烦，生津，利尿。

〈妙〉〈招〉〈三〉

茯神10g，生龙骨15g，生甘草2g，水煎代茶饮。

这第三个妙招是针对我们刚才所提到的因受了惊吓所导致的小儿夜啼。用茯神、生龙骨和生甘草这三味药水煎代茶饮。这个代茶饮说得稍玄一些的话，它是护神的，也就是说它能更好地镇静安神。

这个方子中的茯神前面已经讲过了，是宁心安神的。龙骨可以入心经、肝经、肾经，它具有非常好的镇定安神、平肝潜阳的作用，它的药性趋势是往下潜的，这不是受惊吓了吗？于是神不安了，这个时候用龙骨就是要让神往下安的。生甘草味甘性平，可以调和诸药，同时生甘草还具有一定的清热解毒的作用，还可以补脾益气缓急止痛。所以这三味药放在一起，它的主要作用就是护神的，那些因受了惊吓而出现的小儿夜啼就可以采用这个代茶饮。

龙 骨

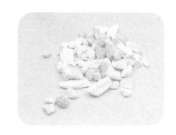

性味归经：甘、涩，平。归心、肝、肾经。

功　　效：镇惊安神，平肝潜阳，收敛固涩。

甘 草

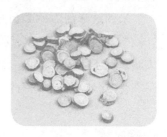

性味归经：甘，平。归心、肺、脾、胃经。

功　　效：补脾益气，祛痰止咳，缓急止痛，清
热解毒，调和诸药。

妙招四
小儿龙牡壮骨颗粒，一次一袋，一日2～3次。

除了以上这些代茶饮之外，针对小儿惊吓所导致的小儿夜啼，还有一款中成药大家可以选择，这款中成药叫小儿龙牡壮骨颗粒。很多家长应该对这款药并不陌生，如果家长说孩子缺钙的话，想长个儿了，吃点小儿龙牡壮骨颗粒也是可以的，但此处我们用它来治疗小儿夜啼，原理是什么呢？因为这款中成药中除了一些健脾和胃的药之外，还含有龙骨和牡蛎。

龙骨刚才已经讲过了，我们再讲讲牡蛎，其实龙骨和牡蛎在我们中药当中经常是成对儿出现的，把龙骨、牡蛎放在一起，它俩共同的作用都是镇惊安神、平肝潜阳，也就是可以护神。所以如果说你觉得服用代茶饮不方便的话，也可以选择这款中成药。

小儿龙牡壮骨颗粒

功　　效：强筋壮骨，和胃健脾。

临床应用：用于治疗和预防小儿佝偻病、软骨病；对小儿多汗、夜惊、食欲不
振、消化不良、发育迟缓等症也有治疗作用。

妙招五
朱砂粉适量用水调制，涂在孩子的双手心、脚心及眉心处。

以上给大家讲解的是内服的方法，接下来我们分享外用的方法。第一个外用的方法是用朱砂粉，其实我一直建议有孩子的家庭都可以常备一些朱砂。朱砂粉适量用水调一下，小儿临睡前在孩子的双手心、双脚心、眉心点一下，就是用棉签蘸一点朱砂的水给这些位置上画一下就可以了，到第二天晚上的时候你可以看看是不是夜啼的情况会少很多。

这个方法适用于因受了惊吓而产生的夜啼，再提醒一下，这种情况的临床表现就是在睡梦当中经常会有害怕感、恐惧感，稍有声响就会醒且啼哭不止，伴随眉心

可能会是青色。

　　朱砂这味药为什么会有这样的功效？朱砂的功效是清心镇惊、安神解毒。在《神农本草经》当中对朱砂的评价更高，说朱砂可以主身体五脏百病，可以养精神，安魂魄，还可以杀鬼邪。总之，小儿因受了惊吓产生的问题，都可以用朱砂来外用。但需要提醒的是朱砂是有毒的，我绝对不建议小儿内服。

朱 砂

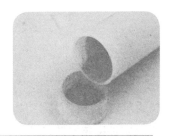

性味归经：甘，微寒；有毒。归心经。

功　　效：清心镇惊，安神解毒。

妙招六

　　牵牛子捣碎研细用开水调成糊状，在小儿睡前敷在肚脐上，用纱布固定，每天一次。

　　第二个外用的方法用到一味药叫牵牛子，你把若干粒牵牛子捣碎研为细末，用开水调成糊状，在小儿睡前敷在肚脐上，再用一个纱布固定即可，每天一次。

　　这个方法适用于那些白天饮食玩耍都很正常，一到晚上睡觉的时候就开始哭，天亮的时候就不哭了，同时伴有烦躁不安、面红、手足心热、大便干燥的小孩儿，也就是说有内热的小孩儿。

　　牵牛子就是牵牛花成熟的种子，味苦性寒，具有泻下的作用，还有一定清热的功效。牵牛子有黑色的也有白色的，黑色的也叫黑丑，白色的也叫白丑。

牵牛子（炒白丑、炒黑丑）

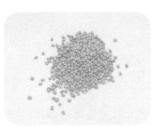

性味归经：苦，寒。归肺、肾、大肠经。

功　　效：泻下逐水，去积杀虫。

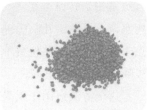

妙招七

　　吴茱萸适量研成细末，用醋调成糊状，摊在伤湿止痛膏上，小儿睡前贴两脚心。

第三个外用的方法是用吴茱萸，我们在药房能购买到的有山茱萸和吴茱萸两种，千万不要买错，此处我们用的是吴茱萸。用吴茱萸适量研成细末，用醋把它调成糊状，摊在伤湿止痛膏上，小儿睡前贴两脚心。这个方法主治小儿心肝有热或者说心烦所导致的夜啼。

吴茱萸用米醋来调成糊状贴脚心可以治疗小儿夜啼，是因为它的主要功效是可以引热下行，刚才咱们说了主治心肝有热，有心火往上走，这个时候引热下行了也就起到了治疗效果。另外我们用吴茱萸贴脚心，贴的其实是足少阴肾经的涌泉穴，但具体贴的时候只要贴在脚心的区域就可以了。进一步的原理是，你看人体上面是心，下面是肾，用醋和吴茱萸调和之后贴在脚心，作用就是把心火往下引，让人体的心肾相交，心肾相交了人自然就能安。

另外，这个方法并不仅仅可以治疗小儿夜啼，凡是那些需要引热下行的都是可以的。咱们再举个例子，比如说有些人出现的口腔溃疡，就是舌头破了，嘴巴破了，或者牙龈肿了，当火热都在上面的时候，晚上睡觉之前把吴茱萸打粉用米醋调一下之后，贴在双脚心也是可以治疗口腔溃疡的。

吴茱萸

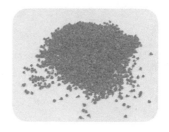

性味归经：辛、苦，热。有小毒。归肝、脾、胃、肾经。

功　效：散寒止痛，降逆止呕，助阳止泻。

涌 泉

定　位：在足底部，屈足卷趾时前部凹陷处，约当足底（去趾）前1/3凹陷处。

临床应用：开窍醒神，泻火滋阴。

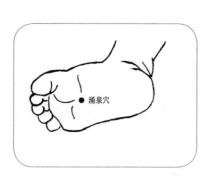

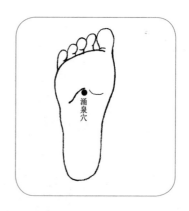

　　本讲的内容比较多，试图把小儿夜啼的不同内服外用方法都教给大家，最后还是要给各位提醒的是，虽然小儿夜啼有不同的病因，但是我们也没必要必须等孩子发生夜啼了才去治，还是应该加以预防的。建议作为家长或者说是带孩子的老人，一定要从各方面多注意一些，比如说小儿的冷暖他自己不知道怎么去调节，这就需要家长注意了，总之还是那句中国古人传下来的养小儿的方法："若要小儿安，三分饥和寒。"

　　当今社会，我发现很多的家长，尤其是老人，生怕孩子穿得薄了，生怕孩子饿了，所以总是要给他穿多一些，吃多一些，结果导致孩子吃得不舒服了，积食化火了，长此以往下去，可能就会成为小儿夜啼的成因。

　　好了各位，热爱生命的人不孤单，就让他们相遇在《中医祁谈》！本讲话题就到这里，我们下一讲再见！

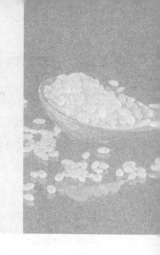

第十六讲
发高烧了该怎么办

大家好，我是祁营洲。这里是《一起发现中医之效：祁营洲家庭小妙招讲记》，本讲要给各位讲解的是发高烧了该怎么办。

高烧，是临床很常见的病症，发烧的原因也很多，比如说有感受外邪引起的，也有内伤杂症引起的。中医治病虽然讲究治病必求其本，但是长时间的发烧，甚至是高烧，对人体也会造成很大的伤害，所以说在治病过程中，我们并不仅仅是在治本，同样需要去治标，比如说一个孩子或一个成人发高烧了，非常难受，一下烧到了39℃或40℃，这个时候我们在治本的同时，同样需要先把这个高烧给退下来。本讲话题我们就站在治标的角度给大家讲解发高烧了怎么用实战实效的方法，先把高烧退下来。

说到退高烧，很多人第一反应就是就去输液，尤其是一些小孩子，因为很多孩子发高烧往往都是在晚上，大人就会非常着急，心急火燎地抱去医院，第一时间想的就是输液，想尽快让孩子好了。但很多高烧，不管是小儿还是成人，第一时间采用输液的方法，想把高烧迅速退下来，往往是好心办了坏事。

从西医的角度说，退高烧的方法，要么是用一些抗生素，要么是用一些激素，虽然说这个热有些时候退得很快，但也极其容易反复，同时从长远角度考虑也影响了孩子的抵抗力，或者说是自我调节的能力，各位可以思考一下，那些经过输液治疗的小儿，随后身体往往需要很长时间的修复，比如输液过后，很多孩子出现长时间的食欲不振或者是咳嗽等后遗症状，所以必须提醒各位，在发高烧的时候并不建议第一时间就选择输液，这种方法虽然让自己的烧退了下来，但随后还需要进行长时间的治疗。当然我也发现，临床当中也会有相当多的小儿在经历输液之后高热依然退不下去。本讲话题要教给大家几个非常实用的家庭小妙招，让你在几乎没有任何伤害的情况下来退这个高烧。

发烧39℃以下，用生石膏20～30g，大米一把，煮水，喝汤。

首先给各位分享的第一个家庭小妙招，当体温在39℃以下时使用。一般认为体温在39℃以上就是高烧，39℃以下还不能算是高烧。

这个方法具体操作时，如果对于体格比较壮的成人的话，生石膏也可以用到40g或者是50g，对于小儿来说，你可以减量减到20g或者是15g，同时也可以根据自己的体格和发烧的整个状态来酌情灵活掌握用量。此处我们以生石膏30g为例，然后再加上一把大米，放在一起煮粥，等米熟了，关火，这就煮好了生石膏大米汤，接下来就只喝那个汤就可以了，可以不拘时不拘量，少量多次频服，同时尽可能地睡觉休息，如果能蒙上被子发点汗那就更好了。

有人说生石膏大米汤小孩喝不喝呢？我要告诉各位的是，生石膏大米汤一点都不难喝，没有任何的苦味，因为生石膏本身也没有什么味道，再加上又放了一把大米，煮出来的口味，就相当于大米粥一样，只不过你没有吃到大米，只是喝了那个汤。生石膏大米汤是我在讲课的时候非常推崇的，在我的《祁营洲家庭小药箱讲记：一起发现中医之美》一书中也有详细的解读，我会把它定义为可以退热的一剂良药，基本上对于任何原因的高烧，从治标的角度来考虑都可以用生石膏大米汤来退热。

咱们来分析一下这个生石膏。生石膏具有非常好的清热解肌、除烦止渴的作用，有非常好的退热功效。有些医家会认为生石膏是大寒的，但从我本人临床的体会来看，我认为生石膏的寒性没那么大，且这个方法中的大米的作用其实就是为了来保护脾胃，所以生石膏大米汤对人体几乎不会产生任何的副作用。

生石膏

性味归经：甘、辛，大寒。归肺、胃经。

功　　效：清热泻火，除烦止渴。

妙招二

发烧39℃以上，生石膏30~40g，大米一把，地龙10~20g，煮水，喝汤。

那如果是39℃以上的高烧怎么办呢？接下来就给大家讲解第二个小妙招。

还是用前面所说的生石膏大米汤，同时再加上一味药叫地龙。我的建议是如果你的体格比较壮，你可以用到15g或者20g，如果是孩子可以用到10g以下，所以具体用量同样是酌情掌握。具体的使用方法还是煮到米熟了，只喝这个汤。同时我依然补充一句，喝这个汤的时候，可以频服，就是一会喝点儿，一会喝一点儿，同时尽可能睡上一觉，睡觉的目的第一是为了让自己休息一下，第二盖上被子可以让自己出汗，发点汗，这个烧会更容易降下来。

接下来我们讲一下地龙，有人说这个名字这么文雅，其实地龙就是我们大家非常熟悉的蚯蚓，蚯蚓在中药当中又叫地龙。地龙，性寒，具有清热定惊通络、平喘利尿的作用，可以用于高热、惊厥、抽搐等病症。

为什么烧到39℃以上要用到地龙呢？因为尤其对于孩子，家长经常会反映说我家的孩子一高烧就容易出现惊厥，那么这个时候加点地龙，对于那些高热惊厥抽搐的病人就非常合适。这味药还经常用于关节疼痛、肢体麻木、半身不遂等情况。

地　龙

性味归经：咸，寒。归肝、脾、膀胱经。

功　　效：清热息风，通络，平喘，利尿。

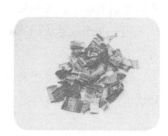

〈妙〉〈招〉〈三〉

常规退热方法可以用柴胡50g，煎汤，分2～3次服下。

最后再给大家讲一个常规退热的家庭小妙招。我发现很多人一发烧就会用泰诺、美林这样的药，喝了之后能管上几个小时用，随后还会再烧上来。而我要给各位分享的这个常规退热的家庭小妙招效果会更持久。

这个小妙招非常简单，只用一味药就可以了，那就是柴胡，柴胡用多少呢？不管大人小孩，我的建议都是用50g的柴胡煎汤，煎了之后可以让孩子或者成人频服，孩子可以少喝一些，成人可以多喝一些。

用50g的柴胡来煎汤，可以治疗那种一般情况下感冒所引起的发烧，那么为什么大量的柴胡可以治疗这种发烧呢？柴胡一味药具有非常好的和解表里、疏肝解郁、升阳举陷退热的作用。大家可能不是特别熟悉柴胡这味药，在临床当中，因它的用量不同，疗效也会有非常大的差异。当柴胡用量很小的时候，比如说用到5g、6g、8g等，可以起到非常好的升阳举陷作用。咱们举个简单的例子，现代有些人会有胃下垂，很多大夫会开出补中益气汤，这个方子具有升提的作用，这个升提作用于中焦时用到的柴胡量就非常小，因为小量的柴胡有升阳举陷的作用。当柴胡的用量比较大的时候，这个作用就开始变了，就开始具有非常好的退热功效了。所以大家如果想常态情况下退热用柴胡的话，我的建议是必须要用大剂量。中医经常讲中药的不传之秘在于剂量，量的不同将会决定着这味药下一步的治疗方向。

柴 胡

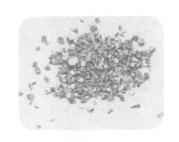

性味归经：苦、辛，微寒。归肝、胆经。

功　　效：解表退热，疏肝解郁，升举阳气。

我们做一个小结，中医讲治病必求其本，这一点错都没有，但是对于有些情况我们还需要应急，还是要去治标，本讲话题就是给大家讲了发高烧该怎么办，该如何采用一些速战速决的方法，让这个烧先退下来再说，先把烧退下来，再去求其本治其本。

好了各位，热爱生命的人不孤单，就让他们相遇在《中医祁谈》！本讲话题就到这里，我们下一讲再见！

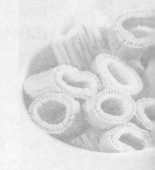

第十七讲
胃酸过多该怎么办

大家好，我是祁营洲。这里是《一起发现中医之效：祁营洲家庭小妙招讲记》，本讲要给各位讲解的是胃酸过多该怎么办。

胃酸，是指我们每一个人胃液当中正常会分泌的一种东西，每一个人的胃液当中都会正常分泌一部分的酸。人的胃会持续分泌这种酸，但如果胃酸分泌过多的话，那就出问题了，就叫胃酸过多。胃酸过多的时候很多人会反酸水、烧心，或者说胃部有隐隐作痛等一系列症状。严重的话，胃酸过多还可能会降低食欲，导致消化不良，进而引起比如西医的消化道溃疡等多种形式的胃病。那反过来说，十二指肠溃疡、胃溃疡等不同的西医病症，都会有反酸的症状表现。本讲话题我们就针对家庭生活当中出现的反酸水儿、烧心等胃酸过多的情况来讲解若干不同的家庭小妙招。

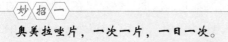

妙招一

奥美拉唑片，一次一片，一日一次。

首先给各位分享的第一个家庭小妙招，是很简单的一款西药，叫奥美拉唑。在市场当中你一般可以买到肠溶片和肠溶胶囊两种，不管你买哪一种都是可以的。奥美拉唑的主要作用就是抑制胃酸分泌，对于各种原因引起的胃酸分泌过多都有持久性抑制作用。在它的药品说明上会告诉你适用于诸如十二指肠溃疡、胃溃疡、应激性溃疡或者是反流性食管炎等不同的病症。

之所以要给各位推荐的第一个方法是西药，是因为我也给大家强调过，我虽然是中医大夫，但从来不会排斥其他的任何医学，一切能治病的方法都是可以拿来使用的，如果说有合适的西药能够迅速缓解胃酸过多，那何乐而不为呢？

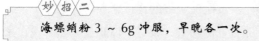

妙招二

海螵蛸粉 3～6g 冲服，早晚各一次。

有些人说吃了奥美拉唑，发现胃酸是好了一些，但还是没有很痛快地解决难受的症状，那接下来给各位分享的第二个小妙招就用到一味中药叫作海螵蛸，也叫作乌贼骨。

海螵蛸味咸性稍温，它的主要功效是收敛止血、固精止带、止酸敛疮，是一味非常好的可以抑制胃酸分泌的中药，我在临床当中治疗消化道溃疡一类的疾病，不管有没有反酸，我都会用到海螵蛸。

这味药该怎么用呢？建议大家在家庭生活当中可以常备一些海螵蛸，海螵蛸质地非常轻，颜色很白，你可以直接用勺子去刮里边的粉，一刮就刮下来了，粉末也是白色的，具体使用的时候，每次用 3 ～ 6g 的海螵蛸粉，每天早晚各冲服一次。如果说你不想这样刮，直接煮也是可以的，我的建议是可以直接用 30g 的海螵蛸煮水代茶饮，这个喝起来有点咸咸的味道。

海螵蛸

性味归经：咸、涩，微温。归肝、肾经。
功　　效：固精止带，收敛止血，制酸止痛，收湿敛疮。

如果说感觉自己胃酸的同时伴有肚子发凉，是因为现实生活当中有若干病人反酸的根源在于脾胃虚寒。平时肚子不能受凉，一受凉就会不舒服，或者是只要受凉就会往上反酸水儿，这个时候建议在用海螵蛸的同时不妨再加入适量的干姜，比如说可以加入 5g 的干姜。干姜辛温发散，还有温中的作用，它的作用更加趋向于温中和胃。

干 姜

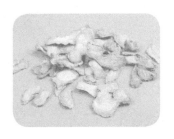

性味归经：辛，热。归脾、胃、肾、心、肺经。
功　　效：温中散寒，回阳通脉，温肺化饮。

好了，这个小妙招相信我已经讲得非常清楚了，最后关于海螵蛸，我不得不再插一句话，刚才我讲过海螵蛸具有收敛止血、制酸敛疮的作用，那海螵蛸除了今天给各位分享的可以制酸之外，还有一个非常好的功效，就是可以止血。如果说在家里边不小心出现了外伤出血，也可以把海螵蛸的粉直接撒在伤口上，包扎一下就可以了，因为海螵蛸粉具有非常好的止血功效，这也是我给大家又提供了一个外伤止血的小妙招。

　　芦根 20g，白茅根 20 g，竹茹 10 g，水煎代茶饮。

　　接下来给大家分享的第三个家庭小妙招是针对胃热导致的胃酸过多，刚才咱们分析了，脾胃虚寒的时候，会导致胃酸分泌过多，从中医角度来说，胃热同样会导致胃酸过多，这种胃酸过多在常态情况下，还会出现心烦、呃逆、呕吐等情况，甚至会出现牙龈出血、口舌生疮等症状。那这种情况下我们该怎么办呢？接下来给大家提供的家庭小妙招是一款代茶饮，用芦根、白茅根和竹茹这三味药，水煎代茶饮。

　　我们来分析一下这个方子，芦根味甘性稍寒，归肺经和胃经，具有清热泻火、生津止渴、除烦止呕的作用，甘是能够养胃的，寒是能够降火的，所以说芦根的主要功效就是养胃阴以降火。白茅根味甘性稍寒，具有凉血止血、养阴清胃、利尿的作用，临床上经常会用于胃气上逆、胃热呕吐，甚至是出现下部的尿血等情况。竹茹味甘性稍寒，具有清热化痰、除烦止呕的功效。这三味药配在一起，更增加了养阴清热降逆的作用，对于因胃热或肺热引起的发酸、呕吐、呃逆，甚至吐血等情况都有不错的疗效。

芦 根

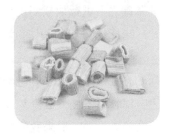

　　性味归经：甘，稍寒。归肺、胃经。

　　功　　效：清热泻火，生津止渴，除烦，止呕，利尿。

白茅根

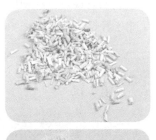

　　性味归经：甘，寒。归肺、胃、膀胱经。

　　功　　效：凉血止血，清热利尿，清肺胃热。

竹 茹

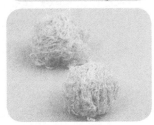

　　性味归经：甘，微寒。归肺、胃经。

　　功　　效：清热化痰，除烦止呕。

妙招四

柴胡、黄芩、枳壳，各等份，水煎代茶饮。

接下来再给大家分享第四个家庭小妙招，用柴胡、黄芩和枳壳各等份水煎代茶饮，比如说你用柴胡 15g、黄芩 15g、枳壳 15g，水煎代茶饮。因为黄芩的味道有点苦，可以煮好之后再加点蜂蜜来调味。

这个方子是我在临床当中多次给我的病人用过的方子当中的主要的三味药，如果说有些读者对中医有些基础的话，就会明白，柴胡和黄芩这两味药是中药方剂当中小柴胡汤的两味主药，小柴胡汤是中医当中非常著名的方剂。小柴胡汤的本质是主治外感病邪犯少阳，我这么讲可能很多人听不懂了，那么说通俗一点，它主要治疗的症状是寒热往来、胸胁苦满、食欲不振、口苦咽干等，所以说小柴胡汤的本意是解表散热、疏肝和胃的，你看疏肝和胃对于胃酸分泌过多自然就会有治疗作用。

接下来，柴胡和枳壳这两味药其实是另外一首名方当中的主药，这张方子叫四逆散，方子当中用到的两位主药就是柴胡和枳壳。四逆散也具有调和肝脾的作用，可以透邪解郁、疏肝理气。你会发现我把小柴胡汤和四逆散两个方子当中主要的三味药拎出来做了代茶饮。

在临床当中给患者开方子的时候，我会把这三味药作为一个基础，在这三味药的基础之上进行加减变化来治疗胃部疾患，现在讲这个家庭小妙招的时候，单纯把这三味药拎出来水煎代茶饮来治疗胃酸过多。

具体来分享一个病例，我有一位男性朋友不在北京，给我打电话说他总有胃胀痛的感觉，说胃中总是有丝丝拉拉的不舒服，反酸烧心，时不时嘴巴里边还有异味，舌苔偏黄偏厚腻，这种不适在喝酒之后会更严重。他给我打电话说近期来不了北京，问我该怎么办，后来我就把这个小方子说给他，让他喝上 1～2 周看看情况。后来他给我回复说自己这种情况已经很长时间了，服用几种西药都没有很好的效果，结果用了我提供给他的这三味药，并加了些蜂蜜来调节口味，效果非常好。

柴 胡

性味归经：苦、辛，微寒。归肝、胆经。

功　　效：解表退热，疏肝解郁，升举阳气。

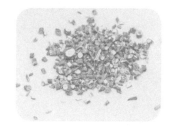

黄 芩

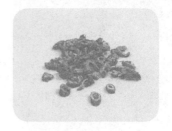

性味归经：苦，寒。归肺、胆、脾、胃、大肠、
　　　　　小肠经。

功　　效：清热燥湿，泻火解毒，止血，安胎。

枳 壳

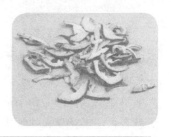

性味归经：苦、辛、酸，温。归脾、胃、大肠经。

功　　效：行气开胸，宽中除胀。

妙 招 五

空腹时用温开水调服适量蜂蜜，早晚各一次。

上一个小妙招当中讲到了蜂蜜，接下来的这个方法就是单纯用蜂蜜。空腹时用温开水调服适量蜂蜜，早晚各一次。这个方法往往针对那些反酸情况稍轻的时候，可以作为一种食疗的方法使用。蜂蜜补中益气，具有健脾和胃的作用，还能润肠通便，同时服用蜂蜜还可以抑制胃酸的分泌，可以减少胃酸对胃黏膜的刺激而缓解疼痛。

蜂 蜜

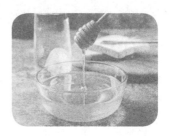

性味归经：甘，微温。归脾、肺经。

功　　效：补气健脾，升阳举陷，益卫固表，利
　　　　　尿消肿，托毒生肌。

好了各位，热爱生命的人不孤单，就让他们相遇在《中医祁谈》！本讲话题就到这里，我们下一讲再见！

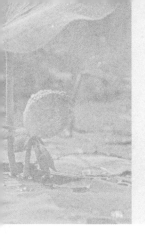

第十八讲
感冒了应急处理该怎么办

大家好，我是祁营洲。这里是《一起发现中医之效：祁营洲家庭小妙招讲记》，本讲要给各位讲解的是感冒了应急处理该怎么办。

说到感冒，我相信每一个人在日常生活中都曾经甚至是反复和感冒打过交道，天地自然的气机随着季节而改变，人生活在其中，如果不能与整个大自然相适应的话就有可能会感冒，比如大家都知道忽冷忽热的天气最容易感冒，原因就在于这个时候天地之气变化的幅度比较大，人体如果不能与它相合的话，就会容易感冒。另外我发现，当下很多人的感冒变得越来越难治了，有很多人的感冒迁延难愈，对于感冒的治疗费用也是越来越高了，那么如果说能有一些简洁明快、方便操作的方法来帮我们应急处理的话，何乐而不为呢？

本讲话题我们来分享的是感冒了应急处理该怎么办。为什么还讲应急处理呢？因为有一部分人是这样的，他突然发烧了，或者感冒一直没有好，但又不想熬汤药，或者是出差在外不方便熬汤药，那么这个时候有没有一个相对公式化的方案来救急呢？

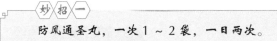

防风通圣丸，一次 1 ~ 2 袋，一日两次。

这个方法比较简洁明快，防风通圣丸各大中药店都可以买得着，这是一款非常经典的中成药。当你感冒了，自己也分不清风寒风热的时候，你就首选防风通圣丸就可以了，这就是一个"傻瓜式"选择方法，非常方便。我发现有很多人都懂点中医，感冒的时候开始给自己狂分析，我到底是风寒还是风热呢，结果分析了半天，自己也不知道到底是风寒还是风热，在此我干脆给你一个直接可以上手用的方法，就是当你自己也分不清风寒风热的时候，首选防风通圣丸就可以了。

关于这个中成药，还有句话叫"有病没病，防风通圣"，所以这款中成药大家可以放心服用，退一万步说，即使它不符合你现在的感冒类型，服用这款药也不至于有什么害处。其实在更多的情况下，很多人感冒的时候，基本上是非常适合服用防风通圣丸，因为这款中成药具有解表通里的作用，主要是针对外寒内热而设。大家会发现，很多人感冒其实都是这个样子，首先是自己先上火了，然后外边儿又受点寒，最终形成的格局就是外寒内热。一年四季都会有这种情况，即便是夏天也是这个样子，很多人夏天本身内里有热，再吹吹空调后感冒了，而冬天的时候呢也是内里有热，然后出门了外面冷啊受着寒了，然后感冒了。总之对付感冒的应急策略，"傻瓜式"的应对方法就是当你分不清自己是什么类型感冒的时候，首选防风通圣丸，建议大家 1 次 1～2 袋，1 天 2 次。具体到底是吃一袋还是两袋，大家可以根据自己的体格情况酌情掌握就行，对于小儿可以一次服用半袋至一袋。

防风通圣丸

功　　效：解表通里，清热解毒。

临床应用：外寒内热，表里俱实，恶寒壮热，头痛咽干，小便短赤，大便秘结，瘰疬初起，风疹湿疮。

妙招二

夏天感冒选择藿香正气水，一次一支，一日两次。

如果是夏天的感冒，建议大家选择藿香正气水。夏天的感冒，不论是哪种类型，我都建议大家服用藿香正气水，藿香正气水本身就是一款非常适合夏天治疗暑湿的药品，具有解表化湿、理气和中的功效。夏天很多人的感冒，除了刚才咱们分析的外寒内热之外，夏天的感冒在本质上还有一个很大的原因就是暑湿，就是导致体内的湿气比较大，所以如果是夏天感冒，我建议大家可以先喝上一支藿香正气水。

藿香正气水

功　　效：解表化湿，理气和中。

临床应用：用于外感风寒、内伤湿滞或夏伤暑湿所致的感冒，症见头痛昏重、胸膈痞闷、脘腹胀痛、呕吐泄泻；肠胃型感冒见上述症候者。

妙招三

感冒久不愈者，首选小柴胡颗粒，一次 1～2 袋，一日 2～3 次。

这第三个家庭小妙招是针对有些感冒了很长时间都没有痊愈的人，比如当你感冒一周了还没有得到很大缓解的时候，给各位的建议是首选小柴胡颗粒。这也是一款非常经典的中成药，具有解表散热、疏肝和胃的功效，对于那些长期感冒不愈的，建议先去喝上 2～3 天小柴胡颗粒再说，很可能喝上几天之后感冒就自然好了。因为从中医的角度说，小柴胡颗粒是治疗少阳证的，也就是那种邪在半表半里的，如果你对这个半表半里不太理解，那你就不用管那么多了，就记住了只要你感冒很长时间不愈就直接用小柴胡颗粒，1 次 1～2 袋，1 天 2～3 次。

小柴胡颗粒

功　　效：解表散热，疏肝和胃。

临床应用：主治外感病，邪犯少阳证，症见寒热往来、胸胁苦满、食欲不振、心烦喜呕、口苦咽干。

妙招四

桑叶 30g，蒲公英 15g，生姜 15g，水煎代茶饮。

除了以上推荐的中成药之外，再给大家分享一下代茶饮的方子，这个方子也是一个"傻瓜式"治疗方法，只要是感冒了你都可以拿来应急。把桑叶、蒲公英和生姜这三味药放在一起水煎代茶饮。

我们来分析一下这个方子。桑叶味苦，性是稍寒的，具有疏散风热、清肺润燥、平肝明目的作用，你会发现单用桑叶其实主要是针对那种风热型的感冒。蒲公英味苦，性也稍寒，具有清热解毒、消肿散结的作用，其实单用蒲公英也是治疗这种风热型的感冒。但是，生姜就不一样了，生姜味辛，性是温的，具有解表散寒、温中止呕、温肺止咳的作用。所以我给两味性寒的药配上了一个性温的药，于是这个方子就比较平和了，换句话说，这个方子是寒热并用，具有了疏风清热、去寒止咳的作用，对于感冒可以不分类型，都可以使用。当然这个代茶饮也可以加上刚才我讲的三款中成药，比如说夏天的感冒，你先喝上一支藿香正气水，然后再拿这个代茶饮喝就可以了。

桑　叶

性味归经：甘、苦，寒。归肺、肝经。

功　　效：疏散风寒，清肺润燥，平抑肝阳，清肝明目。

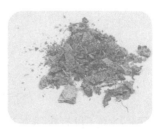

蒲公英

性味归经：苦、甘、寒。归肝、胃经。

功　　效：清热解毒，消肿散结，利湿通淋。

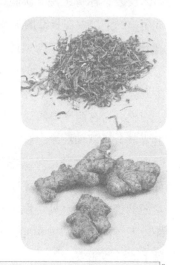

生　姜

性味归经：辛，温。归肺、脾、胃经。

功　　效：解表散寒，温中止呕，温肺止咳。

妙招五

平时摩鼻、用凉水洗鼻可以预防感冒。

接下来要给各位再讲一讲第五个方法，就是我们平时该怎么去预防感冒。因为很多人会告诉我说，我经常容易反复性感冒该怎么办？推荐给各位的这个方法不用药，用自己的双手就可以了。

用自己勤劳的双手来做两个动作，第一个动作是摩鼻，第二个动作是凉水洗鼻。具体分析一下，摩鼻这个方法该怎么做呢？其实就是让你的双手勤快些就可以了，摩鼻就是按摩鼻子以及鼻周，用食指和拇指先按住鼻梁的上端，然后以此为起点，从上往下去揉搓，注意一定要搓到鼻翼的部分，然后反复揉搓，直到局部发热为止。接下来再去按摩鼻周，就是用双手的两个食指分别压住鼻唇沟，从下往上或者从上往下反复揉搓，直到局部发热为止。最后再用食指打横放平了，紧贴着我们的鼻孔，从左到右，或者从右到左反复揉搓，直到局部发热为止。大家听明白了吧，这个摩鼻的方法就是"三步走"，需要大家每天去坚持，至少早晚各一次。

我们再说一下洗鼻的方法，洗鼻这个方法我本人经常会用，用凉水洗鼻子是可以预防感冒的。那具体的方法怎么做呢？就是用手心捧起一些凉水放在鼻孔前，然后用两个鼻孔同时吸水，但注意不要让水吸入喉咙里边去，接着再让水自然流出。如此重复 3～5 次，再用手指按住一侧鼻孔，用另一个鼻孔使劲呼气 3 次，就是把你鼻腔里的水再给喷出来。然后再换另一侧鼻孔，同样呼气 3 次。最后用擤鼻涕的方法，将鼻孔内多余的水再用力擤出来。这个凉水洗鼻的方法其实很简单，你在每天早上洗脸的时候就可以操作。也有人说了，我用凉水洗脸感觉不舒服，那你可以先用温水去洗脸呀，洗完脸之后再把水温调成凉的，双手捧着凉水用鼻子去吸一吸，如此反复，你每天洗 2 次脸，于是早晚你都可以用凉水来洗一下鼻子。生活当中非常简单的方法就在日常的细节上，细节注意到了，就可以非常有效地预防感冒了。

有人会问，这个摩鼻还有洗鼻的方法为什么能够预防感冒呢？其实我们可以讲得形象一些，引起感冒的细菌也好，病毒也好，侵入我们人体的时候，首先突破的防线就是鼻子。从西医角度来说，鼻子当中有黏液，还有鼻黏膜上的纤毛，还有免疫细胞，这在西医中被认为是人体鼻子防御系统的"三剑客"。这个黏液就是鼻涕的主要成分，就像胶水一样，它能粘住病毒、细菌等；这些纤毛就像扫把一样，能不断地向鼻孔外摆动，可以把黏液粘住的病毒、细菌等向鼻孔外扫出去；免疫细胞是可以分泌抗体的，可以直接杀灭病毒。所以说当病毒或细菌一旦迈进鼻子这道防线，我们的这些三剑客就可以很有效地进行抵抗，而摩鼻和凉水洗鼻的方法，就是为了保持人体的这种防御功能，就是为了强化局部的血液循环，让气血运行通畅，增强鼻子的抗邪能力。

好了各位，热爱生命的人不孤单，就让他们相遇在《中医祁谈》！本讲话题就到这里，我们下一讲再见！

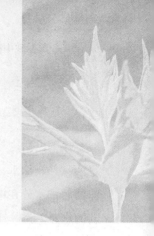

第十九讲
流感期间家庭预防该怎么办

大家好，我是祁营洲。这里是《一起发现中医之效：祁营洲家庭小妙招讲记》，本讲要给各位讲解的是流感期间家庭预防该怎么办。

流感，也就是流行性感冒，多在冬春季节流行，具有明显的地域性，传播的速度比较快，发病比较急。流感一般会比普通感冒要重，从中医的病因病机角度说，它是以风热更为多见，在症状上除了发热恶寒之外，还有很明显的头痛、咽痛、咽干，或者说出现四肢酸痛等不同的症状。本讲话题详细给大家分享的是当流感盛行的时候，作为家庭预防我们该怎么办。因为很多时候一个人得了流感，一家人都会有被传染的风险，所以应该积极去预防，本讲话题给各位分享三个不同的家庭小妙招。

醋熏法。

这第一个家庭小妙招叫作醋熏法，就是用我们平时吃的食用醋，在家里熏一熏。具体怎么操作呢？我们需要电饭锅、碗、食醋和水，具体的方法是，把水先倒在锅里边，接上电源，把醋倒在碗里，醋碗放在锅里的水面上，然后烧水。等水烧开后关上门窗，让产生的醋蒸气弥漫到整个室内。如果说条件允许的话，可以把电饭锅搬到你家的客厅，放在餐桌上，这样可以更好地让醋蒸气走窜到不同房间中。边煮边熏，视情况可以加水或者加醋。每天熏一次，连续三天，就会起到不错的预防效果。

在《增补食物本草备考》一书中对醋有详细的记载："醋，味酸，辛温，无毒。解鱼肉、瓜菜毒，杀邪气，散瘀血坚块、痈肿，敛咽疮，下气除烦。"到了现代醋蒸气一直都被认为是在空气当中能杀菌的，在人体的鼻内或者肺部同样是具有杀菌的作用。所以这个方法其实不仅是中医提倡，在流感流行期间，很多的西医也同样建议大家在家里边儿去熏熏醋，但我发现很多人就是不知道怎么熏，有些时候直接拿着纯醋去煮了，结果一家人都呛得不得了。

妙招二

> 苍术 50g，艾叶 30g，加水，按照熏醋的方法熏屋子即可。

除了熏醋之外，给各位分享的第二个家庭小妙招是用中药来熏，用苍术和艾叶这两味药，加水，按照刚才我讲的熏醋的方法熏屋子即可。具体操作是，买来这两味药后加水放在电饭锅中，可以先浸泡一下后烧开，把家里的门窗都关上，让这个药的水蒸气弥散到整个室内，同样我建议大家每天一次，连熏三天。

苍术和艾叶都具有芳香的味道，可以芳香避秽，历来在中医当中都被认为是可以治疗时疫的，就是因季节所导致的疫情。不管是瘟疫还是流感，流感说白了在中医的范畴当中就相当于瘟疫一样的流行疾病。

具体来说，苍术是燥湿健脾、祛风散寒的，在《神农本草经》以及《名医别录》当中都对苍术有明确的记载，说苍术可以避一切恶气，是芳香避秽的，可以胜四时不正之气，所以对疫情、时疫这种病都具有驱逐作用。艾叶是温经散寒的，民间流传有"家有三年艾，郎中不用来"这样的谚语。在古代，人们也经常会把这两味药燃烧，用烟熏的方法来消毒，这在本质上和用煮水熏蒸的方法是一样的。现代医学研究也证明，苍术和艾叶所含的挥发油当中的主要成分，对于那些常见的金黄色葡萄球菌、绿脓杆菌等不同的细菌和病毒，都有一定的或者是明显的抑制甚至杀灭作用。所以当我们想去预防流感的时候，如果你感觉熏醋的醋味儿难闻，那你可以采用这第二个方法，用苍术和艾叶来进行熏蒸。

苍 术

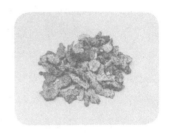

性味归经：辛、苦，温。归脾、胃、肝经。

功　　效：燥湿健脾，祛风散寒。

艾 叶

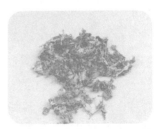

性味归经：辛、苦，温。有小毒。归肝、脾、肾经。

功　　效：温经止血，散寒调经，安胎。

> 板蓝根30g、芦根30g、蒲公英30g、贯众10g、陈皮20g、甘草15g，水煎代茶饮。

给各位分享了以上两个家庭小妙招之外，第三个小妙招是要给各位讲解一个内服方法，就是通过内服药来增强疏散风热的能力，来增强自己的抵抗力，来预防甚至治疗流感。

这个方子是将板蓝根、芦根、蒲公英、贯众、陈皮、甘草这几味药放在一起，水煎代茶饮，一次可以煮出来一天的量，甚至是可以多煮一些全家喝。

我们来分析下这个方子。板蓝根具有清热解毒、凉血利咽的作用，它往往就是治疗瘟疫时毒的，或者说是发热咽痛，有些人长了痄腮，出现温毒发斑等情况，板蓝根都是可以治疗的。现代医学也认为板蓝根最大的功效是具有很好的抗病毒作用，而流感就是由流感病毒引起的，所以说板蓝根刚好对症。

芦根味甘性稍寒，具有清热泻火、生津止渴、除烦止呕的作用，甘是能够养胃的，寒是能够降火的，所以说芦根的主要功效就是养胃阴以降火。流感期间，很多人往往都会感到口渴咽干，刚才我也说了，风热的表现为最多，所以我们用芦根来清热泻火、生津止渴、除烦止呕显得非常有必要。

蒲公英味苦性稍寒，具有很好的清热解毒的功效，还可以消肿散结。当出现咽喉疼痛，或者说是牙龈肿等情况，用蒲公英是完全对症的。蒲公英还是药食两用的，在中国有些地区，当新鲜的蒲公英下来的时候，有些人就把蒲公英直接当凉拌菜吃，所以说蒲公英的药性相对来说是比较柔和的，并不是大寒之品。

贯众味苦性稍寒，具有清热解毒和非常好的杀虫功效。中医所认为的虫，并不见得一定是我们看得见、摸得着的会爬的虫，西医所谓的病毒、细菌，其实也可以归为中医当中虫的范畴。从现代医学的研究来看，贯众具有非常强的抗病毒作用，像刚才咱们所分析的板蓝根的功效一样。

以上四味药，板蓝根、芦根、蒲公英、贯众的药性都偏寒，如果真的得了流感，你也完全可以拿这个方子去用，因为这个方子还有一定的治疗作用。但是，毕竟这四味药药性稍寒，虽然没有用到大苦大寒的药，但还是要兼顾人体的脾胃，所以在整个方子中又加了20g的陈皮。陈皮是味辛性温的，具有理气健脾、燥湿化痰的功效，用一个性温的药来反佐前面四味药的寒性，整个方子就会平和很多。

最后一味药是甘草，甘草本身具有清热解毒、祛痰止咳的作用，它并不仅仅是一个调和的作用，同时它还可以缓急止痛，放在这里一举两得。

这个方子是我本人在临床当中也会经常用到的，现把以上六味药无私地分享给各位，既可以作为家庭流感期间预防用药，也可以拿这个来作为治疗方子使用，希望本讲能带给大家很大的收获。

板蓝根

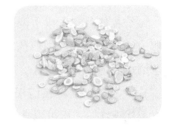

性味归经：苦，寒。归心、胃经。

功　　效：清热解毒，凉血，利咽。

芦　根

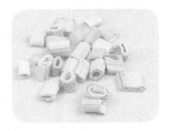

性味归经：甘，寒。归肺、胃经。

功　　效：清热泻火，生津止渴，除烦，止呕，利尿。

蒲公英

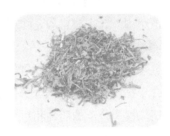

性味归经：苦、甘，寒。归肝、胃经。

功　　效：清热解毒，消肿散结，利湿通淋。

贯　众

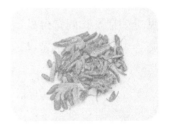

性味归经：苦，微寒。有小毒。归肝、脾经。

功　　效：清热解毒，凉血止血，杀虫。

陈　皮

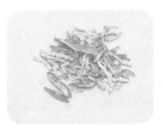

性味归经：辛、苦，温。归脾、肺经。

功　　效：理气健脾，燥湿化痰。

甘 草

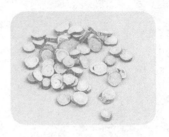

性味归经：甘，平。归心、肺、脾、胃经。

功　　效：补脾益气，祛痰止咳，缓急止痛，清
　　　　　热解毒，调和诸药。

好了各位，热爱生命的人不孤单，就让他们相遇在《中医祁谈》！本讲话题就到这里，我们下一讲再见！

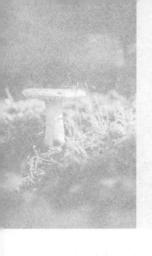

第二十讲
产后缺乳该怎么办

大家好，我是祁营洲。这里是《一起发现中医之效：祁营洲家庭小妙招讲记》，本讲要给各位讲解的是产后缺乳该怎么办。

我们发现很多产妇会遇到一个非常尴尬的问题，就是生完孩子之后没有奶水了，面对这些嗷嗷待哺的婴儿，很多年轻的父母一筹莫展。产后为什么会缺乳呢？从中医理论上来说，乳汁就是由人体的气血所转化过来的，这就叫"乳汁是气血所化生"，言外之意就是如果你的气血亏虚的话，就可能会导致乳汁的缺少。在常态情况下，凡是那些体态丰满、身体健康的女性，生完孩子之后，奶水也是足的，倒是那些身体瘦弱，平时看上去就弱不禁风的女性，生完孩子后往往会出现奶水不足的情况。这种情况我们把它理解为因为气血不足所引起的缺乳，这种缺乳情况往往都是乳房摸上去也很柔软，也不胀也不痛，伴随体倦乏力、少气懒言等。

但我们也会发现，随着现在生活水平的提高，很多人的营养不是不足，反倒是过剩，比如说有些孕妇怀孕期间吃得就很好，孩子也长得很大导致生的时候也挺费劲，生完之后呢身体还是很强壮，甚至火气也很旺，同时又出现了缺乳这样的情况，这个时候我们就认为这并不是因为气血虚所导致的缺乳，反倒是因为肝气的瘀滞，或者是肝郁气滞所致。很多产妇生完孩子之后，还有产后抑郁的倾向，这种肝郁气滞导致乳脉不通，乳汁运行不畅，究其原因并不是气血的源头不足，而是身体本身是可以化生乳汁的，但就是排出不通畅，表现出来的症状就是乳房会胀，甚至还有硬块，排出来的乳汁也相对黏稠一些，同时有的人还会伴随着肝郁气滞这样的表现，比如说胸胁胀满、情志抑郁、易怒、舌苔黄等，这样的情况在当下社会中出现的比例也有很多。

本讲话题我们就针对这两种类型，气血亏虚型，还有肝郁气滞型，给各位来分享几个不同的家庭小妙招。

妙招一

针对气血亏虚型缺乳，冬瓜皮30g，鲫鱼250g，同煮为汤，一天分3次食用，吃鱼喝汤。

首先我们来讲讲这个气血亏虚型，一说到气血亏虚，很多人的第一反应就是要大补，大鱼大肉地吃啊补啊，比如生活当中很多人经常会采用猪蹄炖汤。其实随着时代的变迁，现在营养不良的人也就是气血亏虚的人比例是越来越小，这个时候我的建议是针对气血亏虚型的，你不要一上来就猛补，不要一上来就大鱼大肉地吃，跟各位分享的这个家庭小妙招就是个相对平和的方子。用鲫鱼和冬瓜皮煮成鲫鱼冬瓜皮汤，这是一个非常好的食疗方法。

具体怎么来做呢？方法如下：用鲫鱼 250g，冬瓜皮 30g，这个冬瓜皮你可以去中药店去买，中药店卖的都是干的冬瓜皮，如果你刚好在适当的季节，你就可以用鲜的冬瓜皮。把冬瓜买回来之后，把冬瓜皮削下来，当然也可以带点肉，但是用冬瓜皮的功效是最好的。如果你用鲜的冬瓜皮，我建议你至少得用到 60g 甚至是 90g，然后把这两样东西同煮成汤，可以适当加些盐调下口味，然后一天分 3 次来食用，你可以喝汤，还可以吃这个鲫鱼。

在《增补食物本草备考》一书中对鲫鱼有详细的记载："鲫鱼，味甘，性温，无毒。温胃健脾，进饮食，补虚羸，疗肠癖、月经不调、肠风血痢。"所以你看既然气血亏虚了，那就用鲫鱼来帮你健运脾胃，同时鲫鱼的性相对平和，并不是大补之品，所以也不用担心吃了之后会积滞什么的，很平和很安全。冬瓜皮味甘性凉，归脾经、小肠经，是药食同源的，具有非常好的利尿消肿作用。说它利尿消肿，那言外之意它的功效就是能通能行，我们就是取冬瓜皮能通能行还能利湿的特点，把它和鲫鱼配在一起，作为通乳的食疗方法。

冬瓜皮

性味归经：甘，凉。归脾、小肠经。

功　　效：利水消肿，清热解毒。

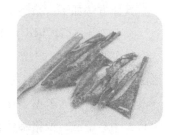

妙招二

针对气血亏虚型缺乳，赤小豆 250g，淘洗干净，倒入锅后加水浸泡 2～3 小时，再用慢火熬煮到豆烂汤稠即可服用。

第二个小妙招是用红小豆，在中药当中叫赤小豆，把它淘洗干净放入锅中，加水先浸泡 2～3 个小时，然后再用慢火熬煮，一直熬到豆烂汤稠就可以了，吃的时候也可以不吃这个豆子，只喝这个汤就行了，熬出来的总量每天可以喝多次，连续服用 7 天。

关于赤小豆，我相信很多人非常熟悉，大家都知道赤小豆熬粥的功效是可以利湿利水，其实它还能催乳。李时珍的《本草纲目》当中就有明确的记载，说赤小豆可以"下胞衣，通乳汁"。在《增补食物本草备考》一书中对赤小豆也有详细的记载："赤小豆，味甘、辛，平，无毒。通小肠，入阴分。治有形之病，行津液，利小便，消肿毒，止吐。治下痢肠癖，解酒，除寒热痈肿，排脓散血。通乳汁，下胞衣产难。"所以如果单用赤小豆就可以把乳汁通下来的话，何乐而不为呢？

赤小豆

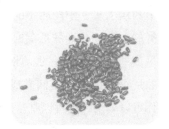

性味归经：甘、酸，平。归心、小肠经。

功　　效：利水消肿，解毒排脓。

> **妙招三**
>
> 针对气血亏虚型缺乳，也可以用猪蹄汤，猪蹄 1 只，通草 10g，加水适量，放入砂锅内同煮，大火烧开后再用小火煨 1～2 小时，稍凉后将汤分成 2～3 次喝完，可以加盐调味。每天一剂，连服 5～7 天。

以上的两个方法都是相对平和的方法，如果以上这两个方子还是不行的话，我才建议大家采用猪蹄的方法，因为我刚才说了不建议大家一上来就用大鱼大肉的方式来催乳。

具体方法如下：猪蹄 1 只、通草 10g，加水适量，比如 1500mL，放入砂锅中同煮，大火烧开之后再用小火来煨 1～2 个小时，把这个汤分成 2～3 次喝完，也可以加点盐去调一下这个口味，每天 1 剂，同样连续服用大概 5～7 天。这个猪蹄汤你在煮的时候，我建议一定要放入 10g 的通草，猪蹄和通草放在一起通乳的效果才是好的。

这个小妙招的依据是什么呢？我还是拿《本草纲目》来说事儿，猪蹄在《本草纲目》中有记载，说猪蹄性甘咸小寒，煮之服用，可以下乳汁。另外像《备急千金要方》和《外台秘要》当中均记载有猪蹄，说猪蹄加通草顿服，可以有通乳的功效。到了民国时期，有一位非常牛的大医叫张锡纯，我在前面的讲课中也提到过，他更是以这个猪蹄为基础，然后加入当归、黄芪、路路通等一些药物组成了一个方子，叫滋乳汤，这个滋乳汤在此我只是提一下，具体使用时需要医生辨证。通草色白，非常轻，味淡，可以入胃经和肺经，通气上达而下乳汁。所以把猪蹄和通草放在一起来煮的猪蹄汤，对于那些气血亏虚的人，就会起到通乳的效果。

但我必须要提醒的是，用这个猪蹄汤下乳，煮出来的汤非常油，容易助湿生痰，所以并非人人可用，在我看来适用于那些消化能力还不错，同时又出现了营养不良而导致的缺乳。相反，如果说你的消化能力本身就比较弱，或者素体阳虚，喝了猪蹄汤之后，反而更加不舒服，甚至会出现腹泻、腹胀等，也就是说如果你"降不住"猪蹄汤，不如选择前面我推荐的两个小妙招，也就是鲫鱼冬瓜皮汤或者是赤小豆汤。

通　草

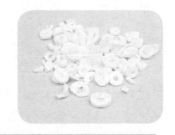

性味归经：甘、淡，微寒。归肺、胃经。

功　　效：利尿通淋，通气下乳。

> **妙招四**
>
> 针对肝郁气滞型缺乳，忍冬藤15g，蒲公英15g，炒王不留行15g，水煎分两次服用，服用的时候可加入少量黄酒为药引。每天一剂，连服5～7天。

讲完了气血亏虚型，我们再来讲解肝郁气滞型。对于肝郁气滞，我们就需要去疏肝解郁，甚至要去清肝化热。在此推荐给各位一个代茶饮，用忍冬藤、蒲公英、炒王不留行这三味药，放在一起水煎，然后分2次来服用，比如早晚各服一次，在服用的时候也可以加入少量的黄酒作为药引子，由于黄酒能行、能通、能散，通乳的效果会更好一些。这个方子每天1剂，同样是连服5～7天。

咱们来分析一下这个方子。忍冬藤性稍寒，味甘，具有清热解毒的功效，可以治疗热毒，比如在外科上的痈肿、疮、疔等，也可以用于温病发热、热毒血痢、关节红肿热痛等，这味药既可以清气分热也可以清血分热，另外既然是藤，它也能通能行能散。蒲公英味苦性稍寒，具有很好的清热解毒的功效，同时蒲公英还可以作为消痈散结的佳品，比如说肝郁气滞的产妇往往乳房当中会有一些肿块，蒲公英就可以消这样的肿块，有消痈散结的功效。炒王不留行历来都被认为有通乳的功效，同时它还有活血通经的作用。于是我们把这三味药放在一起，既起到了清热作用，又起到了疏肝作用，最终达到通乳的功效。

忍冬藤

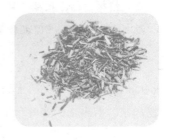

性味归经：甘，寒。归肺、胃经。

功　　效：清热疏风，通络止痛。

蒲公英

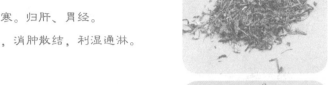

性味归经：苦、甘，寒。归肝、胃经。

功　　效：清热解毒，消肿散结，利湿通淋。

炒王不留行

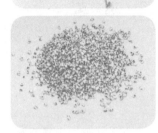

性味归经：苦，平。归肝、胃经。

功　　效：活血通经，下乳消痈，利尿通淋。

> **妙招五**
>
> 针对肝郁气滞型缺乳，生花生100g，加适量凉水，煎煮至水的颜色发白后，放入50g红糖、50g黄酒，再煎煮3～5分钟即可。等温度稍凉之后，一次性把汤喝完，也可以把花生吃完。每天一次。

现实生活中，也有人说现在正在喂奶，不想服药，有没有对于肝郁气滞型缺乳合适的食疗方法呢？接下来给各位分享的就是一个食疗方。

方法如下：用生花生米100g，加适量凉水煎煮，煎煮到这个水的颜色发白，再放入50g的红糖和50g的黄酒，再煎煮3～5分钟即可，等温度稍凉之后，一次性把这个汤给喝完，同时花生可以都吃了。这个食疗的方法每天一次，一般情况下5～7天见效。

为什么这个食疗方法会非常有效呢？花生又叫长生果，中医认为花生味甘性平，具有补脾润肺补虚的作用。黄酒可以温通血脉，能通能行。红糖呢，则是具有健脾养血的功效。于是把这三者放在一起，不仅仅对于那些气血亏虚型的人有效，对于那些因为生气，肝郁气滞导致的乳汁不足，也有很好的效果。

> **妙招六**
>
> 艾叶1把，放在水里煮，水开后将其捞出，然后在外面包上几层纱布，敷在乳房上，可以治疗因乳腺管阻塞导所致的缺乳。

接下来再给大家介绍一个外用的方子，这个方法是取艾叶一把，你可以用鲜的，也可以用药房当中买的干的，适量就行了，放在水里面先煮一煮，水开之后把艾叶捞出来，捞出来的艾叶包上几层纱布敷在乳房上。如果是双侧乳房的乳汁都不行，那你就敷两个，如果单侧不行就敷一侧就可以了。

艾叶具有温通的作用，采用外敷的方式，可以起到让乳腺管畅通的功效。当然你也可以在内服的同时采用这种外敷的方式，作为辅助的一个疗法。

艾 叶

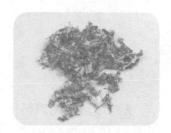

性味归经：辛、苦，温。有小毒。归肝、脾、肾经。

功　　效：温经止血，散寒调经，安胎。

妙招七

维生素E，每次100mg，每天2～3次，连服5～7天。

西医认为大部分的产妇缺乳，跟缺乏维生素E有关系，所以很多的西医大夫会鼓励产妇每天吃一点维生素E。其实这个方法也很简单，大家只用去买维生素E就可以了，每次100mg，每天2～3次，连续服用5～7天。我在临床当中的若干产后缺乳病人，当真也是不想吃药，推荐了维生素E片试一试，吃起来非常方便，最后发现也是有效的。

好了，以上给大家讲了若干个通乳的方法，大家可以量力而行去尝试，当今社会中很多产妇，动不动就去找催乳师什么的，一次的费用好几百，与其花几百块钱去找一个通乳师，你不如来学习一下本讲的内容，然后根据自己的情况来选择适合自己的方法。

最后还要提醒的是，对于那些奶水不足的新妈妈，不要因为惧怕疼痛，抱着自暴自弃的心态，认为自己奶水不够了，宝宝喝了也喝不饱之类的想法，进而就减少了继续喂养，如果因为奶水越少，你自己再没有这种信心，就变成了恶性循环。所以我的建议是奶水越少，你反而更应该增加让宝宝去吸奶的次数，你可以采用让孩子少食多餐的形式来确保孩子能够吃到多次的母乳，因为孩子吸奶的力量是非常大的，你也可以借助孩子吸奶的时候，自己给自己按摩，揉一揉自己的乳房、乳晕，也会起到一定的促进乳脉通畅的作用。

好了各位，热爱生命的人不孤单，就让他们相遇在《中医祁谈》！本讲话题就到这里，我们下一讲再见！

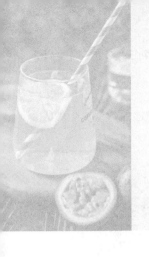

第二十一讲
晕车晕船该怎么办

大家好，我是祁营洲。这里是《一起发现中医之效：祁营洲家庭小妙招讲记》，本讲要给各位讲解的是晕车晕船该怎么办。

说到晕车晕船，跟我们现代化的交通工具有关，现在的交通工具的确很发达，你可以坐汽车、火车、飞机、轮船等，世界也变小了，于是在享受着整个科技发达带给我们的生活便利之外，有一些人出现了晕车晕船的情况。

晕车晕船，在医学当中的确有一个定义，叫作晕动症。因为晕车晕船不能说是一个病，只能说是一种症状，是指我们在乘车、乘船或者是飞机的时候，因为车船或者飞机的速度忽快忽慢，加上颠簸震动超出了我们人体内耳平衡器官的适应能力，因而产生了一系列不适的症状，比如说像头晕头痛，恶心呕吐，甚至有些人会出现虚脱休克等，一般还会伴有像面色苍白、出冷汗、心动过速或过缓等症状。如果因为某些人的身体条件本来就不好，加上周围环境一系列因素的影响，可能会加重眩晕的症状。我发现有很多人在出发前会准备一些止晕的药物，吃一些小药片儿，但也有相当大的一部分人，他们吃了止晕药根本无济于事。于是本讲话题就要给各位分享一下我们在生活当中可以用来治疗晕车晕船症状的家庭小妙招。

在讲小妙招之前，我必须要澄清一下。本讲话题咱们所分享的晕车晕船的范畴，是要排除人体因器质性的问题所导致的眩晕，因为晕车晕船有明显的眩晕症状，但在临床当中，眩晕也只是一个症状，事实上导致眩晕的病因可能有很多。咱们举个例子，比如说因为耳部病变所导致的眩晕叫作耳源性眩晕，像梅尼埃病、中耳炎等。再比如说因眼部病变所导致的眩晕，我们叫作眼源性眩晕，像视力屈光不正、眼肌的瘫痪等。再比如说因颈椎病变所导致的眩晕，我们叫作颈源性眩晕。所以如果本质上是有一些器质性问题的，那在治疗的过程中是要针对病因进行治疗的，而本讲话题我们只是针对在乘车乘船的过程当中出现的晕车晕船症状而言。

妙招一

生姜一片，用伤湿止痛膏贴在肚脐上。

首先要给各位分享的第一个家庭小妙招非常简单，就是在肚脐上放上一片姜，或者是把姜切成小块或是切成姜丝，填充到我们的肚脐眼儿当中，再用伤湿止痛膏贴上固定就可以了。

伤湿止痛膏我们大家都非常熟悉了，你可以根据自己的需要把它剪成一个小圆圈儿也行，剪成一个小四方块也行，然后把它贴在肚脐上就可以了。建议每次可以在乘车前的半小时操作，如果有条件的话，可以先用温水把肚脐周围的皮肤洗干净，再去放姜片或者是填姜丝姜块儿，然后再贴伤湿止痛膏，把脐周皮肤洗干净，并不是有什么特殊的效果，而是好贴一些，不容易掉。

这个方法对于防止晕车晕船很有效，为什么会有效？我们来解释一下原理。首先，我们先来讲一下肚脐。肚脐在中医经络当中，又叫神阙穴。我们大家都知道肚脐与脾胃有密切的关系，脾胃在中医当中被认为是人体的后天之本，气血生化之源头。它的位置又在人体的任脉上，说到任脉，我们经常会说任督二脉，任督二脉是什么概念？给大家扩充一下知识，在经络学当中处于人体的前正中线的叫作任脉，后正中线的叫作督脉，这就是人体的任督二脉，任脉是主一身之阴，督脉主一身之阳。同时肚脐又内联十二经脉，与我们五脏六腑的经络有着密切的关系。所以，脐疗的方法一直以来被称为是中医学当中的一个非常具有特色的治疗方法，就是在肚脐周围用一些不同的药物，或者是用艾灸等外治的方法，总之就是通过肚脐这个部位进行疾病的治疗，这些统统都是脐疗的范畴。现代医学研究也发现，肚脐中分布着丰富的血管，还有大量的淋巴管和神经，而皮下没有脂肪组织，这非常有利于药物的穿透和吸收，所以在肚脐上来做文章完全符合中医的外治机理。

咱们再来解释一下为什么用生姜？生姜味辛、性温，归肺经、脾经、胃经，具有解表散寒、温中止呕、温肺止咳、降逆止呕的作用，你看它不仅具有发汗解表的作用，还有温中止呕的功效，于是当生活中出现呕吐的时候，喝点姜水或者去嚼一嚼姜，也可以起到一定的温中止呕作用。

最后我们再解释一下伤湿止痛膏。众所周知伤湿止痛膏是一种膏药，很多人常态下会认为它有祛风湿、活血化瘀、消肿止痛等作用，一般人会把它用在像肌肉疼痛、关节麻木酸胀、跌打扭伤、风湿肿痛等不同的情况。但殊不知，伤湿止痛膏用在这里，还有另外一个作用，那就是伤湿止痛膏的气味比较浓烈，具有芳香走窜、开窍的功效，于是通过对肚脐持续的刺激作用，药物就更有利于充分地发挥作用，更容易被人体吸收，最终会达到疏通经络、调理气血、调节脏腑功能的效果。

另外，既然我们说到了伤湿止痛膏，本讲话题再给大家扩充两个可以用伤湿止痛膏治疗的疾病。

第一个是牙痛。在牙痛的初期，可以把伤湿止痛膏贴在两腮上，也就是牙痛的位置，一般情况下 2 ～ 3 个小时就可以达到一定的消肿止痛效果。

第二个是偏头痛。偏头痛时，你也可以把伤湿止痛膏贴在患侧的太阳穴上，一般情况下 20 ～ 30 分钟也能够缓急止痛。

生 姜

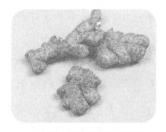

性味归经：辛，温。归肺、脾、胃经。

功　　效：解表散寒，温中止呕，温肺止咳。

神 阙

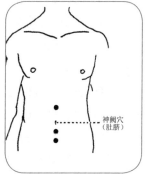

神阙穴
（肚脐）

定　　位：在脐中部，脐中央。

临床应用：温阳救逆，温中和胃。

妙招二

生姜切片贴在内关穴，用胶布或伤湿止痛膏固定。

给各位分享的第二个小妙招，同样是生姜，用鲜的生姜片贴在两手的内关穴上，然后用胶布或者用伤湿止痛膏固定。

我们来讲一下内关穴，内关穴很好找，就在我们手腕内侧腕横纹上两寸。那两寸是什么概念？就是我们自己手三指的宽度，也就是我们食指、中指和无名指三指并拢的宽度。这里的"寸"是中医讲的"同身寸"，就是用自己的手指去丈量自己的身体。腕横纹上两寸，也刚好是在掌长肌腱和桡侧腕屈肌腱之间，也就是在我们通俗讲的两筋之间。内关穴的主要作用是宁心安神、理气止痛。生姜的作用咱们刚才已经讲过，是温中止呕的。伤湿止痛膏的作用刚才也解释了。

因为晕车晕船时胃气是往上走的，这个时候用内关穴的作用是能够往下理气止痛，同时在中医当中，内关穴可以专治胃部、胸部等的不适，内关穴还是八脉交会穴之一，有一句话叫"公孙内关胃心胸"，什么意思？就是说公孙穴和内关穴这两个穴位可以专治胃部、心胸部的不适，所以对于晕车时出现的恶心、呕吐、胸闷等症状正好是适用的。

内 关

定　　位：位于前臂掌侧，腕横纹上 2 寸，掌长肌腱与桡侧腕屈肌腱之间。

临床应用：理气宽胸，和胃降逆，宁心安神。

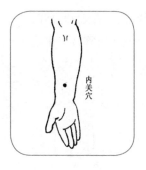
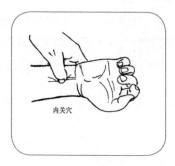
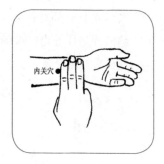

附：同身寸示意图（注：本书中所有涉及同身寸均以此为参考标准）

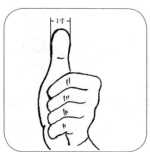
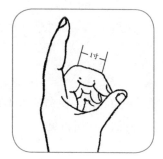
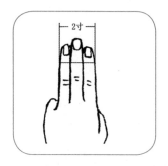
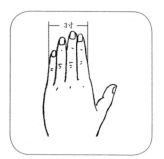

妙招三

　　生姜片贴在太渊穴，然后用胶布或伤湿止痛膏固定。

除了内关穴外，也可以找另外一个穴位，就是把生姜片贴在两手的太渊穴上，再用胶布或者是伤湿止痛膏固定。

太渊穴属于手太阴肺经，在掌横纹的桡侧，桡动脉的搏动处。很多人问：什么是桡动脉的搏动处？就是你去看中医的时候，大夫给你把脉的时候他的食指触及的位置，医生食指摸的那个位置就是桡动脉的搏动处。把一片鲜生姜贴在两侧的太渊穴上，再用胶布或者伤湿止痛膏固定就可以了。

太渊穴具有补益肺气、止咳化痰的作用，因为肺的生理特性是宣发和肃降，宣发的趋向性是往外走，肃降是往里收、往下降，如果把肺的宣发和肃降调节平衡了，人的气机自然就舒畅了，也就起到了缓解恶心、呕吐的作用。

太 渊

定　　位：在腕掌侧横纹桡侧，桡动脉的桡侧凹陷处。也即在腕横纹上，脉搏跳动处的桡侧凹陷。

临床应用：补益肺气，止咳化痰。

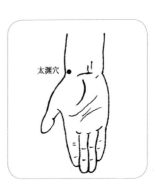

太渊穴

好了各位，热爱生命的人不孤单，就让他们相遇在《中医祁谈》！本讲话题就到这里，我们下一讲再见！

第二十二讲
打嗝了该怎么办

大家好，我是祁营洲。这里是《一起发现中医之效：祁营洲家庭小妙招讲记》，本讲要给各位讲解的是打嗝了该怎么办。

打嗝，几乎是每一个人都有过的经历。不管大人还是孩子，都打过嗝，就连动物也会打嗝。常态下我们吃饱饭的时候打个嗝是很正常的，但如果连续不断地打嗝，自己又控制不住，那就有点麻烦了，这种打嗝在中医领域有个专业的术语被称为"呃逆"，西医把它叫作膈肌痉挛，一般情况下都是在受凉或者进食过急、过快，或者食物过烫、过冷等情况下突然发生，甚至有的人在吃到一些辛辣刺激食物的时候也会引起打嗝不断。本讲话题就给各位详细讲解若干个可以治疗和缓解打嗝的家庭小妙招。

屏气法。

首先要给各位分享的第一个家庭小妙招，简洁明快，不打针、不吃药，完全凭借自己就可以解决的一个方法，这个方法我把它叫作屏气法。

方法如下：患者取坐（或立）位，闭口深吸气后迅速用力憋气数十秒钟，然后张口缓缓出气即可。常态下你憋了一口气，打嗝可能就好了，因为这个方法的本质就是缓解了膈肌的痉挛状态。如果在憋气过程中又出现了打嗝，你可以重复上述的过程。这个方法不打针、不吃药，非常简洁明快，适用于因精神刺激，或者进食过快引起的暂时性或持续性的打嗝，也适用于因上腹部手术后的胃肠道或是膈肌等病变引起的持续性打嗝。

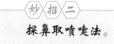

探鼻取喷嚏法。

这个方法也非常简单，就是要让自己打喷嚏。用纸巾就可以，把纸巾揉搓卷成一个软细棒，或者用棉签也可以，把棉签的棉花给撕下来，同样捏成一个软细棒形状，然后深入鼻孔当中去刺激自己的鼻孔，刺激鼻子打喷嚏。这在本质上其实就是一个顺气法，气顺了打嗝自然就止住了。从西医的角度说，这是通过刺激引起打喷嚏的神经反射，进而阻断、干扰了引起打嗝的神经反射，从而止住了打嗝。

妙招三

点按膻中穴或在膻中穴拔罐。

这第三个家庭小妙招，我们来选择一个穴位，叫膻中穴。这个方法就是点按膻中穴。

方法如下：让患者平卧在床上，两腿屈曲腹部放松。其实让患者取两腿屈曲腹部放松这样的一个体位，目的就是为了让膈肌放松，然后用中指点按膻中穴，连续点按 3～5 分钟，一般打嗝就可以得到不错的缓解。

那膻中穴在哪儿呢？非常好找，膻中穴就在两乳头连线的中点。如果有条件的话，也可以在膻中穴上拔一个火罐，留罐大概 15 分钟左右，效果会比手指的点按更好。

为什么用膻中穴点按或者拔罐会有疗效呢？刚才我讲了，西医认为打嗝是膈肌的痉挛，从中医角度来讲，这是胃气上逆所导致的，而膻中穴具有宽中理气、调气降逆的作用，所以不管是点按还是拔罐都会有效。

膻 中

定　　位：在前正中线上，两乳头连线的中点，平第 4 肋间隙。

临床应用：调气降逆，宣肺化痰，宽胸通乳。

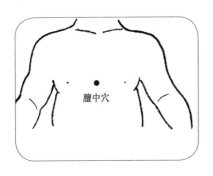

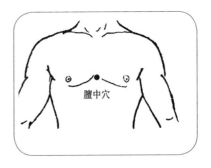

膈俞穴拔罐。

这个方法也是拔罐法，在膈俞穴拔罐子同样可以治疗打嗝。方法如下：在膈俞穴上拔罐子，自己是操作不了的，要让你的家人帮你来操作，自己趴在床上或俯卧坐位也可以，然后在两个膈俞穴各拔 1 个罐子，留罐 10 ~ 15 分钟就可以了。

膈俞穴在我们背部第 7 胸椎棘突下左右旁开 1.5 寸，那第 7 胸椎怎么找？非常好找，当一个人正常站立的时候，他的背部两个肩胛骨的下角连线的中点，就是第 7 胸椎，然后在第 7 胸椎左右再旁开 1.5 寸。那这个 1.5 寸的距离是怎么把握呢？大概自己的食指和中指并拢的宽度就是 1.5 寸。

我们来讲一下膈俞穴治疗打嗝的原理。膈俞穴，顾名思义就是可以治疗膈肌上的不同问题，说得专业一些，不同的穴位就像每一味中药一样都有药性，穴位也有自己的穴性，膈俞穴的特点就是和血理血、通膈降逆。

膈 俞

定　　位：位于背部第 7 胸椎棘突下，后正中线旁开 1.5 寸处。

临床应用：和血理血，通膈降逆。

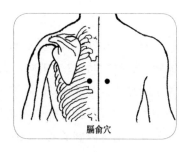

膈俞穴

指压攒竹穴。

指压攒竹穴也可以治疗打嗝。攒竹穴在哪呢？在眉毛的内侧边，眉头凹陷处，非常好找。

方法如下：坐位或者卧位，然后闭上双眼，用拇指或食指按压双眉毛内侧端的攒竹穴，每次按压 2 ~ 3 分钟，可重复进行。在按压的同时，最好让病人憋气，然后猛地向外咳嗽，往往这个时候，病人的呃逆就停止了。在临床当中，我也经常针刺这个穴位来治疗呃逆，但是我必须要说明的是，我讲解的本套系列家庭小妙招，是讲给那些基本不懂医学的人，帮助大家学会一些家庭常见病的自我疗法，针刺的方法比指压效果要好，但不是每个人都能针刺，所以还是建议大家去指压攒竹穴就可以了。

在中医看来，打嗝是胃气上逆，动膈所致，同时也认为打嗝与阳明经和太阳经的风热动膈有关，攒竹穴是阳明、太阳两经气交会之处，有清泻阳明和太阳两经风热的功效，所以就有了理气和胃止嗝的作用，是临床上治疗打嗝不止的主要穴位之一。

攒 竹

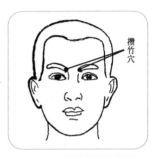

攒竹穴

定　　位：位于眉毛内侧端，眉头凹陷处，眶上切迹处，约在目内眦直上。

临床应用：疏风清热，通络止痛，宽膈降逆。

妙 招 六

同时按压内关穴和外关穴。

接下来的这个方法是，同时按压内关穴和外关穴。

内关穴和外关穴怎么找呢？内关穴在前臂内侧，腕横纹上 2 寸，掌长肌腱与桡侧腕屈肌腱之间。2 寸的距离大概就是食指、中指和无名指这三个指头并拢的宽度。关于同身寸，大家可以回看第 21 讲的内容，里边有同身寸的示意图，在此不再重复贴图了。掌长肌腱与桡侧腕屈肌腱这两个肌腱又是不太熟悉的名词，大家可以去握一下拳，前臂内侧的两个肌腱就是掌长肌腱与桡侧腕屈肌腱。内关穴找好之后，从内关穴穿过胳膊，到手臂外侧对应的位置就是外关穴。

按压穴位的方法如下：用拇指按压住内关穴，与拇指对应同时用食指按压外关穴，按压的力度要以小臂感觉到酸痛为度，每次按压 3 ～ 5 分钟，可以反复进行操作。

我在给大家讲解如何对付晕车晕船的时候，已经详细讲过内关穴，它的主要作用是宁心安神、理气止痛，这个穴位可以宽胸理气，所以当然也可以拿来治疗打嗝。外关穴具有疏风清热、舒筋活络的作用，同时按压内关穴和外关穴就起到了疏散风热、宽胸理气、调畅气机的功效，于是可以有效地治疗或是缓解呃逆。

内　关

定　　　位：位于前臂掌侧，腕横纹上2寸，掌长肌腱与桡侧腕屈肌腱之间。

临床应用：理气宽胸，和胃降逆，宁心安神。

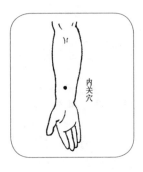
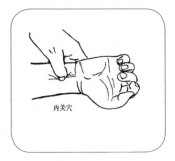
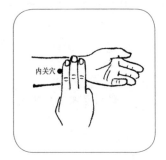

外　关

定　　　位：腕背横纹上2寸，尺骨与桡骨正中间。

临床应用：疏风清热，舒筋活络。

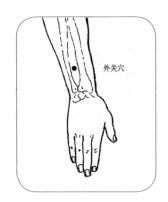

妙招七

点按耳中穴。

　　这个方法用到了耳中穴，耳中穴顾名思义就是我们整个耳朵几何平面的中心点。临床上经常用这个穴位来调节人体中焦脾胃的生理功能，对付打嗝，取这个穴位的目的就是和胃降逆，起到调畅气机、宽中理气的作用。

　　方法如下：用手指甲点按耳中穴，或者也可以找一个牙签儿，把这个牙签儿打磨一下，不要那么尖，然后去点按耳中穴，这个目的其实就是为了增加对穴位的刺激，一般情况下1～2分钟内就会见效。

耳 中

定　　位：又称膈、迷走神经点、支点、零点。位于耳轮脚处，即耳轮1区。

临床应用：和胃降逆，宽中理气。

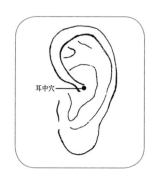

耳中穴

针对胃寒型的呃逆，用大茴香30g，小茴香30g，生姜5片，煮水服用。

以上是给大家分享的一些非药物疗法，然而在临床中我也发现，有些人打嗝用了以上的方法，用完之后暂时得到了缓解，但打嗝还是会反复，几乎是天天都会打，这大体上就需要从内调整了，接下来就给各位分享几个不同的药物疗法。

本讲的开篇我们已经解释了，从中医角度说，打嗝是胃气上逆了，但究竟是什么样的原因导致了胃气上逆呢？常态下一般认为当胃部受寒的时候以及胃有内热的时候，都会导致胃气上逆，于是都可以引起打嗝。

接下来的这个方法就是针对胃寒型的，用大茴香、小茴香和生姜，煮水服用，分2～3次喝完。胃寒型该怎么判断呢？很简单，胃寒所导致的打嗝，首先是有胃脘部的不舒服，经常会觉得捂一捂胃中就感觉舒服一些，如果是受凉的话就更难受，同时打嗝的声音比较低沉，用温热的东西贴上去，打嗝就会好一些。

我们来分析一下这个方子，大茴香俗称八角，性温，具有温阳散寒、理气止痛、温中健脾的作用。小茴香性温，具有理气和胃、散寒止痛的作用。生姜味辛，性温，归肺经、脾经、胃经，具有解表散寒、温中止呕、温肺止咳的作用，我们在前面的讲课中也反复提到过用生姜做小妙招的方法，此处我们是利用生姜的温中止呕作用。把这三味药食两用的东西放在一起来治疗胃寒型的呃逆，就起到了温中健脾、降逆止呕的功效。

大茴香

性味归经：辛，温。归肝、肾、脾、胃经。

功　　效：温阳散寒，理气止痛，温中健脾。

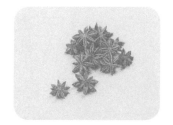

小茴香

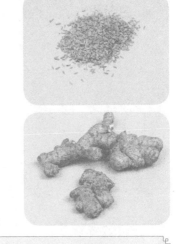

性味归经：辛，温。归肝、肾、脾、胃经。

功　　效：散寒止痛，理气和胃。

生　姜

性味归经：辛，温。归肺、脾、胃经。

功　　效：解表散寒，温中止呕，温肺止咳。

妙招九

针对胃热型呃逆，用芦根20g、白茅根20g，竹茹10g，水煎代茶饮。

胃热型的打嗝，临床表现往往是打嗝的声音比较响亮，同时伴有口气臭浊、大便秘结等胃热的症状。对于这种情况，给各位分享一款代茶饮，用芦根、白茅根和竹茹这三味药水煎代茶饮，这个方子整体上是清胃热的，不仅可以治疗胃热型的打嗝，还可以治疗因胃热所导致的呕吐等。

我们同样来分析一下这三味药。芦根味甘性稍寒，具有清热泻火、生津止渴、除烦止呕的作用，甘是能够养胃的，寒是能够降火的，所以芦根的主要功效就是养胃阴以降火。白茅根味甘，性稍寒，具有凉血止血、养阴清胃、利尿的作用，临床上经常用于胃气上逆、胃热呕吐，甚至是尿血等情况。竹茹药性也偏寒，具有清热化痰、除烦止呕的功效。把这三味药放在一起，更增强了清热降逆的作用，对于因胃热导致的打嗝效果就比较好了。

芦　根

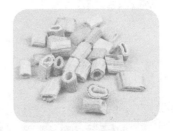

性味归经：甘，寒。归肺、胃经。

功　　效：清热泻火，生津止渴，除烦，止呕，
　　　　　利尿。

■ 白茅根

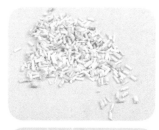

性味归经：甘，寒。归肺、胃、膀胱经。

功　　效：凉血止血，清热利尿，清肺胃热。

■ 竹　茹

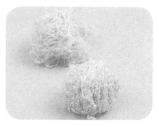

性味归经：甘，微寒。归肺、胃经。

功　　效：清热化痰，除烦止呕。

妙招十

　　如果是连续打嗝好几天，用柿蒂 10g 或 3 ~ 4 个，竹茹 20g，煮水代茶饮。

　　有人说，实在分不清自己到底是胃寒还是胃热，我就是这么打嗝不舒服，按了好几个穴位之后好一些，不按的时候还是反复打，怎么办呢？接下来分享的这个方法，不管是胃寒还是胃热，直接用就行了。用柿蒂 10g，或者去买几个柿饼，把那个柿蒂给抠下来，3 ~ 4 个就差不多了，然后跟竹茹 20g 放在一起，煮水代茶饮就可以了。这个方子不分寒热，基本上只要打嗝就可以用。

　　这个方子中的柿蒂味稍苦、性平，归胃经，主要的功效就是降逆止呕，所以说是直捣黄龙。第二味药竹茹，刚才咱们讲过了，具有清热化痰、除烦止呕的作用。这两味药放在一起，药性相对来说比较平和，不管你是胃热型还是胃寒型，拿这个用就可以了，可以说是一个"傻瓜"方法。

■ 柿　蒂

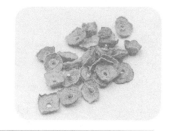

性味归经：苦、涩，平。归胃经。

功　　效：降气止呃。

妙招十一

　　刀豆子 30g，水煎分三次服用，对于各种原因，不论寒热虚实所引起的顽固性呃逆都有帮助。

这个方法也是一个"傻瓜"方法，用到一味药，叫刀豆子。用刀豆子30g水煎，分2～3次服用，针对各种原因，也就是对无论虚实寒热的打嗝都会有帮助。

刀豆子味甘性稍温，具有降气止呃、温肾助阳的作用。李时珍在《本草纲目》中对刀豆子也有记载，说刀豆子味甘，具有温中下气、止呃逆的作用，还可以益肾补元，具有一定的补益作用。在《增补食物本草备考》一书中对刀豆子也同样有详细的记载："刀豆，味甘，性平，无毒。温中下气，利肠胃，补肾元。"我本人在临床当中也会在我的方子中加上这味药来治疗那些反复发作的呃逆。

刀豆子

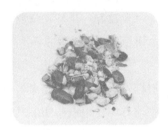

性味归经：甘，温。归胃、肾经。

功　　效：降气止呃，温肾助阳。

以上给大家一共讲了11个方法，大家使用时要量力而行，你可以分兵作战，也可以两两结合，最后再补充一点，除了以上我所讲过的11种方法之外，民间流传的还有个方法，叫惊吓法，就是抓住患者最为关心的事情，编造一个让对方感觉非常害怕的小事故，然后对方注意力高度集中并紧张，往往就可以奏效，比如突然跟你说你被开除了，突然告诉你说你的钱包丢了等，对方注意力高度集中并紧张一下，于是这个打嗝就好了，其实这个方法的本质和我们讲的第一个屏气法相似，一紧张就往往会深吸一口气，于是就缓解了膈肌痉挛，所以这个方法并不是什么玄幻的诡异方法，同时我不是很提倡这个方法，万一打嗝没有好，反倒被吓着了，那就不好了。

当然临床上也有那些久病后出现反复性的打嗝，这在我看来，就不仅仅是止住嗝这么简单了，这个时候建议要进行相关的检查诊断治疗。总之，我也讲过，本书中所讲的所有的家庭小妙招，都是针对家庭生活中常见病的第一级的诊断和治疗，如果使用过后依然无效，请及时就医，以免耽误病情。

好了各位，热爱生命的人不孤单，就让他们相遇在《中医祁谈》！本讲话题就到这里，我们下一讲再见！

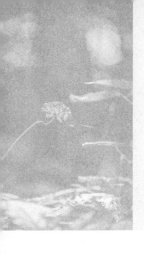

第二十三讲
得了带状疱疹该怎么办

　　大家好，我是祁营洲。这里是《一起发现中医之效：祁营洲家庭小妙招讲记》，本讲要给各位讲解的是得了带状疱疹该怎么办。

　　从西医的角度说，带状疱疹是由病毒引起的急性皮肤传染病。从中医角度来看，根据发病部位的不同命名也不太一样，比如经常发生在腰部的，叫缠腰火丹，也有些地方叫蛇串疮；如果发生于头面部或者其他部位，还叫作蛇丹或者火丹。在我本人的临床工作中，我所见过的病人除了腰部的带状疱疹以外，还有手上的、肩膀的以及面部的。从中医的发病机理上来看，一般认为带状疱疹跟热毒、湿邪、湿热有关系，是由体内的肝胆风热或者是湿热内蕴所致，只是最终发生在皮肤上的皮肤病而已。

　　带状疱疹发病一开始的时候，患处会出现条索状的疱疹，会有疼痛感，甚至疼痛非常明显，很多人会觉得是一种刺痛的感觉，同时不仅疼痛还会伴有灼热感。疱疹的水泡大小像绿豆或者像黄豆一样，疱疹聚集在一处或者是多个地方，还会沿神经的分布排列成带状，所以叫带状疱疹。

　　很多时候带状疱疹并不是瞬间发作，很多人在出现疱疹之前会有一些不适的症状，比如患处皮肤会有瘙痒或者灼热感，刺痛感不明显，可能会伴有发烧、心烦或者全身的不适。然后在某些时刻，感觉皮肤上有跳动性疼痛，或者疼痛逐渐加剧，到晚上的时候疼痛会更加明显。有人描述剧烈程度说就相当于针刺或者刀割一样，甚至在晚上睡觉的时候疼醒。这个时候虽然在皮肤上可能还没有出现疱疹，但基本上可以判断要患带状疱疹了。

　　讲完了带状疱疹的整个发病情况，在治疗的时候，我们该从何处入手呢？刚才我也说了，从中医的观点说，带状疱疹往往是跟热毒、湿邪、湿热有关系，所以那些具有祛湿、清热、解毒作用的药物就成了治疗的主力军，本讲话题要带大家学习几个不同的外用方法。

妙招一

用100g大黄研成细末，用浓茶水调成糊状涂于患处。

这个方法我们用到一味非常常见的中药，叫作大黄。大黄味苦性寒，归脾、胃、大肠、心包、肝经，具有非常好的清热泻火、活血化瘀的作用，是大家非常熟悉的一味泻下药。中医有句话说得很好，叫作"大言其攻，黄言其色"，就是说它攻下的效果非常好，且色黄，所以才叫大黄。

具体方法如下：用100g大黄研成细末，浓茶水调成糊状涂于患处。如果没有浓茶水的话，直接用水或者用鸡蛋清去调都可以，外敷之后患处暴露在空气中或者用消毒纱布外敷。这个方法非常简洁明快，如果时间方便，可以一天多次外敷。也就是说外敷涂好的药物在一两个小时干燥后，可以把药物轻轻刮掉，重新再涂第二次、第三次。在用药期间一定要忌食辛辣刺激的食物、忌饮酒。

这个方法具体的原理是，大黄具有非常好的攻下作用，同时大黄具有清湿热、泻火凉血、祛瘀解毒的功效，这刚好对带状疱疹本质上湿热内蕴、肝胆有热集合在一起的发病机理非常吻合。浓茶味道比较苦，在中医看来也具有一定的清热解毒作用，所以说可以用浓茶调。至于用鸡蛋清，也是因为鸡蛋清具有清热凉血的功效，所以用鸡蛋清调药也可以。

大 黄

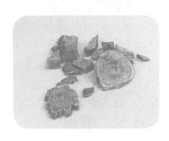

性味归经：苦，寒。归脾、胃、大肠、肝、心包经。

功　　效：泻下攻积，清热泻火，凉血解毒，逐瘀通经。

妙招二

用100g炒王不留行研成细末，用浓茶水调成糊状涂于患处。

第二个方法用到炒王不留行，取炒王不留行100g研成细末，如果有些地区炒王不留行不太好买的话，可以直接买生王不留行，买回来后自己制作成炒王不留行。制作方法如下：把生王不留行放在铁锅当中干炒，炒到一定火候的时候，它就可以爆出白花，炒到爆出白花，相当于爆米花似的，这就是炒王不留行了。然后研成细末，用浓茶水或者是鸡蛋清调成糊状外敷患处，可以敷得厚一些，敷完之后把患处暴露或者用消毒纱布外敷，根据情况每日可以换药多次。

王不留行本身具有活血通经的功效，用浓茶水或者是鸡蛋清调成糊状后就具有了清热解毒、活血敛疮的作用，所以可以用来治疗带状疱疹。

炒王不留行

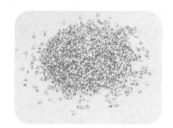

性味归经：苦，平。归肝、胃经。

功　　效：活血通经，下乳消痈，利尿通淋。

> 妙招三
>
> 用雄黄 5g，冰片 2g，浸泡在 100mL 的 75% 酒精中，用棉签蘸药液涂于患处。

给大家讲解的第三个家庭小妙招，用到了两味药，雄黄和冰片。雄黄我们大家并不陌生，传说当年白蛇喝了雄黄酒之后就现形了，雄黄在民间以及在中医学当中都被认为具有解毒杀虫的功效。冰片性苦寒，具有清热止痛、消肿生肌的功效。

具体使用的时候，用雄黄 5g、冰片 2g 浸泡在 100mL 的 75% 酒精当中，然后用棉签蘸药液涂于带状疱疹患处，每天可以多次涂抹。

刚才我讲了雄黄历来在中医当中被认为具有解毒杀虫的功效，同时它还具有燥湿祛痰的功效，在外用的剂型当中是非常常见的。冰片也是外用剂型中很常见的一味药，具有清热止痛、消肿的作用。于是把雄黄和冰片放在一起做成酊剂，对带状疱疹就具有非常好的清热止痛、消肿的作用。

雄　黄

性味归经：辛，温。有毒。归肝、胃、大肠经。

功　　效：解毒杀虫，燥湿祛痰。

冰　片

性味归经：辛、苦，微寒。归心、脾、肺经。

功　　效：开窍醒神，清热止痛，消肿生肌。

用 200g 红薯叶洗净后切碎，加入 3g 冰片捣成糊状湿敷患处。

接下来要给各位分享的第四个和第五个方法具有季节限制，还有地区的限制，如果有些患者刚好生活在农村，又刚好可以获得以下两样东西的话，那就可以使用以下方法了。

这第四个方法是选择农村非常常见的红薯叶，如果刚好有人在有新鲜红薯叶的季节得了带状疱疹，这个时候就可以用红薯叶。方法如下：取新鲜的红薯叶若干，比如说 200g 红薯叶，洗净后切碎，加入 3g 冰片，和冰片一起捣成糊状。将捣成的糊连汁带渣湿敷带状疱疹患处即可，一天可以多次，比如湿敷一到两个小时，局部皮肤干了，可以换了再接着敷。

红薯叶在中医看来，味甘，微苦，性凉，具有清热解毒、凉血止血之效，还有一定利尿通乳的作用。在民间很多人会用红薯叶来主治暑热吐血、崩漏、便血、乳少、带状疱疹、紫斑、湿疹、外伤出血等，有些地区也用红薯叶外擦皮肤来治疗蚊虫叮咬。

妙招五

用鲜马齿苋适量洗净后切碎，加入 3g 冰片捣成糊状湿敷患处。

如果你刚好是在能采到马齿苋的季节，也可以用新鲜的马齿苋，和刚才用红薯叶的方法一样，加入 3g 的冰片捣成泥，把捣成的糊敷在带状疱疹患处。

马齿苋味甘、酸，性寒，具有收湿止痒、清热解毒、凉血止血的功效，绝对的药食两用，有些人也会把它当作野菜吃，民间还经常用马齿苋来治疗痢疾等。在临床中可以内服也可以外用，一般情况下可以用于多种皮炎和湿疹。我个人临床当中也会用到马齿苋，但用到的都是干品，而此处治疗带状疱疹使用的是新鲜的马齿苋。

马齿苋

性味归经：酸，寒。归肝、大肠经。

功　　效：清热解毒，凉血止血，止痢。

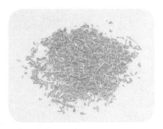

妙招六

棉灸法。

最后再给各位分享一个方法，叫作棉灸法，只是需要一定的胆量就行了。

　　具体操作如下：患者将带状疱疹患部充分暴露，取薄薄的一层医用脱脂棉，把它撕成薄薄的一层，越薄越好，按照患处区域的大小，把脱脂棉覆盖在患者带状疱疹的皮肤上，等待一切就绪之后让患者闭目，用火柴点燃棉片的一端，点燃一端之后，一般情况下这个棉片会一次性燃完，也就是说会从 A 端迅速燃烧到 B 端。这个燃烧非常快，因为它很薄嘛，一般患者的感觉只是轻微的灼烧疼痛感，不需要任何的处理。多数情况下棉灸进行一次，第二天带状疱疹局部的颜色就会变暗缩小，疼痛也会有很大减轻。第二天可以按照这个方法再来灸一次，每天一次，直至痊愈。

　　这个方法其实并不复杂也并不危险，听起来是在皮肤上点火了，比较令人恐惧，但其实操作一点都不可怕。这个方法不仅可以治疗带状疱疹，还可以治疗皮肤癣等，记得我小的时候，肩膀上长了一块癣，当时我的一个长辈，就是用这种棉灸的方法，只灸了一次，就把我的癣治好了。

　　注意这个棉花要越薄越好，因为越薄灼烧程度就会越轻，棉花点燃后，它会"唰"地一下，马上就点完了，民间的中医疗法有些时候就是这么神奇，后来我就把这个方法运用在了带状疱疹上，发现同样具有非常好的效果，所以个人不愿私藏，一并分享给大家。

　　好了各位，热爱生命的人不孤单，就让他们相遇在《中医祁谈》！本讲话题就到这里，我们下一讲再见！

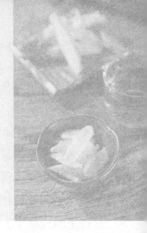

第二十四讲
胃痛了该怎么办

大家好，我是祁营洲。这里是《一起发现中医之效：祁营洲家庭小妙招讲记》，本讲要给各位讲解的是胃痛了我们该怎么办。

胃痛，我们又叫胃疼，又称之为胃脘痛，是以上腹胃脘部靠近心窝这个地方经常发生疼痛为主要症状的疾患，还有很多人俗称心口疼，生活中像受凉了、饮食不节、情志的刺激、精神紧张劳累等不同的因素都有可能导致。但必须要明确的是，胃疼只是一种症状，这个症状经常会见于什么样的疾病呢？它经常会见于急慢性的胃炎、胃溃疡以及十二指肠溃疡、胃神经官能症等不同的疾病当中。胃疼症状的临床表现往往是以胃脘部的疼痛为主，可以是反复性地发作，也可以是突然地疼痛，同时可伴有胀痛、冷痛、热痛、隐痛或刀割样剧痛等。

临床上，胃疼可以分为慢性胃疼和急性胃疼。对于慢性胃疼，至少还有时间去治疗，也可以慢慢去调理。但对于那些急性发作的胃痛，考验就比较大了，正吃着饭呢突然就胃疼了，正走着路呢就胃疼了，该怎么办呢？迅速上医院吗？很多时候去医院也很费事，又是让你去做检查又是化验的，等一溜够地检查结束之后胃又不疼了。所以在生活以及临床当中会有病人问我，有没有一个办法，当急性胃痛发作的时候，赶紧来迅速缓解救急。换句话说，不管是急性胃疼还是慢性胃疼，有没有一些方法至少在症状上可以先把这疼痛给控制住，然后等它不疼了，再去针对真正的病因慢慢进行调理。本讲话题就详细给各位分享几个不同的治疗胃疼的家庭小妙招。

急性胃痛时在肘窝处拍打、刮痧或放血。

给各位分享的第一个小妙招是当急性胃疼时，在肘窝这个地方，拍打、刮痧或者是放血。

从针灸经络理论上说，整个上臂外侧为阳、内侧为阴，所以肘窝至少经过了手上的三条阴经，分别是手太阴肺经、手厥阴心包经和手少阴心经。在治疗急性胃痛的时候，拍打并不局限在某一条经脉上的某一个穴位，而是在肘窝的整个区域进行，但背后的脏腑其实是心和肺。那拍打肘窝为什么可以治疗胃疼呢？胃疼的发病机制主要是胃气失和，不通则痛，所以治疗和缓解胃疼多以理气和胃为基本原则，肘窝背后所联系的脏腑是心和肺，心是主血的，肺是主气的，于是通过刺激肘窝来通利气血，从而达到通则不痛。同时肘窝部位是属于人体皮肤褶皱的地方，这种地方气、血、经脉等就相对更容易瘀堵，在此处的拍打、刮痧和放血，在本质上其实是属于皮下的放血疗法，通过皮下毛细血管的出血，从而更有利于气血的通畅。

肘　窝

定　　　位：即肘窝正中央处。

临床应用：理气通络，缓急止痛。

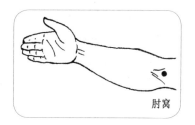

肘窝

操作的具体方法如下：用你的左手去拍打你的右手肘窝，拍打的时候一定要用力，同时频率要高，常态下一般不到 5 分钟，肘窝一定会拍出很多红色的痧点，当拍出痧之后你的胃疼至少能缓解 1/3 或者 1/2 了。然后你再换另外一只手来拍打，就是用你的右手去拍打你左边的肘窝，同样的方式继续拍打将近 5 分钟，痧点也就出现了，这 5 分钟当然是根据个人体质而言，有些人可能拍 2 ～ 3 分钟就出痧了，当你的两个肘窝同时被拍打出痧点的时候，时间过去将近 10 分钟了，很多人的急性胃疼已经充分得到了缓解，甚至已经不疼了。

如果你不想拍打，或者有人觉得拍打起来比较疼，用力拍打下不了手，那你也可以用刮痧的方法。有人说我突然急性胃疼，这个时候也不一定有刮痧板呀，各位一定要记着，刮痧的目的就是要用一种方法让你的皮下能够刮出痧点，也就是让你的肘窝这个位置出现皮下组织血管的出血就可以了，所以完全没必要那么死板教条地必须去找一个专业的刮痧板，你可以找一个钱币、一张银行卡什么的应急都是可以的，只要能在这个位置刮出痧来就可以了。具体刮痧的时候，可以在肘窝位置蘸一点水，如果有油的话，可以用一点油，就是咱们平时吃饭炒菜用的油，都是可以的，涂上一点油，然后再去刮。刮的时候不分方向，一般情况下你就朝着一个方向去刮，可以从上往下刮或从下往上刮，总之目的只有一个，那就是为了出痧，当出痧的时候，其实就达到了目的。用刮痧的方法往往比用拍打的方法出痧更快，如果说你中医的操作还比较熟练的话，还可以用一个血糖针或者三棱针，在肘窝已经出瘀的瘀点位置去扎那么一下，让它出点血，如果能有几滴血出来，那治疗急性胃痛效果就更好了。

妙 招 二

急性胃痛时按揉至阳穴和灵台穴。

接下来的这个方法是按揉两个穴位，至阳穴和灵台穴。至阳穴，顾名思义就是到达了阳气比较旺盛的地方。人体后背主一身之阳气，这个穴位就在人体后正中线上，也就是在督脉上。至阳穴是督脉阳气比较隆盛的地方，也就是经气到达了这个穴位，阳气就比较旺盛了，所以叫作至阳穴。

至阳穴这个穴位在哪儿呢？非常好找，它位于我们两肩胛骨最下端的连线中点的脊柱凹陷处，这么描述不太容易理解，讲得再通俗一点，就是当人体正常站立的时候，两个肩胛骨都有一个最低点，两个最低点连线的中点对应的就是第7胸椎，第7胸椎的脊柱凹陷处就是至阳穴。然后你就可以点揉按掐至阳穴，重用拇指的指腹朝向腹部的方向来点揉按掐，用力大小以患者能耐受为度，一般情况下按揉3～5分钟，胃疼就能得到很大的缓解，甚至就已经完全消失了。同时在按压的时候，你也可以嘱咐患者自行缓慢而深长地进行一些腹式呼吸以提高疗效。

至 阳

定　　位：第7胸椎棘突下凹陷中。或者人体正常站立时，两肩胛最下点连线中点的脊椎凹陷处。

临床应用：温通胸阳，祛湿退黄。

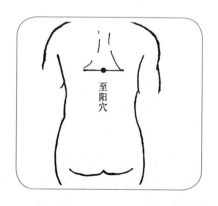

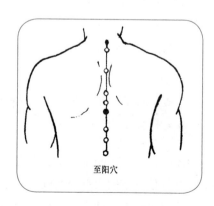

除了至阳穴外，我们也可以同时点揉按掐另外一个穴位叫灵台穴。灵台穴紧挨着至阳穴，刚才咱们讲的至阳穴是在第 7 胸椎棘突下的凹陷处，那再往上推一个胸椎，在第 6 胸椎棘突下凹陷处就叫作灵台穴。你可以把至阳穴和灵台穴一并来运用，两个穴位一起来揉，最终的效果都是能够立竿见影，当然如果你自己就是一个针灸大夫的话，你也可以在这两个位置进行针刺，甚至是用三棱针点刺放血，它的效果会比点揉按掐效果更好。

灵 台

定　　位：在背部，后正中线上，当第 6 胸椎棘突下凹陷中。

临床应用：清心泻火，温通心阳。

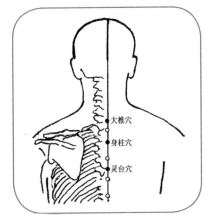

最后我们来讲一下运用这两个穴位的原理。至阳穴是阳气之至极，或针或灸或者按揉都可以从阳引阴，振奋阳气，从而起到温阳通络、宽胸利膈的作用，在临床上不仅仅可以治疗急性的胃痛让其通则不痛，还是治疗胸闷胸痛心悸的主要穴位。同时至阳穴的位置在上、中焦的交界处，上可助胸阳以消阴翳，下可调脾脏以祛湿退黄，在临床上也是治疗黄疸病的要穴。灵台穴，顾名思义是心灵之台，这个穴位位于两旁督俞的中央，阳气通其中，所以这个灵台穴最大的特点同样是温通心阳、理气宽胸，在临床上不仅仅可以治疗急性的胃痛让其通则不痛，而且也是治疗心肺疾病的主要穴位。同时灵台穴采用针刺泻法或者是点刺放血，可以疏泄心经的热邪，从而清心泻火，在临床上也是治疗疔疮的要穴。

> **妙招三**
>
> **胃热型疼痛**，用生白芍 30g，炙甘草 10g，鸡矢藤 30g，水煎代茶饮，同时加红糖适量调味。

刚才给大家分享的是对于急性胃痛该怎么办，那针对慢性胃痛又该怎么办呢？接下来给各位分享的第三个家庭小妙招，是针对胃热型的疼痛。什么是胃热型的疼痛？就是胃中经常会感觉到发热，同时还有诸如大便秘结、舌红苔黄或是少苔，甚至还伴随着口臭等。对这样的胃痛，推荐给大家的是一款代茶饮的方法，用生白芍、炙甘草、鸡矢藤这三味药水煎代茶饮，喝的时候可以加少量红糖来调一下口味。

我们来解释一下为什么会用这个方子，首先白芍和甘草这两味药放在一起，是来自于东汉名医张仲景在《伤寒杂病论》当中的一首非常著名的方子，叫作芍药甘草汤，原方就是由芍药和甘草这两味药组成。芍药酸寒，可以养血敛阴、柔肝止痛。甘草味甘，性平，具有一定的清热、生津、健脾益气、缓急止痛的作用。这两味药相伍在一起，可以酸甘化阴，最终起到一个调和肝脾、缓急止痛的功效。我在芍药甘草汤的基础上，又加上了一味鸡矢藤，鸡矢藤是我本人在临床中非常喜欢的一味药，这味药在中国大部分地区都很常见，也非常便宜，它具有非常好的消食、止痛、除湿、解毒的功效。我本人在临床中并不仅仅会把鸡矢藤用在治疗胃疼这样的病症当中，像有些小儿容易积食，我也经常会用到鸡矢藤，单味的鸡矢藤，比如用到20～30g来煮水代茶饮，让小孩喝下去，也会起到一个消食化积的作用。

再回到这个方子上来，我把这三味药放在一起，用芍药甘草汤来调和肝脾、缓急止痛，然后再加上鸡矢藤来消食止痛，最后加红糖，除了调味之外，其实红糖本身就具有一定的缓急止痛作用，于是针对胃热型的胃疼，或者同时伴随经常反复性发作的，这个方子组合在一起就起到了非常好的治疗作用。

生白芍

性味归经：苦、酸，微寒。归肝、脾经。

功　　效：养血敛阴，柔肝止痛，平抑肝阳。

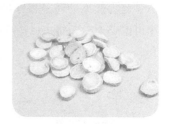

炙甘草

性味归经：甘，平。归心、肺、脾、胃经。

功　　效：补脾益气，祛痰止咳，缓急止痛，清热解毒，调和诸药。

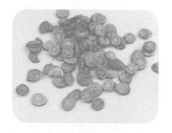

鸡矢藤

性味归经：甘、苦，微寒。归脾、胃、肝、肺经。

功　　效：消食健胃，化痰止咳，清热解毒，止痛。

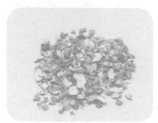

> **妙招四**
>
> 胃寒型疼痛，用陈皮15g，生姜10g，佛手15g，水煎代茶饮，同时加红糖适量调味。

接下来再讲一讲胃寒型的疼痛，胃寒型的疼痛有什么样的特点呢？就是胃部经常会有寒冷的感觉，或者说喜温喜按，经常喜欢肚子暖暖和和，疼痛起来的时候愿意按一按，按一按就会舒服一些，有些人还会伴随着呕吐或者大便稀溏、四肢不温，这样的人舌苔往往是舌淡苔白的。针对胃寒型的疼痛，给大家推荐的这款代茶饮同样是三味药组成，用陈皮、生姜、佛手这三味药水煎代茶饮，同时可以加适量的红糖来调味。

我们来分析一下这个方子。陈皮味苦，性稍温，具有理气健脾、燥湿化痰的功效。生姜味辛，性是温的，具有解表散寒、温中止呕、温肺止咳的作用，其实生姜是我们大家再熟悉不过的了，平时做饭都会用到生姜，大家也会发现我讲解的本系列家庭小妙招的内容中，有很多的小妙招都用到了生姜，这是一个药食同源的好东西，此处对于胃寒我们用生姜来温中，是非常合拍的。佛手也是性温的，具有疏肝理气、和胃止痛的作用。同样最后加红糖除了调味之外，也是利用了红糖本身就具有一定的缓急止痛的作用，况且红糖也是性温的。所以这个方子放在一起，针对胃寒型的胃疼就有了不错的疗效。最后要提醒各位的是，既然这是针对慢性的胃疼，不管是胃热型的还是胃寒型的，建议大家平时可以做代茶饮相对长时间地饮用，至少可以喝1～2周来观察疗效。

陈 皮

性味归经：辛、苦，温。归脾、肺经。
功　　效：理气健脾，燥湿化痰。

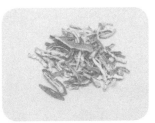

生 姜

性味归经：辛，温。归肺、脾、胃经。
功　　效：解表散寒，温中止呕，温肺止咳。

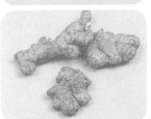

佛 手

性味归经：辛、苦，温。归肝、脾、胃、肺经。
功　　效：疏肝解郁，理气和中，燥湿化痰。

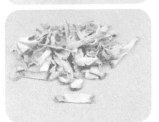

妙招五

将土豆洗净（可不去皮），加水煮熟，捣烂成糊状，服时加适量蜂蜜，清晨空腹食用，连服半个月。土豆可以和中养胃，适用于胃脘隐痛不适。

最后再给大家讲解第五个小妙招，用于我们日常的生活调养，如果你自我感觉肠胃功能不太好，时不时地就会有胃疼发生，要么是急性胃疼，要么是慢性胃疼，这就是一个很好的食疗方法。

具体做法：把土豆洗干净，不用去皮，加水把它煮熟了，捣烂成糊状，也就是捣成土豆泥，服用的时候加入适量的蜂蜜，也就是蜂蜜土豆泥。吃的时候建议大家早上空腹食用，也就是说你每天早上吃早饭的时候，可以先吃点这个蜂蜜土豆泥，每天都可以吃，因为它本身就是一个食物，所以每次吃的量也完全可以灵活掌握，连续吃上半个月、一个月、两个月都是没问题的，

土豆历来在中医当中被认为具有和胃健中的作用，而蜂蜜本身也具有补中润燥止痛的作用，所以对于胃脘部经常出现疼痛的人群，可以把蜂蜜土豆泥作为食疗的方法。

土豆（又名马铃薯）

性味归经：甘，平。归胃、大肠经。

功　　效：益气健脾，和胃健中，解毒消肿。

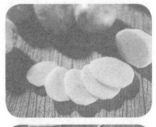

蜂　蜜

性味归经：甘，平。归肺、脾、大肠经。

功　　效：补中，润燥，止痛，解毒。

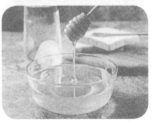

好了各位，热爱生命的人不孤单，就让他们相遇在《中医祁谈》！本讲话题就到这里，我们下一讲再见！

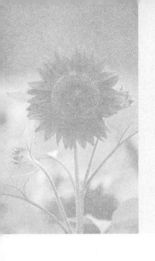

第二十五讲
女性痛经该怎么办

大家好，我是祁营洲。这里是《一起发现中医之效：祁营洲家庭小妙招讲记》，本讲要给各位讲解的是女性痛经该怎么办。

痛经是最常见的妇科病症之一。在医学中是这样定义的，痛经就是指月经前后或者是月经期出现下腹部的疼痛坠胀，同时伴有腰酸或者其他不适，严重的还会影响到生活。痛经可以分为原发性痛经和继发性痛经两大类，原发性痛经是指生殖器官没有器质性病变的痛经，举个例子，比如说子宫很好，卵巢很好，没有什么器质性的问题，这种情况下出现的痛经我们叫作原发性痛经，这种痛经基本上占临床痛经发病率的 90% 以上。那继发性痛经就很好理解了，就是由盆腔器质性疾病所引起的痛经，比如说出现子宫内膜的问题，出现子宫肌瘤等一系列器质性的问题所导致的痛经，我们叫作继发性痛经。

本讲话题是站在家庭生活小妙招的角度，不管你是什么样的痛经，我们来讲解一些简洁明快的方法来迅速缓解痛经的症状。

妙招一

针刺或者掐揉点按十七椎穴。

首先给各位分享的第一个家庭小妙招是一个非常有效的穴位，名字叫作十七椎穴，顾名思义这个穴位就在我们人体的第十七节椎体下。具体位置就在我们的腰部，后正中线上第五腰椎棘突下，因为腰椎上面还有一共十二节胸椎，所以把胸椎和腰椎一并计算的话，就是第十七椎。那第五腰椎在哪儿呢？第五腰椎就相当于我们老百姓经常所说的腰眼，就是有些人经常说腰眼疼的那个位置。再举个例子，我们每个人在掐腰的时候，比如你双手掐腰准备吵架的时候，双手放的位置，也就是左右的骨头，我们叫作髂嵴，两侧的髂嵴相平来画一条线，和我们的腰椎相交处的锥体就是第四腰椎。也就是说正常站立或者俯卧的时候，两侧的髂嵴连线的中点就是第四腰椎。这个时候你再往下数一个腰椎就是第十七椎，也就是第五腰椎了。

十七椎

定　　位：在腰部，当后正中线上，第 5 腰椎棘突下凹陷中。

临床应用：补肾温阳，理气通络，缓急止痛。

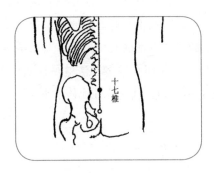
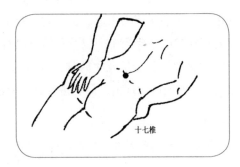

十七椎是治疗痛经非常好的经验有效穴，我在临床中直接针刺这个穴位，如果你不会针灸，就可以以指代针，掐揉点按，在这个位置掐揉点按大概 5 ～ 10 分钟就能起到非常好的缓解作用，甚至很多人的痛经可能完全就解除了。不管是什么原因引起的痛经，只要痛起来的时候都可以用十七椎穴来缓解或者消除疼痛。

为什么要选择这个穴位治疗痛经呢？这个穴位在后正中线上，是人体督脉的穴位，督脉总督一身之阳气，它是阳气之海，具有调节全身诸阳经气的功能，我们针刺或者掐揉点按十七椎穴就可以起到调节人体的阳气、通经活络的作用，于是疼痛就会得到缓解或者消失，另外这个穴位的前面刚好对应的就是盆腔和子宫的位置，所以选择这个穴位可以直捣黄龙。从西医解剖学的角度来讲，十七椎穴分布着第五腰椎的神经，并且与其他神经形成了盆丛，最终组成子宫阴道等级丛，分布于生殖器，所以针刺或者掐揉点按这个穴位，可以调节子宫的收缩，解除子宫痉挛，从而缓解或者消除痛经。

妙 招 二

用医用酒精棉球塞耳朵。

给各位分享的第二个家庭小妙招非常简单，用医用酒精棉球塞耳朵。医用酒精棉球就是已经浸泡过酒精的棉球，如果没有的话，也可以准备两样东西，一个是酒精，一个是干棉球，你自己浸泡就可以了，然后把这个酒精棉球塞入耳朵就可以了，两侧都要塞。有同学说了，酒精用多少度的呢？我们一般用的酒精是 75% 或者是

95% 的，不管哪一种都是可以的。

这个方法和第一个方法一样，可以用来临时救急。当痛经发作的时候，用这个方法往往可以立刻缓解或者很快就可以让你此次的痛经消除。但这个方法和刚才我们用十七椎穴来治疗是一样的，都是治标不治本的方法，只是临床救急，针对病因还需要继续治疗。

有人会问，用这个方法来缓解痛经，原理是什么呢？这个方法是民间流传下来的方法，说实话尽管临床这么长时间，我至今也说不出来它有效的原理是什么，但是我发现在我的临床当中，以及我给自己身边的某些女性朋友使用后，要么是得到了极大的缓解，要么是此次的月经就真的不疼了。民间有很多方法就是这么伟大，虽然没有非常明确的理由，但真是有效，于是它就可以一代一代地流传下来了。

妙招三

乌鸡白凤丸或者是八珍益母丸，一次1丸，一日2～3次。

刚才我们讲到，以上分享的这两个家庭小妙招都是针对疼痛症状的，是治标不治本的方法，从长远角度说，我们要遵循"治病必求其本"，不能每个月痛起来的时候才想办法去应急，而是要努力去治本，要努力做到以后的每一次月经都不疼痛才对。

从本质上来说，中医认为痛经的发生原因主要有两种：一是虚，二是实。

我们先来说"虚"，在中医学当中有个专门的术语，叫"不荣则痛"。"荣"的意思是滋养、灌溉的意思。女人的月经是从哪里来的呢？从胞宫，也就是我们平常所说的子宫。中医认为，"冲任两脉，皆起自于人体的胞宫。冲为血海，任为阴脉之海"。当冲任通畅，胞宫就能够募集到足够的气血，月经就能够正常到来；如果说人体的冲任不足，胞宫就失去了濡养，就会虚，就会导致痛经。这种情况我们把它理解为"不荣则痛"。

那我们再来看"实"。简单地说就是"不通则痛"，也就是说因为气血运行不畅所导致的。

以上分析完病因病机后，要给大家分享的家庭小妙招就是要从真正治病的角度来对付痛经，接下来给各位分享的这第三个小妙招是针对我们说的"不荣则痛"。不荣则痛最常见的就是虚寒型的痛经，表现为小腹的疼痛，喜揉喜按，得热痛减。还会伴有身体的怕冷，月经往往也是经血量少色淡。这种情况我们把它叫作"不荣则痛"，一般来说偏虚寒的比较多一些。针对这种情况可以选择两款中成药，乌鸡白凤丸或者是八珍益母丸。

这两款中成药是非常经典的中成药了，都具有补气养血、活血调经的作用，对于刚才我解释的虚寒型的"不荣则痛"导致的痛经，大家完全可以选择乌鸡白凤丸或者是八珍益母丸，任选其一就行了，这两个药都并不仅仅是在针对症状进行治疗，而是针对病因进行治疗。具体的服用方法，一般情况下我的建议是，在月经的前一周开始服用，一次1丸，一日2～3次，连续服用7天，然后月经到来。下一个月经周期继续，还是在月经的前一周开始服用，如此这般，连续服用若干个周期来观察疗效。

乌鸡白凤丸

功　　效：补气养血，调经止带。

临床应用：用于气血两虚，身体瘦弱，腰膝酸软，月经不调，崩漏带下。

八珍益母丸

功　　效：补气血，调月经。

临床应用：用于妇女气血两虚，体弱无力，月经不调。

> **妙招四**
>
> 当归30g，生艾叶15g，红糖60g，水煎服，分3次服用。

给各位分享的这第四个小妙招，同样是针对"不荣则痛"。这个方子其实来自于北京已故的名医蒲辅周先生，方子非常简单，蒲老把它叫作当归艾叶汤。当归艾叶汤中只有三味药，就是把当归、艾叶、红糖这三味药水煎三碗，蒲老当时建议分三次服用，同时蒲老建议可以在月经前几天就开始服用，在经期当中同样可以服用。于是按照蒲老的服用建议，那就是每一个月经周期，经前可以服用一周，经期继续服用一周。

蒲老说这个方子是主治经行腹痛，下腹凉，感觉小肚子比较寒凉，手足不温，属于血寒者，也就是刚才咱们所说的虚寒型，或者叫"不荣则痛"。

我们来分析一下这个方子。当归具有补血活血、调经止痛的作用，顾名思义就是让人体的气血各有所归，"应当归来"嘛。艾叶具有纯阳之性，它可以温经止痛、驱逐寒湿。红糖是性温的，具有温中驱寒、缓急止痛的作用，大家已经很熟悉了，药食同源。所以蒲老把这三味药放在一起治疗寒性的痛经或者说是"不荣则痛"导致的痛经，是非常合拍的。

当 归

性味归经：甘、辛，温。归肝、心、脾经。
功　　效：补血调经，活血止痛，润肠通便。

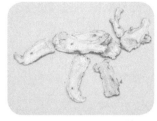

艾 叶

性味归经：辛、苦，温。归肝、脾、肾经。
功　　效：温经止血，散寒调经，安胎。

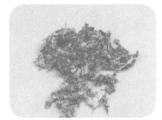

妙招五

肉桂，干姜，小茴香，各等份，研成细末（或再加适量的云南白药），用白酒或黄酒适量调成糊，敷肚脐。

接下来的这个方法同样是针对虚寒型的痛经，也就是刚才咱们讲的"不荣则痛"，这个方法是脐疗的方法，咱们在前面的讲课中也讲过，脐疗是中医外治当中极具特色的疗法。

具体方法如下：把肉桂、干姜、小茴香各等份，研成细末，取适量的白酒或黄酒调成糊之后，敷在肚脐上，然后再覆盖一个消毒的纱布。每天一次，每次3～4小时，或者根据自己皮肤的耐受程度来灵活掌握用药时间，因为这个药性偏热，有些人的皮肤比较敏感的话有可能贴上1～2小时后就不舒服了，那就提前取下来。建议同样是从经前一周开始外敷，一直到月经到来。每个月经周期都是在经前用一周，连续若干个周期。

你也可以单用云南白药适量，同样用白酒或黄酒调成糊状贴在肚脐上，用法一样，当然你也可以直接把上面那三味药再加上云南白药粉一起调成糊状，也就是说你可以分开来用，你也可以综合起来用。

这个方子中的三味药的共同作用很明确，就是散寒止痛、温通经络，所以对于虚寒型的痛经非常合拍。至于云南白药我们大家就更加熟悉了，具有活血化瘀、止血止痛的作用，所以对于痛经也会起到非常好的效果，况且经过肚脐也利于人体的吸收。

肉 桂

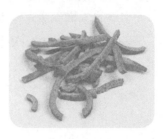

性味归经：辛、甘，大热。归肾、脾、心、肝经。

功　　效：补火助阳，散寒止痛，温经通脉，引火归原。

干 姜

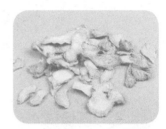

性味归经：辛，热。归脾、胃、肾、心、肺经。

功　　效：温中散寒，回阳通脉，温肺化饮。

小茴香

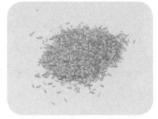

性味归经：辛，温。归肝、肾、脾、胃经。

功　　效：散寒止痛，理气和胃。

云南白药

功　　效：化瘀止血，活血止痛，解毒消肿。

临床应用：用于跌打损伤，瘀血肿痛，吐血、咳血、便血、痔血、崩漏下血，手术出血，疮疡肿毒及软组织挫伤，闭合性骨折，支气管扩张及肺结核咳血，溃疡病出血，以及皮肤感染性疾病。

妙招六

　　妇女痛经丸，一次50粒，一日两次。或者益母草颗粒，一次1袋，一日2～3次。

　　接下来的这个小妙招是针对我们讲的"不通则痛"，最常见的就是气滞血瘀型痛经，患者经前或者经期下腹部胀痛，拒按。拒按就是拒绝按压，一按更疼。经血颜色紫暗，会伴有血块，血块排下来了，疼痛就会有所缓解。同时可能伴有经期的胸胀、乳房胀等，这种情况就是"不通则痛"所导致的痛经。针对这种情况，给大家分享两款中成药，分别叫作妇女痛经丸和益母草颗粒。

这两款药同样非常经典，都具有活血调经止痛的作用，我的建议同样是从经前一周开始服用，一直到月经到来。建议服用量：妇女痛经丸，一次 50 粒，一日两次；或者是益母草颗粒，一次 1 袋，一日 2 ～ 3 次。每个月经周期都是在经前服用一周，连续服用若干个周期。

妇女痛经丸

功　　效：活血，调经，止痛。

临床应用：用于气血凝滞，小腹胀疼，经期腹痛。

益母草颗粒

功　　效：活血调经。

临床应用：用于血瘀所致的月经不调、产后恶露不绝，症见月经量少、淋漓不净，产后出血时间过长；产后子宫复旧不全见上述证候者。

妙招七

速效救心丸，4 ～ 6 粒舌下含服。

针对"不通则痛"，最后再给大家分享一个小妙招，就是用速效救心丸。很多人都知道，速效救心丸是治疗心脏疾病的药，其实它也可以快速缓解痛经。也就是说当痛经发作的时候，尤其是针对那些气滞血瘀型的痛经，每次的月经都是有很大的血块，月经的颜色也都是发暗发紫，同时伴随小腹或者乳房的胀痛，这种气滞血瘀型的痛经发作的时候，可以用速效救心丸 4 ～ 6 粒舌下含服，一般情况下 15 分钟左右就可以缓解疼痛。

我们大家都知道速效救心丸往往用于气滞血瘀所导致的冠心病、心绞痛等，正是因为速效救心丸具有行气活血、祛瘀止痛的作用，所以针对气滞血瘀导致的痛经同样可以起到迅速缓解的效果，因此生活中要救急的话，也可以选择速效救心丸。

速效救心丸

功　　效：行气活血，祛瘀止痛，增加冠脉血流量，缓解心绞痛。

临床应用：用于气滞血瘀型冠心病，心绞痛。

本讲话题一共给大家讲了七个不同的方法，有治标的方法，也有治本的方法，我们也详细分析了痛经的病因病机，希望本讲不仅可以帮助大家在真正需要的时候救急，同时也可以认识病因进行针对性的治疗，既要治标还要治本。同时我必须要提醒的是一些老生常谈的话，那就是每一位痛经的人都应该知道，在月经期间一定要少贪凉，注意保暖。当然如果以上方法对你都不管用的话，那就需要去请医生进行更为系统性的治疗了，希望本讲内容能够带给那些痛经的女性温暖和光明。

好了各位，热爱生命的人不孤单，就让他们相遇在《中医祁谈》！本讲话题就到这里，我们下一讲再见！

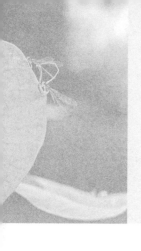

第二十六讲
口腔溃疡该怎么办

大家好，我是祁营洲。这里是《一起发现中医之效：祁营洲家庭小妙招讲记》，本讲要给各位讲解的是口腔溃疡了该怎么办。

相信很多患过口腔溃疡的人都有这样的体会，一个小小的溃疡看起来不起眼，但却极其影响正常生活，吃饭受影响，说话受影响。许多人在治疗上是清火药、消炎药齐上阵，但效果却不理想。

其实口腔溃疡并不完全是大家普遍所认为的上火导致，单就上火而言，这个火也有实火和虚火之分，如果一味只是服用清热泻火的药，很多时候是雪上加霜。有的人一吃清热泻火药，不但口腔溃疡没有好，反倒消化不良甚至开始拉肚子了。而在生活当中，很多人又的确很难区分自己到底是什么火所导致的，所以本讲话题更多的是要给大家分享一些外用的方法，不会让大家有不良的反应。

> **妙招一**
>
> 口腔溃疡漱口方，用生蒲黄15g（包煎），五倍子15g，生甘草15g，水煎漱口，不拘次数。

分享的第一个家庭小妙招，是我个人非常青睐的，我把它叫作口腔溃疡漱口方，这个方子是我本人自拟的方子，而且是屡试不爽的方子。用生蒲黄、五倍子、生甘草这三味药各15g水煎，煎出一大碗备用即可，然后拿这个水去漱口，不限次数每天多次去漱口就可以了。因为生蒲黄是一个粉末，在煎煮的过程中，建议把生蒲黄包起来，当然你把这三味药包在同一个纱布包当中也是可以的。

我们来分析一下这个方子，生蒲黄是化瘀止血的，它既可以化瘀又可以止血，还具有利尿的作用。当你口腔溃疡的时候，溃疡的地方会肿，就需要去活血化瘀，于是用生蒲黄就比较合拍了。同时生蒲黄还具有止的作用，止这个作用是干什么呢？你口腔溃疡的地方可能会越来越烂，烂得越来越大，蒲黄具有的止的作用，就是具有收敛之性，可以收敛你的疮口，不让它再继续烂下去。生蒲黄还具有利尿的作用，当口腔溃疡时，我们认为是有热邪上炎，需要让这股热邪从小便而走。所以生蒲黄用在这个地方，可以一举三得，它既在局部活血化瘀消肿收敛了，还可以利尿，另外我讲了生蒲黄是小粉末，在煮的时候要用一个小布包包起来，要不然就会糊锅了。

生甘草味甘性平，可以归心经、肺经、脾经、胃经，可调和诸药，生的甘草具有一定的清热解毒的作用，还可以补脾益气、缓急止痛。当口腔溃疡的时候，你需要一些清热解毒的药，此时我们用到生甘草。甘草分为生甘草和炙甘草两种，炙甘草偏向于补中益气，生甘草偏向于清热解毒，此处我们用的是生甘草。

五倍子是非常好的一味药，在临床当中用得很多，但是也用得非常纠结，为什么呢？咱们先来讲讲它的功效，五倍子的功效有敛肺降火、收湿敛疮，当你发现"收湿敛疮"这四个字的时候，是不是觉得这味药真的是再贴切不过了？当口腔溃疡的时候，它来帮你收湿敛疮，促进疮面的愈合，在外用方面是非常强悍的，所以我说了经常会用到它，比如说身体出现伤口或创面的时候，单用五倍子研成细末撒下去，都会有比较不错的效果。但为什么用得也比较纠结呢？因为五倍子的味道非常涩，即便你用来漱口，嘴巴和牙齿中还是会觉得很涩，所以建议大家外用漱口就可以了，不必内服。

这个方子煮出来后，味道闻起来是清香的，大家可以自己尝试一下就知道了，闻起来非常清香感觉很好，当你口腔溃疡的时候，不管是什么情况导致的，都可以先采用这个漱口的方子。

生蒲黄

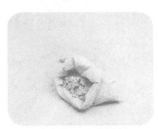

性味归经：甘，平。归肝、心包经。

功　　效：化瘀，止血，利尿。

五倍子

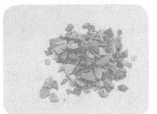

性味归经：酸、涩、寒。归肺、大肠、肾经。

功　　效：敛肺降火，止咳止汗，涩肠止泻，固
　　　　　精止遗，收敛止血，收湿敛疮。

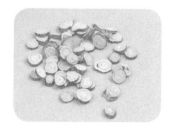

生甘草

性味归经：甘，平。归心、肺、脾、胃经。

功　　效：补脾益气，祛痰止咳，缓急止痛，清
热解毒，调和诸药。

⬡妙⬡招⬡二⬡

用浓茶漱口。

这个方法非常简单，就是用浓茶漱口，不管什么茶叶都是可以的，用泡好或煮好的浓茶，不管是热的还是凉的都可以，多次反复漱口就可以了。

这个方法的原理是什么呢？因为茶叶不仅含有丰富的维生素 C 和维生素 B_2，而且含有大量的单宁，临床药理学研究也发现，浓茶不仅具有消炎杀菌、促进蛋白凝固的作用，还具有收敛、促进溃疡面愈合的作用。如果说你在出差中，买药也不方便，刚才讲的第一个小妙招用起来不太便捷的话，就可以用浓茶来漱口，简便易行。

⬡妙⬡招⬡三⬡

柿饼霜适量，研敷患处。

接下来的这个方法，是用到柿饼霜。我相信柿饼大家都应该非常熟悉了，在市场上都能够买得到，我们用到的是柿饼上面的那个霜，用柿饼霜适量去外敷这个溃疡面。

我们可以解释一下柿饼霜。柿饼是我们大家很熟悉的，就是我们吃的那个柿子去湿加工制作而成的一种干果，这样有利于保存。但是你买来柿饼会发现，在柿饼的表面通常覆盖一层薄厚均匀的白霜，这个白霜是什么呢？是果肉干燥时，随水分蒸发而渗出来的葡萄糖和果糖的凝结物，在中药当中我们把它叫作柿霜。它类似于我们吃过的蜜饯外面的一些糖浆，它一般被认为是柿饼的精华。

在中医理论中，认为柿霜味甘、性凉，可以归心、肺、胃经，擅长润肺止咳、生津利咽、止血。临床经常把柿霜用于肺热燥咳、咽干喉痛、口舌生疮、消渴等不同的症状。所以大家可以买来柿饼，把柿饼上面的柿霜刮下来，拿去涂抹口腔溃疡面就可以了。

柿　霜

性味归经：甘，凉。归心、肺、胃经。

功　　效：润肺止咳，生津利咽，止血。

> **妙招四**
> 五倍子、冰片按照4：1的比例共研细末，敷于患处，每日多次。

接下来的这个小妙招用到了两味药，五倍子和冰片。用法如下：把五倍子和冰片按照4：1的比例研成细末备用就可以了，用的时候取适量敷于患处，每天可以敷多次。

我们同样来分析一下方子，五倍子刚刚已经讲完了，不再赘述。冰片其实我们在前面的课中也讲过，再次回顾一下，冰片味辛、苦，性稍寒，是清香宣散的，具有清热止痛、开窍醒神、消肿生肌、明目退翳的功效。所以把这两味药放在一起外用治疗口腔溃疡的效果也非常好。

冰　片

性味归经：辛、苦，微寒。归心、脾、肺经。

功　　效：开窍醒神，清热止痛，消肿生肌、明目退翳。

> **妙招五**
> 六神丸，若干粒，研成细末，外敷于患处。或者再加入云南白药粉适量，外敷于患处。

接下来的第五个小妙招用到了一款中成药，名字叫六神丸。这个中成药很多人认为是内服的，其实这款中成药同样是可以外用的。

具体用法：取六神丸若干粒，研成细末外敷于患处，每天可以敷多次。你也可以在六神丸细末的基础上，再加入一些云南白药粉，云南白药大家也非常熟悉了，把云南白药粉末跟它混在一起，外敷患处就可以了。

这个六神丸是享誉国内外的著名中成药品牌，已经有百年的历史了，六神丸的成分都是一些现在看来比较名贵的药材，由牛黄、珍珠、蟾酥、雄黄、麝香、冰片这六味药配制而成。它为什么叫六神呢？六味药嘛。为什么叫神呢？因为它的功效非常神速而又显著。六神丸具有强大的清热解毒、消肿止痛的作用，所以可以外用治疗口腔溃疡。云南白药我们在前面的课中已经讲过，具有化瘀止血、活血止痛、解毒消肿的功效。在使用时你可以单用六神丸，也可以把六神丸和云南白药混在一起，研成细末之后敷在口腔溃疡的位置就可以了。

■ 六神丸

功　　效：清凉解毒，消炎止痛。

临床应用：用于烂喉丹痧，咽喉肿痛，喉风喉痈，单双乳蛾，小儿热疖，痈疡疔疮，乳痈发背，无名肿毒。

■ 云南白药

功　　效：化瘀止血，活血止痛，解毒消肿。

临床应用：用于跌打损伤，瘀血肿痛，吐血、咳血、便血、痔血、崩漏下血，手术出血，疮疡肿毒及软组织挫伤，闭合性骨折，支气管扩张及肺结核咳血，溃疡病出血，以及皮肤感染性疾病。

> 妙 招 六
>
> **吴茱萸适量研末，醋调外敷足心。**

接下来的这个方法同样是外敷，但外敷的是足心，外敷足心其实是中医当中的特色了。

具体操作如下：将吴茱萸适量研成细末，加适量的醋调成糊状，然后摊在一个双层的纱布上，分别外敷于左右足心，最后用一个绷带绑起来固定。也可以直接把这个糊摊在伤湿止痛膏上，贴在足心上。建议一般是在晚上临睡前操作，第二天早上起来取下来就可以了，每日1次，一般情况下2～3天后症状就可大幅度减轻甚至逐渐痊愈。

我们来讲讲这个方法的原理，吴茱萸是性温的，具有散寒止痛、降逆止呕、助阳止泻的功效。用醋调吴茱萸粉贴足心，取其"引火归原""上病下取"之意。口腔溃疡，往往上面有一定的虚火，在治疗的时候我们把上面的虚火引下来，这就叫

"引火归原"或者"上病下取"。

大家是否还有印象，我们曾经在讲解治疗小儿夜啼的时候，也讲过这个方法，就是吴茱萸用米醋来调成糊状贴足心可以治疗小儿夜啼，也是因为它的主要功效是可以引热下行。另外我们用吴茱萸粉贴足心，贴的其实是足少阴肾经的涌泉穴，从经络理论讲，涌泉穴本身可以滋阴降火，但具体贴的时候只要贴在足心的区域就可以了。

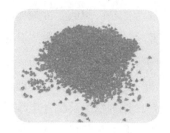

吴茱萸

性味归经：辛、苦，热。有小毒。归肝、脾、胃、
　　　　　肾经。

功　　效：散寒止痛，降逆止呕，助阳止泻。

涌　泉

定　　位：在足底部，屈足卷趾时前部凹陷处，约当足底（去趾）前1/3凹
　　　　　陷处。

临床应用：开窍醒神，泻火滋阴。

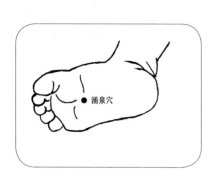

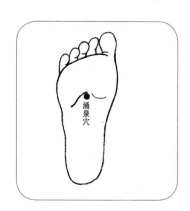

妙招七

口腔溃疡代茶饮，用佩兰10g，白术20g，车前草15g，代茶饮。

不得不说的是，以上给各位分享的一些治疗口腔溃疡的方法，基本都是治标不治本的，就是当口腔溃疡的时候我们可以用来缓急止痛，用来救急的。

接下来我们有必要好好分析一下真正的病因，从本的角度来考虑，你为什么总是反复发作口腔溃疡呢？这是一个非常快节奏的时代，在这个时代当中很多人经常非常焦躁，容易上虚火。这又是一个让人比较容易虚的时代，正是因为很多人在这个节奏极快的生活当中活得比较焦躁，于是就容易消耗过大而导致很多问题，总之就是本身有虚作为一个根基，又加上了一些火热，于是虚火往上飘，最终导致口腔溃疡的情况。

在当今社会中，很多人的口腔溃疡不是真正的上火，他们伸舌头看的话，会发现舌体是胖大的，舌头伴有齿痕，其实这就是体内有湿的表现。往往很多人得口腔溃疡的时候，他的湿气会更大，自己感觉身上非常困、重、懒，不想动，感觉自己的脾胃功能也弱了。因为中医讲脾胃是运化水湿的，当脾胃功能弱了，不能够运化水湿，就会导致湿郁体内，于是很形象地来讲，这个舌头就像是泡在水里一样，我发现这种情况反倒是当今社会中出现的最常见的情况。所以接下来就给大家分享一款口腔溃疡的代茶饮，平时可以喝，用来治疗，或是预防，或者减少口腔溃疡发病的概率。

这个方子用到三味药，分别是佩兰、白术和车前草，把这三味药水煎代茶饮就可以了，很简单。咱们先来讲讲佩兰，在端午节的时候，很多人都会去做一些香囊，佩兰就是香囊当中必备的一味材料，因为佩兰是芳香的，能行、能通、能散，具有芳香化湿、醒脾开窍的作用。那散什么呢？但凡你有湿的时候，它就可以通过芳香之气，相当于吹过来了一股轻柔的风，把这股湿化走，这在中医当中叫芳香化湿。当芳香之性能行能散的时候，它也就具有了醒脾的作用。醒这个字用得非常形象，当脾胃功能迟钝的时候，可以用芳香化湿药，帮助脾胃醒一醒，脾胃醒来了，就可以胃口大开了，或者平时我们拿佩兰去闻一闻也会有精神焕发的感觉，这都体现的是一个醒字。

第二味药是白术，白术的功效通俗来讲最主要的就是健脾燥湿，这个湿从哪来呢？就是从脾胃中来，因为脾虚能生湿，那么治疗的关键就是要健脾燥湿，所以我们用了白术。

第三味药是车前草，车前草的主要功效是利尿清热。第一是在有湿的时候，或者说湿郁化热的时候，我们用车前草来帮助清热；第二是通过车前草的利尿功效，让这个虚火从小便而走。同时车前草是一味药食两用的药材，很安全，夏天路边沟沟坎坎的地方，都有车前草的身影，大家也可以采点晒干备用，中药房也都可以买得到，也很便宜。

总之这个代茶饮的方子，目的是为了健脾燥湿、清热通利，是从根本上试图去解决口腔溃疡，况且操作起来也很方便，直接水煮代茶饮就行了。

佩 兰

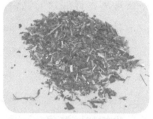

性味归经：辛，平。归脾、胃、肺经。

功　　效：芳香化湿，醒脾开窍，解暑。

白 术

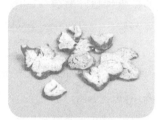

性味归经：甘、苦，温。归脾、胃经。

功　　效：益气健脾，燥湿利水，止汗，安胎。

车前草

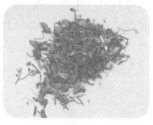

性味归经：甘，微寒。归肝、肾、肺、小肠经。

功　　效：利尿通淋，渗湿止泻，明目，祛痰，
　　　　　 清热解毒。

妙招八

对于反复性的口腔溃疡，每天用5g肉桂泡水代茶饮服，愈后继续再喝3～5天。

接下来我们再讲一个方法，有些人总是容易反复发作口腔溃疡，几乎每个月都会犯病，这个方法也很简单，就是用到一味药——肉桂。肉桂是我们大家非常熟悉的中药，药房也都可以买得到，每天用5g的肉桂泡水代茶饮服，一般情况下你喝个几天之后症状就会逐渐改善。

对于反复性的口腔溃疡，我们该怎么认识呢？中医讲，新病多实，久病多虚。反复性的口腔溃疡在临床上往往是虚寒为主，这个结论对于很多人来说有点颠覆了，因为很多人一般都认为口腔溃疡了就是上火了，怎么还会是虚寒呢？虚寒怎么也会引起口腔溃疡呢？其实道理并不复杂，寒邪郁在一起也是可以化热的，然后这种热向上熏蒸当然可以导致口腔溃疡。也正是因为很多人想不到这一步，于是在生活中，只要一遇到口腔溃疡，就是一味地清热解毒，结果对于这种虚寒型的反复口腔溃疡，反倒是雪上加霜。所以，我再次给大家一个结论，口腔溃疡的成因可以是热也可以是寒。再回到这个寒上来讲，这个寒往往是脾胃的虚寒，因为脾胃虚寒，也加剧了

脾主运化的障碍，于是也就导致了水湿内停，最终湿和寒郁在一起，郁而化热。对于这种虚寒性的口腔溃疡，在治疗时就需要用到一些温热的药，把这个虚火往下引，而不是直接清热解毒，所以我的这个处方是每天用 5g 的肉桂泡水代茶饮服，一般情况下喝上几天，口腔溃疡逐渐就会好转。我的建议是，当口腔溃疡彻底痊愈之后，继续再喝上 3～5 天巩固一下。

有人说，我知道肉桂是大辛大热的，用不好的话会不会火上浇油？到底什么样的反复性口腔溃疡应该用到肉桂呢？鉴于大家不是大夫，我给大家一个非常明确的评判标准，只要你发现自己的舌苔不是黄的，舌体是胖大的，同时舌头又不是非常红，你就可以用肉桂来泡水饮用。

中医认为肾属水，肾水在下；心属火，心火在上。肾水上升以济心火，心火下降以温肾水，这就叫心肾相交。如果心肾不交，心火就可能炎上，心又开窍于舌，所以就有可能会出现口腔溃疡。但这是一种虚火，其实根本的病因反倒是肾水寒凉，导致了心火不降，所以这个时候用肉桂的目的一是温补肾阳，二是引火归原，一举两得。肾阳得温，脾阳也会随之温暖起来，这在中医当中也叫益火补土法，就是温肾火来补脾土。

肉 桂

性味归经：辛、甘，大热。归肾、脾、心、肝经。

功　　效：补火助阳，散寒止痛，温经通脉，引火归原。

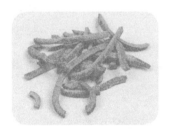

本讲我们讲了很多知识，给大家讲解了很多的外用方法，最后的第七个小妙招和第八个小妙招，是站在从本质来治疗的角度给大家讲解。

但我必须还要再说的是，其实口腔溃疡在很大程度上与个人的身体素质有很大的关系，往往是那些饮食不规律，又胡吃海塞作息不规律的人易患，还有的人是只要精神一紧张就会发生口腔溃疡。我在临床当中还发现有相当一部分人的口腔溃疡和家族遗传有关系，比如说他的父辈和祖辈会经常反复发作口腔溃疡，那么到他这一辈也免不了会发生口腔溃疡。对于这样的情况，我一般都会提醒病人注意改善自己的生活方式，同时对于和家族遗传有关系的任何疾病，我们也只能努力去减少发病的频率和减轻发病的症状，如果想根治恐怕是不太容易的。

好了各位，热爱生命的人不孤单，就让他们相遇在《中医祁谈》！本讲话题就到这里，我们下一讲再见！

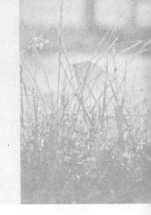

第二十七讲
咳嗽该怎么办

大家好，我是祁营洲。这里是《一起发现中医之效：祁营洲家庭小妙招讲记》，本讲要给各位讲解的是咳嗽了该怎么办。

咳嗽是呼吸系统最常见的疾病，也是呼吸系统病患表现出来的主要症状。也就是说咳嗽既是一种疾病，也是一种症状。中医认为咳嗽主要是肺脏疾患的表现，但是其他的脏腑也能影响到肺，最终导致咳嗽，所以中医有句话说得好，叫"五脏六腑皆令人咳"。什么意思呢？心、肝、脾、肺、肾不同的脏腑功能失调都有可能导致咳嗽。但不管怎么样，都是最终影响到了肺的宣发和肃降的功能。这里又出现了两个非常著名的表达，宣发和肃降。这是中医学当中对肺的生理特性的固有表述，中医认为肺是主气司呼吸的，肺主气有两个趋向性，一个是宣发，一个是肃降。在趋向性上，一个是向上的，一个是向下的，一个是向外的，一个是向里的。当宣发和肃降达到了相互协调平衡状态，肺的气机就是正常的。如果肺的宣发或肃降出问题了，都有可能导致咳嗽。接下来本讲话题将站在家庭小妙招的角度，分享一些不同的小妙招。

首先给大家一个简单的分类。对于不懂医的人员来说，最简单的方法是把咳嗽分为无痰咳嗽和有痰咳嗽。另外，关于有痰的咳嗽，还可以根据痰的颜色进一步区分，分为咳嗽痰色偏白和咳嗽痰色偏黄。

妙招一

针对干咳无痰，用梨和白萝卜各等份，水煎代茶饮。

首先要给各位讲解的第一个家庭小妙招是针对干咳无痰的。所谓干咳无痰就是你总是干咳没有痰，同时可能还伴随有咽干口渴，或者咽喉疼痛。对于干咳无痰的情况，推荐给各位的家庭小妙招非常简单，用梨和白萝卜各等份水煎代茶饮就可以了。

如此简洁明快的方法，为什么会有效？梨，多汁、能解渴，可以养阴，我们干咳的时候，就可以选择用梨来养阴。白萝卜具有化痰降气、解毒通便的功效，它可以顺气，让气往下走。这个方子的功效一是为了养阴润燥，二是为了顺气，往下增强肺部的肃降功能。肺气往下降了，咳嗽自然就好了。

梨

性味归经：甘、凉，微酸。归肺、胃经。

功　　效：生津润燥，清热化痰。

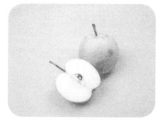

白萝卜

性味归经：辛、甘，凉。归肝、胃、肺、大肠经。

功　　效：清热生津，凉血止血，下气宽中，消
　　　　　食化滞，开胃健脾，顺气化痰。

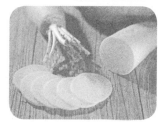

> 妙招二
>
> 针对咳嗽痰黄，用川贝枇杷膏，一次 10 ～ 20mL，一日两次。

第二个小妙招是针对咳嗽痰黄，推荐给大家一款使用非常便利的中成药，叫作川贝枇杷膏。建议大家在服用的时候，一次用 10 ～ 20mL，一天 2 次。

这款中成药非常经典，它的功效是清热宣肺、化痰止咳，可以用于因风热犯肺、痰热内阻所导致的咳嗽痰黄，或者说是咳痰不爽，咽喉肿痛，甚至还出现胸闷、胀痛等症状，总之当咳嗽痰黄的时候，大家完全可以选择这款中成药。

川贝枇杷膏

功　　效：清热宣肺，化痰止咳。

临床应用：用于因风热犯肺、痰热内阻所致的咳嗽痰黄或咯痰不爽、咽喉肿痛、
　　　　　胸闷胀痛；感冒、支气管炎见上述证候者。

> 妙招三
>
> 针对咳嗽痰白，用橘红痰咳液，一次 10 ～ 20mL，一日两次。

给大家分享的这第三个小妙招，是针对咳嗽痰白的情况，同样推荐给大家一款使用方便的中成药，叫橘红痰咳液。这款中成药也是非常经典了，在服用的时候建议一次 10 ～ 20mL，一天 2 次。

这款中成药具有理气祛痰、润肺止咳的作用，是针对那些咳嗽痰色偏白，或者是咽喉炎引起的痰多咳嗽同时痰色偏白的。以上是给大家分享了三个非常简洁明快的小妙招，根据咳嗽有痰无痰以及痰的颜色来区分。

橘红痰咳液

功　　效：理气化痰、润肺止咳。

临床应用：用于痰浊阻肺所致的咳嗽，气喘，痰多；感冒、支气管炎、咽喉炎。

除了以上根据痰来区分咳嗽，我们在一般情况下还可以通过风寒、风热的角度来区分咳嗽。常态下风寒型的咳嗽就是咳嗽咽痒，痰液呈稀薄色白的状态，也有可能会伴随发热恶寒、打喷嚏或者是头痛身痛等症状。同时，风寒型的咳嗽舌苔往往是薄白，如果发现了以上的症状，基本上就可以按照风寒型咳嗽去治疗了。那什么叫风热型的咳嗽呢？风热刚好是相反的，风热咳嗽的表现是咳痰色黄，同时可能出现咽痛口渴，一般舌苔是发黄或者薄黄的。其实当咳痰色黄的时候，往往提示风热咳嗽会更多一些；当咳痰色白的时候，风寒咳嗽会更多一些。

好的，我们既然把咳嗽从风寒和风热的角度来区分了，接下来就要针对风寒和风热两种不同的类型给大家推荐不同的代茶饮。

> **妙招四**
>
> 针对风寒咳嗽，用白萝卜适量，连须的葱白5～6根，生姜4～5片，水煎代茶饮。

给各位分享的第四个小妙招就是针对风寒型的咳嗽，同样是选择药食两用的东西。取白萝卜适量，连须的葱白5～6根，生姜4～5片，把这三样东西水煎代茶饮。

咱们同样来讲讲机理。葱和姜都是辛温发散之物，具有发散的效果，可以用来驱散风寒。白萝卜可以润肺养阴，化痰降气，也有解毒通便的功效。虽然这个食疗的方法很简单，但是针对风寒型的咳嗽完全可以作为家庭生活中第一级的处理，同时这个方法还非常安全。

葱　白

性味归经：辛，温。归肺、胃经。

功　　效：发汗解表，散寒通阳。

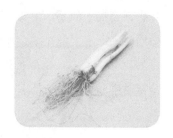

生 姜

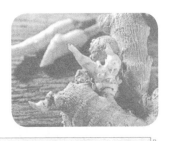

性味归经：辛，温。归肺、脾、胃经。

功　　效：解表散寒，温中止呕，温肺止咳。

> **妙招五**
>
> 针对风热咳嗽，用梨 1 个，连须的葱白 5～6 根，冰糖适量，水煎代茶饮。

这第五个小妙招针对的是风热型的咳嗽，给大家提供的代茶饮是用梨 1 个，连须的葱白 5～6 根，冰糖适量，水煎代茶饮。这同样是一个食疗的方子，葱具有发散之效，咱们就不讲了，梨具有润肺止咳的作用，同时还有一定的清热功效。咱们再解释一下冰糖，中医认为冰糖具有润肺止咳、清热化痰的作用。所以说你把这三样东西放在一起水煎代茶饮，就可以用来治疗因风热所导致的咳嗽。

> **妙招六**
>
> 针对咳嗽伴有咽痒，桔梗 10g，炒杏仁 10g，炒牛蒡子 10g，水煎代茶饮。

接下来我们针对咳嗽伴随的一些不同症状继续讲解，希望在本讲话题中把生活中遇到的咳嗽一网打尽。

分享的这第六个家庭小妙招是针对咳嗽伴随咽痒，这种情况下不管你是什么样的咳嗽，不管是风寒型咳嗽还是风热型咳嗽，只要咳嗽伴随有咽痒，或者是只要咽痒就会加重咳嗽，像咽炎、扁桃体炎、上呼吸道感染，或者各类咳嗽而伴随有咽痒或者咽痛的，针对这种情况分享一个非常有效的代茶饮，用桔梗、炒杏仁和炒牛蒡子放在一起水煎代茶饮。

我们来分析一下这个方子。桔梗是利咽排脓祛痰的，杏仁是降肺止咳的，牛蒡子具有解热散结消肿的作用，最重要的是它可以利咽排痰。临床上牛蒡子尤其适用于那种咽痒咽痛的症状，我在临床治疗咳嗽的时候，凡是病人说感觉嗓子经常痒，而且咽痒会加重咳嗽，我也经常会用到炒牛蒡子。

把这三味药合用，可共同起到祛痰、利咽、止咳的作用，但是这个代茶饮虽好，我必须要提示的是，牛蒡子的药性偏凉，具有通利大便的作用，如果这个时候你咳嗽同时又兼有大便秘结，那就再好不过了。但如果相反，对于那些肠胃不好、经常容易拉肚子的人，就应该酌情减量了，比如说你可以减到 5g，你也可以在这个代茶饮基础之上，适当加上一些温中健脾的药，比如可以加上几片生姜，也可以加上

3～4g 的干姜，总之我们大家在用药的时候要学会灵活掌握。

桔　梗

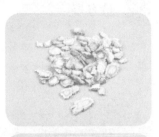

性味归经：苦、辛，平。归肺经。

功　　效：宣肺，祛痰，利咽，排脓。

炒杏仁

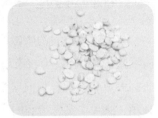

性味归经：苦，微温。有小毒。归肺、大肠经。

功　　效：止咳平喘，润肠通便。

炒牛蒡子

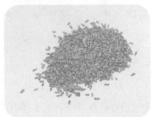

性味归经：辛、苦，寒。归肺、胃经。

功　　效：疏散风热，宣肺祛痰，利咽透疹，解
毒消肿。

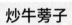

妙招七

针对感冒后久咳不愈，用款冬花 20g，加入适量冰糖，水煎代茶饮。

　　现实生活中也有一些人是感冒后，经过一系列的治疗最终好了，但是咳嗽反倒久治不愈，这个时候该怎么办？针对久咳不愈分享给大家一个小妙招，用款冬花加冰糖煮水代茶饮。我们去药房买款冬花的时候，一般情况下会有两种，一种是生款冬花，一种是炙款冬花，不管你用生的还是炙的都是可以的。买过来 20g 款冬花再加入冰糖适量，把这两样东西放在一起水煎代茶饮，可以早晚空腹各服用 1 次，也可以一天当中就当水喝了。这个非常简单的代茶饮可以治疗感冒之后的久咳不愈。

　　我们来分析一下机理，冰糖刚才咱们已经讲过了，不再赘述。款冬花味辛、微苦、性稍温，归肺经，具有润肺下气、化痰止咳的作用，对于新的咳嗽或者久的咳嗽都可以治疗，还可以治疗气喘等情况。所以当你咳嗽很长时间了，久咳不愈的时候可以采用这款代茶饮。

款冬花

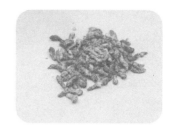

性味归经：辛、微苦，温。归肺经。

功　　效：润肺下气，止咳化痰。

> **妙招八**
>
> 针对夜间咳嗽，口含生姜。

有人说了，我的咳嗽非常有特点，白天还好，一到晚上就咳嗽加重。针对夜间咳嗽这样的特点，有没有解决方法呢？这种情况下的小妙招，就是口含生姜。

大家会发现，咱们这整套课程中多次讲到生姜，生姜是我们生活中既可以拿来食用，又可以拿来治病的一个药食两用的好东西。生姜味辛、性温，具有解表散寒、温中止呕、温肺止咳、降逆止呕的作用，也就是说生姜是一味发散风寒的药物，其实一般情况下，大多数的咳嗽都是因为前期受了风寒，而生姜正好是能够散发寒气，祛痰解毒的。

具体做法如下：将生姜洗干净，先切去一小块，使生姜有个平面的切口，再切一到两毫米厚的薄片备用即可。晚上睡觉的时候，将 1～2 片生姜含在嘴里，含到我们腮帮的一侧或者两侧，开始的时候你会感觉到嘴里有些辛辣，但过一会儿就会逐渐适应了，可以半夜吐出来，也可以第二天早上起床的时候吐出来。在口含生姜的过程中，如果说嗓子发痒要咳嗽，可以用牙齿轻轻咬咬生姜，让姜汁与自己的唾液一起慢慢咽下，姜汁通过咽部时，能够抑制嗓子的发痒，减少咳嗽。这个方法非常简单，每个人都可以操作。

除了夜咳可以用生姜，其实对于白天的咳嗽也可以用。白天口含姜片，我建议你还可以把生姜慢慢嚼碎咽下去。同样把生姜切成片，放在口里边慢慢嚼碎咽下，建议一定要选择有辣味儿的，辣味儿越大的生姜效果会越好。这个方法尤其对于咳嗽新起，病程较短，或者是咳嗽声音响亮者效果比较好。

刚才咱们讲了生姜性温，具有发散风寒、化痰止咳、降逆止呕的作用。但是必须要提醒大家的是，正是因为生姜性温，所以对于咳嗽有痰，且痰的颜色发黄，甚至是黏稠状，也就是说内热比较重的人，生姜就不适合了。

> **妙招九**
>
> 用伤湿止痛膏贴在天突穴上，每日一换，连续用 2～3 天。

前面我们讲的都是内服的方法，接下来给大家分享两个外用的方法治疗咳嗽。这个方法是用伤湿止痛膏，还用到一个穴位，叫天突穴。

具体方法如下：把伤湿止痛膏剪成四方块或者是小圆片，贴在天突穴上，每日一换，连续 2～3 天，这个方法同样可以起到不错的止咳功效。天突穴非常好找，在我们的任脉上，也就是前正中线上，胸骨上窝中央的凹陷处就是天突穴。

天突穴，天，指上，有高之意；突指突出，又指烟囱。天气通于肺，本穴如肺气出入之灶突，能通利肺气，故名天突。这个穴位能够降逆化痰、清利咽喉、通利肺胃，是临床上治疗肺胃疾患的常用穴，更是治疗咽喉疾病的要穴。

至于伤湿止痛膏，我们在前面的篇章中已经讲过了，用在此处也是利用伤湿止痛膏的气味比较浓烈，具有芳香走窜、开窍的功效，可以更好地达到疏通经络、调理气血、调整脏腑功能的效果。

总之，我们用这个外用的方法，非常简单，不仅可以止咳，同时还具有宽胸理气、化痰的功效，尤其对于那些不太喜欢吃药，或者是灌不进去药的小孩子，可以使用。

天 突

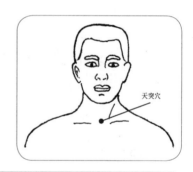

定　　位：在颈部，当前正中线上，胸骨上窝中央。

临床应用：降逆化痰、清利咽喉、通利肺胃。

妙招十

用一粒白芥子置于少商穴上，用胶布固定。

最后我们再分享一个外用的方法，也很简单。这个方法用到了一味中药白芥子和一个穴位叫少商穴。白芥子药店都可以买得着，非常便宜，两毛钱的就够了，我们在药房买到的白芥子，一般情况下都是炒白芥子，本法不管用生的炒的都是可以的。少商穴在大拇指上，是人体肺经的穴位，在我们拇指末端的桡侧，指甲根角侧上方 0.1 寸。

具体操作如下：用一粒白芥子，准确地放在少商穴上，用胶布固定就可以了，每天可以经常按压刺激这个穴位。建议你在操作的时候，可不要傻傻地先在手上放白芥子然后再贴胶布，你应该反过来，比如先把白芥子粘在白色的医用胶布上，再对准少商穴一贴就可以了。

这个方法不仅用到了穴位的作用，还用到了药物的作用。

我们来解释一下少商：少，指小的意思；商，指五音之一，肺音为商；此穴为肺经井穴，所出为井，是说手太阴肺经脉气外发似浅小水流，故名。在临床上是治疗神志突变、意识昏迷等阳实郁闭之证的急救常用穴和喉科要穴之一，它具有清肺利咽、开窍醒神的作用，其疏通、条达、开泄之作用较强，善清肺泻火，驱邪外出，治疗外感风热郁遏肺经之咳嗽气喘，郁遏鼻、咽之咽喉肿痛、鼻衄等。当急性咽喉肿痛的时候，可以用双手去掐少商穴，同样可以起到不错的缓解作用，当然你如果比较"狠"的话，还可以在少商穴放血，效果更好。

我们为什么要压白芥子呢？其实有两个作用：第一，白芥子很小，便于刺激穴位；第二，白芥子性温、味辛，可以入肺经，作用是温肺化痰、利气散结、通络止痛，本身就有一定的药效。所以说用白芥子是一举两得。

少 商

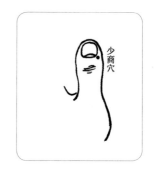

定　　位：在手拇指末节桡侧，距指甲角0.1寸。或侧掌，微握掌，拇指上翘，手拇指爪甲桡侧缘和基底部各作一线，相交处取穴。

临床应用：清肺利咽，开窍醒神。

白芥子

性味归经：辛，温。归肺、胃经。

功　　效：温肺化痰，利气散结，通络止痛。

本讲我们详细给大家讲解了不同的咳嗽及治疗方法，根据有痰无痰来分析，根据风寒风热来分析，另外根据咳嗽的特点也分享了几个方法，大家可以量力而行，可单纯选择某一个妙招来使用，也可以选择多个妙招一并来使用。

好了各位，热爱生命的人不孤单，就让他们相遇在《中医祁谈》！本讲话题就到这里，我们下一讲再见！

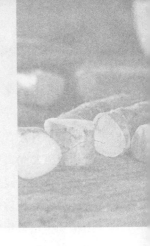

第二十八讲

小儿积食、消化不良该怎么办

大家好，我是祁营洲。这里是《一起发现中医之效：祁营洲家庭小妙招讲记》，本讲要给各位讲解的是小儿积食、消化不良该怎么办。

对于成人来说，消化不良或者是积食，一般表现形式是上腹不适或者是疼痛，经常会出现饱胀的感觉，或者会出现反酸、烧心的情况，那对于小儿来说呢，因为很多小儿不会说话，无法向你表达自己是什么样的症状，我们就需要去观察孩子是否有类似于积食或消化不良的症状，给大家一个简单的判断标准，这种情况下，小儿的主要症状是：要么腹泻，要么便秘。

如果是腹泻的话，会出现大便酸臭，或者大便稀如蛋花样，颜色呈黄绿色，每天可以大便多次，同时会伴有腹痛，年龄大的小孩可能会表露出来说我肚子疼，也有些孩子会出现呕吐、低热等情况。部分孩子还会因积食或消化不良，最终导致厌食，烦躁不安，甚至是夜间哭闹等不同的症状。如果是便秘的话，往往出现的是大便的干燥，或者是大便呈球状，同时舌苔往往是白厚或者是偏黄，尤其是早上嘴巴里有异味，有些孩子也会在饭后出现打嗝、胃气上逆等现象，还有些孩子肚子一敲梆梆响，会胀。

本讲话题就是要针对小儿的积食、消化不良给各位讲解一些不同的家庭小妙招，可以作为家庭生活中的第一级处理，很多时候在早期得到了良好的干预后，孩子就不会继续生病了。因为很多小儿一旦积食后，再一感受点外风外寒什么的，就非常容易感冒发烧。

妙招一

焦三仙各10g，鸡内金20g，山药30g，水煎代茶饮。

这第一个小妙招是一个代茶饮的方法，用焦三仙各10g、鸡内金20g、山药30g、水煎代茶饮，在煮药的时候，也可以加点冰糖或红糖调味。焦三仙为什么是各10g呢，因为它有三味药，分别是焦山楂、焦神曲、焦麦芽。鸡内金可以用生鸡内金，也可以用炒鸡内金。山药可以用生山药，也可以用炒山药。

我们首先来讲讲这个三仙。咱们曾经讲过麦芽，我在临床上会用到三类麦芽：生麦芽、炒麦芽和焦麦芽。这三种不同的麦芽，功效还是略有不同。生麦芽具有很好的健脾作用，有生发之性，能通能行，偏于疏肝。炒麦芽味道微苦，取的是炒了之后具有炒枯之象，炒了之后味道稍苦也可以入心，炒麦芽可以让更多的营养物质入血，更偏于健脾胃。焦麦芽就是把炒麦芽继续炒，一直炒焦，焦麦芽的苦味更重，更能使营养物质和水液入血，所以消食作用会更强，此处我们用到的是焦麦芽。焦山楂和生山楂相比，作用也是更偏向于消食导滞。神曲类似于家里蒸馒头发面时候用的那个曲，是面粉和其他药物混合后经发酵而成的加工品，把神曲炒焦了就是焦神曲。

这三味药焦麦芽、焦山楂和焦神曲的共同作用都是消食导滞、健脾胃的，只不过在消食种类上稍微有所区别。焦山楂偏向于消肉食，焦麦芽偏向于消谷物，焦神曲偏向于消面食，在临床很多医生会直接开焦三仙各多少克，也就是把这三味药统统都用上。

第二味药是鸡内金，是鸡的干燥砂囊内壁。杀鸡后，取出鸡肫，立即剥下内壁，洗净，干燥备用。大家可以观察鸡的生活习性，鸡会不断地点头，其次，鸡经常吃石头块和小沙子，大家都知道沙石类的东西是很难消化的，但是它吃进去后依然能够消化掉，证明这个砂囊的消化能力非常之强，它能将吃进去的小石头块、小沙石都给磨碎了。另外也正是因为可以消化石头，所以鸡内金在临床上也可以治疗结石，不管是肾结石，还是胆结石，都可以用鸡内金。最后，因为它的颜色是金黄色的，所以才有了这个很好听的名字"鸡内金"。

第三味是山药。山药味甘性平，归脾经、肺经、肾经，可以益气养阴，平补三焦，药性非常温和。

这个方子用做代茶饮，连续吃几天，对于小孩积食、消化不良效果会非常好。这个方子是我国近代已故名医蒲辅周先生的一个方子，蒲老一生留下了一本宝贵的临床医疗经验书籍《蒲辅周医疗经验》，在这本书中，他详细介绍了这个方子，蒲老的原文是"焦三仙、鸡内金、山药。分量为1∶2∶3，共为细末，每次五分至一钱五分，红糖水送服，日两次"。在蒲老生活的那个年代，他们用的计量单位还是"分"和"钱"，另外，蒲老是把这三味药打成细末研成粉来喝了，我是把蒲老的方子进行了一个变化，直接煮水代茶饮了，煮水喝会更方便一些。

焦麦芽
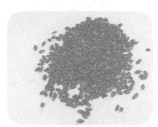

性味归经：甘，温。归脾、胃、肝经。

功　　效：消食健胃，回乳消胀。

焦山楂
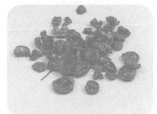

性味归经：酸、甘，微温。归脾、胃、肝经。

功　　效：消食化积，行气散瘀。

焦神曲
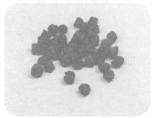

性味归经：甘、辛，温。归脾、胃经。

功　　效：消食和胃。

鸡内金
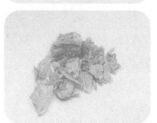

性味归经：甘，平。归脾、胃、小肠、膀胱经。

功　　效：消食健胃，涩精止遗，通淋化石。

山 药
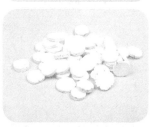

性味归经：甘，平。归脾、肺、肾经。

功　　效：益气养阴，补脾肺肾，固精止带。

妙招二

四磨汤口服液，一次1～2支，一日2次。

这个小妙招是一个中成药，叫四磨汤口服液。在服用的时候，我的建议是可以根据孩子的身高、体重、年龄等灵活选择剂量，一次1～2支（10～20mL），一日2次。这款中成药的功效是顺气降逆、消积止痛，对于消化不良、积食，尤其是那种肚子一敲梆梆响的腹胀，效果很好。同时这款药小儿和成人都可以服用，只是成人在服用时药量要大一些。

四磨汤口服液

功　　效：顺气降逆，消积止痛。

临床应用：用于婴幼儿乳食内滞证，症见腹胀、腹痛、啼哭不安、厌食纳差、腹泻或便秘；中老年气滞、食积证，症见脘腹胀满、腹痛、便秘；以及腹部手术后促进肠胃功能的恢复。

妙招三

大山楂丸，一次 1 丸，一日两次。

这个方法就更简单了，味道也很好。用大山楂丸，建议一次服用 1 丸，一日 2 次。

大山楂丸的主要成分就是刚才讲的三仙，山楂、神曲、麦芽，功效就是开胃消食，对于常见的消化不良、积食症状，尤其是对于不喜欢吃药的孩子，可以选择大山楂丸。教给大家一个非常简单的方法，只要你发现小儿有口气，尤其是早晨起来的时候，口气很重，这种情况大多都和积食有关，你都可以让孩子吃上一丸大山楂丸。

大山楂丸

功　　效：开胃消食。

临床应用：用于食积内停所致的食欲不振，消化不良，脘腹胀闷。

妙招四

原物消原食治疗消化不良。

这个家庭小妙招来自于民间，原理就是原物消原食。那么什么叫原物消原食呢？这句话来自我们生活当中的另外一句话，叫原汤化原食，我相信这句话很多人都听过吧。比如说吃了面食之后，我们要喝点面汤，吃了饺子之后，我们要喝点饺子汤，这样一般都不会出现消化不良的情况。

那反过来，如果因为饮食的原因导致了消化不良的情况，再去喝原汤已经来不及了，更何况原汤也许已经不存在了，比如你昨天吃了饺子吃多了，今天不舒服了，再去找昨天的原汤已经不大可能了。再比如说你吃了一块凉馒头，引起了胃疼胃胀该怎么办？你不可能去喝一个馒头汤吧。所以我们可以采用另外一个方法：原物消原食。也就是你吃某种食物导致了伤食，就把该食物烧焦以后，把它研成细末，温水冲服。比如你吃面食导致了饮食停滞，你就可以找一块儿馒头给烤焦了，研成细末，然后温水冲服。再比如说有些小朋友吃了两根香蕉，吃完之后肚子胀的不得了，消化不良了，你就可以把一块香蕉烤焦了，研成细末，用温水冲服。

这个方法其实非常简单，伤于某种食物，我们大体就拿某种食物烧焦之后的炭作为药引子，这是取同气相求的原理。最后必须要补充一点是，烧焦的食物经现代医学研究，含有致癌物质，对于这种原物消原食的方法，我的建议是，只可暂用，不可久用，等症状缓解了，也就不再用了。

本讲话题一共给大家讲了四个不同的家庭小妙招，最后的最后，要温馨提醒大家，我们在生活中要努力避免小儿积食或消化不良，不能说等到小儿积食或消化不良了，再去临时抱佛脚。民间也有一句非常著名的话：小儿若要安，三分饥和寒。意思就是要想确保小儿的平安健康，不能给孩子吃得过饱，穿得过暖。不管是积食还是腹泻，还是消化不良等，难免会有家长喂养不当的原因，提醒各位家长一定要管好孩子的嘴，不要给孩子吃得过饱，更不要给孩子吃得过凉、过油，或者是吃太多不易消化的食物。总之对于孩子的喂养来说，贵在饮食有节，这样的话你家的孩子才能够健康成长。

好了各位，热爱生命的人不孤单，就让他们相遇在《中医祁谈》！本讲话题就到这里，我们下一讲再见！

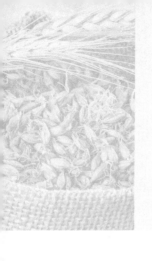

大家好，我是祁营洲。这里是《一起发现中医之效：祁营洲家庭小妙招讲记》，本讲要给各位讲解的是小儿偏食厌食该怎么办。

关于这个话题，已经不用再给太明确的定义了，因为对于小孩偏食厌食，简单通俗地讲，就是很多孩子往往是这个不吃、那个不吃的，经常食欲不振，甚至会出现腹胀，时间长了就变得消瘦，面色萎黄，同时伴随大便的不规律，要么是便溏，要么是便秘。从中医角度说，小儿偏食厌食的情况主要是由于喂养不当、饮食失节引起的脾胃运化功能失常所导致的。本讲话题我们就针对小儿的偏食厌食来具体给出对策，如果你家孩子吃饭不香，每次都得追着喂，或者你家孩子对某些食物压根不吃，接下来的讲解对你就很有用了。

妙招一

炒黑丑、炒白丑各 5g，炒鸡内金 15g，共研细末，分 3～5 次冲服；或者直接煮水代茶饮，分 3～5 次喝。

给各位讲解的第一个家庭小妙招，是我自拟的方子。用炒黑丑、炒白丑各 5g，炒鸡内金 15g，共研细末，分 3～5 次冲服，或者是直接煮水代茶饮服，分 3～5 次喝。同时也可以加入适量的冰糖调一下口味。

这个方法能够起到非常好的健脾消食、开胃的作用。首先我们来说黑丑和白丑，大家听起来比较陌生，但是我一解释大家就会非常熟悉了，牵牛花大家应该都知道吧，有的地方叫作"勤娘子"。牵牛花的花期过后果实形成，这就是我们常说的牵牛子。牵牛子有两种颜色，白色的和黑色的。通常情况下，我们把白色的牵牛子叫白丑，黑色的牵牛子叫黑丑。很多药房可以买到单独的白丑和黑丑，有些药房是把黑白丑混在一起出售的。

中医认为牵牛子具有下气消积、消除水肿的作用，还有杀虫的作用，经常用于积食不消化、小便不利、水肿、便秘等不同的病症，也有些大夫经常会用牵牛子来杀虫消积、下气通便，比如说大便不通的时候，可以用牵牛子来下气通便。在农村，有些家长就直接把从野地里弄来的黑白丑炒一下，研成细末，拿擀面杖碾成细末，一次少量，给孩子冲服就有效。

鸡内金在前面的篇章中详细讲过，味甘性平，具有健脾消食、化积排食、固精缩尿等作用。现代药理研究也证明，鸡内金主要含有蛋白质、氨基酸等不同的成分，可以增加胃液的分泌量和胃肠的消化能力，加快胃的排空速率，从而可以让孩子的偏食厌食得到治疗以及很好的缓解。

关于这个方法，我必须要提醒的是，牵牛子的药性相对来说是比较猛的，所以在给小孩用的时候一定要注意用量不能过大，我的建议是黑白丑各 5g，但也是分若干次服用的，如果今天服用了两次，明天发现就有点拉肚了，那就再适当减少点用量。如果这个量效果还不好，那就可以适当再增加点用量，总之你得灵活掌握，我给出的也只是一个参考用量，大家可以根据自己的情况来酌情进行变化加减。

炒黑丑、炒白丑（牵牛子）

性味归经：苦，寒。有毒。归肺、肾、大肠经。

功　　效：泻下逐水，去积杀虫。

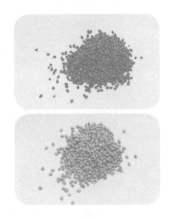

炒鸡内金

性味归经：甘，平。归脾、胃、小肠、膀胱经。

功　　效：消食健胃，涩精止遗，通淋化石。

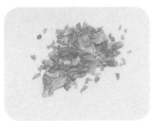

妙招二

炒鸡内金 15g，炒莱菔子 10g，生麦芽 10g，炒麦芽 10g，煮水代茶饮。

这个小妙招，比起上一个小妙招相对平和，力量稍弱一些，如果你觉得牵牛子的力量可能过大，那就可以用这个方法。用炒鸡内金、炒莱菔子、生麦芽、炒麦芽，煮水代茶饮，也可以加入适量的冰糖来调味。

鸡内金刚才讲过了，不再赘述。莱菔子就是萝卜籽，萝卜籽炒了之后就是炒莱菔子。它的功效大家想一想都知道了，你看你吃了萝卜，会发现通气的效果非常好，而种子是精华，所以它消导的作用就更强了，有很好的消食除胀、降气化痰的作用，它的药性趋势是往下行的。

关于麦芽，我们在前面的篇章中也详细讲过，生麦芽偏于疏肝，炒麦芽偏于健脾胃，焦麦芽偏于消食。此处针对偏食厌食，第一靠炒麦芽来健运脾胃，第二用生麦芽来疏肝，生麦芽和炒麦芽放在一起是为了增强肝脾的功能。因为从五行的角度说，肝在五行当中属木，脾在五行当中属土。土和木的关系是什么呢？木是克土的，所以说当我们疏了肝，木就不会过分克土了，就会让土气生发，也就是脾胃的运化功能就会变得更强。你看健运脾胃，我们也可以通过疏肝的思路走。

把这四味药放在一起煮水代茶饮，我讲了可以加入适量的冰糖来调味，因为鸡内金的味道稍腥一些，毕竟是动物的内脏嘛，对于有些比较挑食的孩子，用冰糖调一下口味也是不错的。

炒莱菔子

性味归经：辛、甘，平。归肺、脾、胃经。
功　　效：消食除胀，降气化痰。

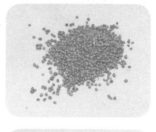

生麦芽、炒麦芽

性味归经：甘，平。归脾、胃、肝经。
功　　效：消食健胃，回乳消胀。

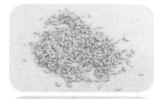

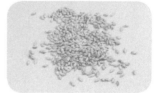

妙招三

掐四缝穴。

接下来给大家分享的第三个家庭小妙招是外治手法，就是掐按孩子的四缝穴。

四缝穴是一个经外奇穴，对于厌食、偏食、消化不良的小孩，用牙签按压或者直接用家长的指甲掐按四缝穴，每个位置掐按 10 ～ 20 次，每日可以多次，可以起到刺激食欲，改善脾胃运化功能的作用。

刚才我讲了它是一个经外奇穴，既不属于人体的十二经脉，也不属于任督二脉。什么叫奇穴呢？中国百姓在不断地劳动过程中，会发现身体当中某些地方，对于某些特殊的症状具有非常奇特的疗效，但是这些点或者穴位又不在某一个特定的经脉上，所以就叫经外奇穴，这种经外奇穴一般是直接针对某些特殊症状来进行治疗的。

四缝穴的位置在第 2 至第 5 手指掌侧近端指关节的中央，一侧是 4 个穴位，左右共 8 个穴位。

我们还是要普及一下解剖知识。刚才我讲了这是第 2 至第 5 手指掌侧近端指关节的中央，大拇指叫第 1 指，以此类推，食指、中指、无名指、小指分别就叫 2、3、4、5 指。掌心的一侧我们叫掌侧，相对的一侧我们叫背侧。近端是什么呢？是以人体的心脏作为出发点，离我们心脏近的叫近端，离心脏远的叫远端。

四缝穴的主要功效是健脾消积、祛痰导滞。在操作的时候可以用牙签，牙签一般情况下分两个头，一个头是钝的，另一个头相对来说是比较尖的。你可以根据自己孩子的耐受能力，选择用钝头或者尖头按压。当然了，用尖头的话，我建议稍微打磨一下。如果没有牙签的话，也可以用父母的指甲直接去掐按四缝穴。

方法如下：一侧是四个穴位，一共八个穴位一起来掐，每次每一个点掐 10 ～ 20下，一天之内不分次数，不是说一天掐 10 ～ 20 次就可以了，我们要做的是一会儿掐一轮，一会儿再掐一轮。掐的时候，一定要让孩子有稍疼痛的感觉，才能起到刺激穴位的作用。这个方法对于做父母的各位来说，不管你懂不懂经络，不管你懂不懂针灸，都可以操作。

用牙签按压或者直接用指甲去掐按，其实是我个人在临床当中的一个演化。作为医生来说，我在临床当中针对小儿偏食厌食的治疗，采用的方法是针刺放血，也就是直接在四缝穴这八个点上点刺出血，出血之后还要挤出来一些黄白色的透明液体，如果你足够心细胆大的话，也可以像我一样点刺放血。

操作如下：用常用的血糖针，用你的一只手把孩子的小手全攥住固定好，用75% 的酒精棉球在几个穴位处统一消毒，然后以很快的速度在四个点去点刺，扎完之后开始挤，要挤出来一些黄白色透明样的液体，挤完了之后再换另外一只手，同样的操作方法。注意，是要依次快速地扎，然后再统一挤，而不是扎一个地方挤一下，那样孩子该哭晕过去了。

扎四缝本身是要点刺出血，在家庭当中很多人下不了手，所以才改良成了用牙签或手指甲去掐按，效果会比点刺出血要差一些，但是也会很有效。

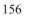

四　缝

定　　位：在第2指至5指掌侧，近端指关节的中央，一侧4穴，左右各
　　　　　8穴。

临床应用：健脾消积，祛痰导滞。

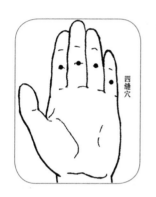

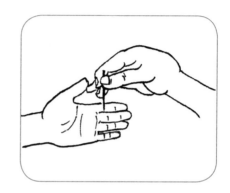

　　最后要提醒各位一些日常生活当中的细节，防止小儿偏食厌食，的确是应该养成孩子定时进餐、适当控制零食的习惯，要让孩子少吃冷饮，少吃甜食，饮食要合理搭配，不要让孩子养成挑食或偏食的习惯，这才是我们生活当中应该努力注意到的细节。

　　好了各位，热爱生命的人不孤单，就让他们相遇在《中医祁谈》！本讲话题就到这里，我们下一讲再见！

第三十讲
鼻子出血该怎么办

大家好，我是祁营洲。这里是《一起发现中医之效：祁营洲家庭小妙招讲记》，本讲要给各位讲解的是鼻子出血该怎么办。

说到鼻子出血，它是临床多种疾病的常见症状，也就是说鼻子出血并不是一个疾病，它只是很多疾病表现出来的一个症状而已。大多是因为鼻腔的病变所导致的，当然也有可能是全身的疾病所导致，同时偶尔会出现因鼻腔邻近组织病变而导致的出血，但是血是通过鼻腔流出来的。我们会发现，鼻子出血的时候大多数是单侧出血，当然也有可能出现双侧的出血，间歇性的出血，或者是反复性的出血，持续性的出血等不同的表现形式。从中医的角度来说，无论是肺胃有热，还是肝火上逆，抑或是阴虚火旺，都有可能导致血热妄行，最终引起鼻子出血，当然也有可能是气虚不能固摄所导致的鼻出血等。分析完了很多不同的原因之后，究竟我们该怎么去止血呢？首先给大家讲一个小故事。

有一个人站在马路上，他仰着头目不转睛地望着天空，过路人都很好奇，也跟着他往天上看，没多久就围了一大堆的人过来，最后就引来了交警，人们才想起最早仰头的那个人究竟在看什么呢？一问之下才知道，他是因为突然流鼻血，为了止血才一直仰着头。虽然这是个笑话，但是反映了一个实际情况，就是人们遇到鼻子出血的时候，第一反应就是仰头，以为这样可以让出血回流，延缓出血的速度，虽然这不是一个什么好方法，但却在症状比较轻的时候可能会起到一定的作用，从科学的角度来说，这个方法其实是错的，为什么呢？因为后仰并不能真正起到止血的作用，只能够让血液改变方向，流向了自己的喉咙而已，甚至还可能会从嘴里流出来，或者很容易把血呛到气管里，所以说当面对这种让人非常痛苦的鼻出血的时候，究竟该如何应对呢？答案很简单，自然是止血嘛，本讲话题将会分门别类地讲解若干个可以让你迅速止血的家庭小妙招。

妙招一

冷敷法。

这个方法非常简单明快，具体操作是：在鼻子出血的时候，用浸了冷水或者冰水的毛巾来冷敷前额部、鼻根部这些位置，或者直接用一瓶冰冻的饮料也可以，同时用棉花球或者纱布蘸一点云南白药药粉，塞入鼻孔来止血。这是家庭生活当中我推荐给各位的最容易做到的一个方法，我把它叫作冷敷法，稍后我会详细讲这个原理。

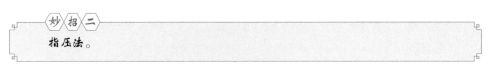

如果不方便冷敷，也可用指压法。具体操作：身体坐直，张口呼吸，然后用拇指和食指紧紧压住鼻翼两侧，从鼻翼两侧往上也就是往鼻根部方向，以及往后脑勺方向按压，要压到有痛感，这样 3 ～ 5 分钟血也能止住。

究其原理是这样的，鼻子出血 90% 以上都是发生在鼻中隔的前下方，也就是鼻前庭的稍上方，这里血管丰富，分布表浅，肉眼可见此处血管呈丝状条纹并互相交织成网状，医学上称这个部位叫立特氏区。这个部位的黏膜很薄，有丰富的血管，同时薄薄的黏膜上也很容易长痂，有时候打个喷嚏，加速气流的冲击，有可能把痂冲掉，并连带着损伤下面的血管而致出血。

我们所讲的按压法其实就是为了压迫这个位置下面的立特氏区，直接进行压迫止血。至于刚才讲的冷敷的目的就是进行冷刺激，我们都知道血管遇到寒冷，肯定会收缩，这是一个热胀冷缩的道理，在这个冷刺激下，立特氏区的血管就会收缩，血就很容易止住了。在冷敷过程中，如果有云南白药的话还可以用云南白药来填压进行止血。云南白药，已是家喻户晓了，我一直推荐各位家中一定常备云南白药，是非常有用的。我们在前面的讲课中，讲解其他疾病的时候，也详细讲过云南白药，具有止血抗炎、活血化瘀的作用，它不仅可以活血还能止血，是非常好的家庭常备中成药。

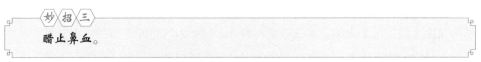

用醋可以止鼻血，具体操作：用卫生纸或药棉蘸点醋，塞住出血的鼻孔 1 ～ 2 分钟。不分醋的颜色，不过越酸的醋止血效果越好。

中医认为酸性收敛，醋味酸涩，能收敛止血，加上塞鼻之物的压迫止血，效果自然很好。生活当中只要见到有鼻出血的情况即可使用，对一般情况下的鼻出血都有很好的疗效，通常几分钟即可把鼻血止住。

妙招四

用三七粉止鼻血。

说到三七这味药，相信很多人都知道，现在比较流行的是，有事没事吃点三七粉，可以保健，可以延年益寿。其实关于三七粉保健的作用，我一直持比较中立的观点，不完全同意，因为拿三七粉每天服用，究竟是否能起到我们想要的保健作用，现在是值得商榷的。但是你把三七粉备在家里用来外用止血，倒是一个不错的选择，我把三七叫作"止血的神药"。

三七具有非常好的散瘀止血、消肿止痛的作用，既能活血化瘀，又可止血，还有一定的补益作用。正因为它的补益作用，才成为很多人保健的疯狂选择。我建议各位家里准备些三七粉备用，鼻出血的时候，纱布上撒少许三七粉，进行鼻腔填塞，塞进去就行了，几分钟就能止住鼻血。

三　七

性味归经：甘、微苦，温。归肝、胃经。

功　　效：化瘀止血，活血定痛。

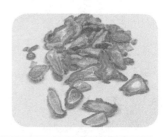

妙招五

血余炭粉止鼻血。

下面分享给大家的这第五个家庭小妙招，需要用到另外一味中药——血余炭。

具体操作：血余炭适量，研末，用药棉或者纱布撒少许血余炭粉，进行鼻腔填塞，塞进去就行了，也是很快就能止血。

血余炭就是人的头发制成的炭化物，具有收敛止血、化瘀、利尿的作用。我们此处拿血余炭外用来止血，其实它也能内服，内服的作用就是收敛止血化瘀止尿的。

血余炭

性味归经：苦，平。归肝、胃经。

功　　效：收敛止血，化瘀利尿。

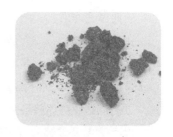

妙招六

栀子油塞鼻止鼻血。

下面分享给大家第六个家庭小妙招，需要用到另外一味中药——栀子。

具体操作：生栀子 25g，麻油 100mL。先将栀子碾碎，浸入麻油中 24 小时，然后用文火加热至油面起烟时关火，候温过滤去渣，装在瓶子里备用。用时取药棉少许或纱布（与鼻孔大小相仿）蘸透栀子油，塞入鼻孔，半小时后取出，每日 2 次。如双鼻孔衄血，则交替塞两鼻孔。

栀子内服具有泻火除烦、凉血解毒的作用，外用可以清热解毒、止血消肿。临床中我有一个患者有过敏性鼻炎史，同时鼻出血反复发作也若干年了，常由咳嗽或喷嚏引发鼻出血，经西药血管收缩剂塞鼻及中药治疗，收效不著。用这个方法治疗 1 周后，鼻中隔充血消失。然后再间断用药半月以巩固疗效，随后就不再反复出血了。所以这个方法不仅仅是治疗一时的鼻子出血，如果是长期反复性鼻子出血，就更适合用这个方法，每天填塞、按压一到两次，经过一至两周的治疗，你应该能看到不错的疗效。

栀 子

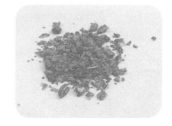

性味归经： 苦，寒。归心、脾、三焦经。

功　　效： 泻火除烦，清热利湿，凉血解毒。

妙招七

用大蒜止鼻血。

下面分享给大家第七个家庭小妙招，用到生活当中最常见的大蒜。

具体操作：大蒜数枚，去皮、捣烂如泥状，制成直径约 2 厘米，厚度约 2 毫米的蒜饼，贴在足心（涌泉穴）。若左鼻孔出血，贴左足心；若右鼻孔出血，贴右足心；若两鼻孔均出血，同时贴两足心。

用蒜泥外敷足心，那是因为蒜在中医中本身也是一味药。

蒜，药性辛温，贴足心取其"引火归原""上病下取"之意，所以鼻血就可以止住了，就是说不再往外出血了，血不再妄行了，可以自行回到它应该走的位置了，这个方法也是针对那些经常反复性的出血。

以上给大家讲解的若干个止鼻血的家庭小妙招，前五个小妙招是救急的，就是当下马上要止血我们该怎么办，第六个方法栀子油和第七个方法大蒜贴足心，都属于慢治的方法，是针对那些反复发作的鼻子出血情况。

大 蒜

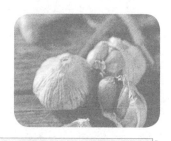

性味归经：辛，温。归脾、胃、肺经。

功　　效：解毒杀虫，消肿，止痢。

妙招八

艾叶炭 5g，荷叶 10g，藕节 20g，白茅根 10g，水煎代茶饮。

下面分享给大家第八个家庭小妙招，用的是内服的方法。这四味药是我本人临床中尤其是反复性鼻子出血的时候经常会用到的，用艾叶炭、荷叶、藕节、白茅根这几味药放在一起，水煎代茶饮。

我们来分析一下这个方子。艾叶炭温经止血，荷叶升发清阳、凉血止血，藕节收敛止血，白茅根凉血止血。你会发现这几味药放在一起是寒热并用，艾叶性偏温，荷叶、白茅根是偏凉的，藕节性平一些，所以不管是什么原因所导致的鼻子出血，都可以作为内服的方法来用。

艾叶炭

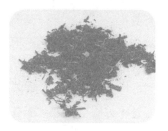

性味归经：辛、苦，温。有小毒。归肝、脾、肾经。

功　　效：温经止血，散寒调经。

荷 叶

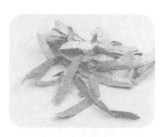

性味归经：苦、涩，平。归脾、肾、心经。

功　　效：清暑利湿，升阳止血。

藕　节

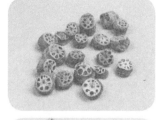

性味归经：甘、涩，平。归肝、肺、胃经。

功　　效：收敛止血。

白茅根

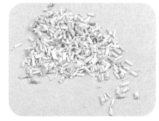

性味归经：甘，寒。归肺、胃、膀胱经。

功　　效：凉血止血，清热利尿，清肺胃热。

妙招九

神奇的民间止鼻血法——中指根部系绳子。

本讲我们讲的是鼻子出血，我把我能想到的、用到的和搜集到的所有方法一并奉上，最后给大家分享两个神奇的民间止鼻血的方法。之所以说神奇，是因为对于我本人来说，至今还无法知道它们真正的原理是什么，但是却的确有效，所以在这里也一并分享给大家。

这个方法是从河北的一个老爷子那儿学来的，后来介绍给了几个病人，发现还真管用。操作如下：流鼻血的时候在中指根部系绳子，就能止鼻血。老爷子当时告诉我说一定要用红绳子把两只手的中指根部系好，松弛度不能太松也不能太紧，这个度自己掌握，太松的话，起不到效果，太紧的话，影响了血液流动。

后来我在临床中给若干小孩子试过，用完之后发现对好几个孩子还真管用，但是这个方法也不是对所有孩子都管用。同时我也发现老爷子跟我讲的有点不对，不见得一定要用红绳子，我发现用什么绳子都行，白、黑绳子或者是橡皮筋都可以，只要绳子能把中指根部系上就可以。

妙招十

两手互勾止鼻血。

最后再分享给大家一个民间的方法，操作如下：当流鼻血的时候，将两只手的中指互相紧勾，有些人可在数秒内止血。幼儿不会勾手指，家长可以用自己两手的中指勾住幼儿的左、右中指，同样可以止住鼻血。

以上这两个方法都是来自民间的智慧，其间的道理我至今也说不清道不明，但正是因为民间的方法真实有效，才能流传下来，现在我一并总结出来，也是要感谢民间的智慧，正因为行医的大夫在民间获取了很多智慧，才有了医学的传承。

最后我还需要强调一点的是，流鼻血只是一个症状，它不是一个疾病，你把鼻血给止住了，并不能说明就把病给治了。比如说有些老人流鼻血可能会与动脉硬化、血管变得脆弱有关，这时除了使用以上方法止血后还应该有针对性地做好防治。

好了各位，热爱生命的人不孤单，就让他们相遇在《中医祁谈》！本讲话题就到这里，我们下一讲再见！

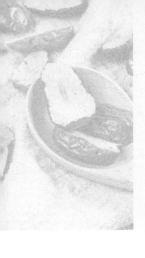

第三十一讲
得了乳腺炎该怎么办

大家好，我是祁营洲。这里是《一起发现中医之效：祁营洲家庭小妙招讲记》，本讲要给各位讲解的是得了乳腺炎该怎么办。

说到乳腺炎，我们会发现当很多女性还沉浸在做妈妈的喜悦当中时，一个非常棘手的问题来了，那就是乳腺急性化脓性感染，也就是乳腺炎。得了乳腺炎，局部的皮肤又红又肿，又热又痛，以致无法再继续给孩子喂奶。其实乳腺炎是产后哺乳期女性的常见疾病，一般会发生在产后的 3～4 周，刚开始的时候，乳房出现肿胀疼痛，肿块有压痛，表面有红肿发热。如果继续发展，症状会进一步加重，乳房会出现非常典型的波动性疼痛，更严重的乳腺炎患者还可能会伴有高热寒战，乳房肿痛会比较明显，局部的皮肤会有硬结红肿压痛，有些人患侧的腋下淋巴结也跟着肿大压痛。乳腺炎往往都是与乳汁淤积伴随细菌的侵入有关系，根据表现上的不同，在医学当中我们把乳腺炎分为三个阶段：初期阶段、成脓阶段和溃后阶段。

初期阶段：往往会有乳头的皲裂疼痛，哺乳的时候能感觉到疼痛加剧，甚至会导致一些产妇恐惧或者说是拒绝哺乳，进而出现乳汁淤积，同时乳房胀痛不适，或者有积乳的块状物出现。

成脓阶段：如果初期阶段没有得到及时治疗的话，患病的乳房肿块就会逐渐增大，局部疼痛加重，皮肤发红，还会出现高热不退、口渴恶心等症状。大概乳房红肿热痛十几天左右，乳房肿块中央会逐渐开始变软，按下去会有液体波动的感觉。这时穿刺抽取会有脓液，就到达了成脓阶段。

溃后阶段：因为脓肿成熟，无论是自行排除，还是手术排除，都需要排出来。如果说脓液排出比较通畅的话，各种症状就会跟着逐渐消失。如果说没有排出很通畅，麻烦就比较大了。所以说乳腺炎脓液一旦形成，我的个人建议是你需要马上就医了。

本讲话题我们重点探讨的是在乳腺炎的前两个阶段，也就是在脓液尚未形成的时候我们应该怎么处理？相信很多人在寻求西医处理的时候，西医大多是采用抗生素治疗，但是我们会发现很多的妈妈们担心吃了抗生素之后影响到孩子，所以本讲话题就要急大家之所急，给各位分享若干安全没有副作用的中医简易家庭小妙招。

妙招一

用木制梳子从乳根向乳头方向轻轻梳理按摩，以疏通乳腺，每天多次。

给各位要分享的第一个家庭小妙招，我把它叫作乳腺炎的简易疗法。对于初期阶段的患者来说，当务之急就是要想办法让乳汁排空。比如说一旦感觉到自己乳房疼痛肿胀的时候，要勤给孩子喂奶，让孩子尽量把自己乳房里的乳汁给吃干净。如果说症状加重无法再给孩子喂奶的时候，可以每天多次用手挤奶，或者是用吸奶器吸奶。同时一个非常关键的简易疗法就是用梳子，用木制的梳子从乳根向乳头方向轻轻地梳理按摩，以疏通乳腺，每天多次。这是一个简易的方法，但这个方法在乳腺炎的初期阶段，会起到一个非常好的疏通效果。

妙招二

葱白 200g 左右煎汤，用毛巾浸泡葱白汤热敷乳房 20 分钟，每天可以反复多次。同时再将葱白适量捣烂如泥外敷乳房患处。

第二个家庭小妙招也非常简单，用到家庭生活中非常常见的做菜材料——大葱。

具体操作如下：先用葱白 200g 左右煎汤，用毛巾浸泡葱白汤热敷乳房 20 分钟，每天可以多次。同时在热敷的间隙，再取葱白适量捣烂如泥外敷乳房的患处，敷上之后葱白泥会逐渐变暖变干，如果变干了可以再换，每天可以多次外敷。

这是一个非常简易的外敷方法，可以起到发表通阳、解毒散结的作用，对于早期甚至是急性的乳腺炎都有非常好的疗效，外敷的时候一定要去找到肿块最大的地方外敷。

葱 白

性味归经：辛，温。归肺、胃经。

功　　效：发汗解表，散寒通阳。

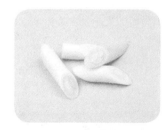

妙招三

新鲜仙人掌适量，去刺洗净后捣烂，加入生石膏 30g，苦硝 30g，研末，共同调成糊状外敷患处。

很多人家中都会养上一两盆仙人掌，殊不知仙人掌其实还有很大的药效。给各位分享的第三个家庭小妙招是仙人掌、生石膏、芒硝这三味药配合在一起治疗乳腺炎。

具体操作如下：取新鲜仙人掌适量，可以掰下一个手掌大小，去刺、洗净。去刺的时候一定要注意，要么戴手套，要么用工具来去刺。如果直接用手去掰刺的话，手上会被扎上很多仙人掌的小刺。仙人掌去刺洗净后切碎捣烂，在捣烂仙人掌的过程中，有些人的反馈是比较费劲，因为仙人掌的确不太好捣烂，捣的时候比较耗时。把仙人掌切碎捣烂后，用生石膏 30g、芒硝 30g，研末，共同调成糊状。很多药房都有生石膏粉或者芒硝粉，如果买不到粉的话，就把它们打碎研末，然后跟仙人掌共同调成糊状之后外敷患处。外敷的方法和第二个小妙招的外敷法一样，等药干的时候继续换药，每天可以多次。

这个方法并不仅仅可以治疗急性的乳腺炎，对于急性感染的大部分疾病都会有很好的疗效，比如说乳腺炎、腮腺炎、淋巴结炎或者急性静脉炎等，都可以起到消炎止痛、消肿退热的作用。

这个方法我在临床以及生活中经常会推荐给身边的朋友或者病人，是治疗乳腺炎非常好的方法，药力很强。我们来分析一下药性，仙人掌味苦性寒，具有行气活血、清热解毒、消肿止痛的作用，可以内服也可以外用，外敷在乳腺炎的患处，可以有效地缓解红肿热痛等症状。在民间用仙人掌来治疗乳腺炎几乎已经成为众所周知的事情，我在这个小妙招中又加入了生石膏和芒硝，这是为了增加清热解毒、消肿止痛的力量。生石膏味辛，性寒，具有非常好的清热解肌、除烦止渴的作用，也具有非常好的退热功效。芒硝味咸、苦，性寒，具有泻下通便、润燥软坚、清火消肿的作用，当然芒硝在这里我们是外用，主要是取它清火消肿的作用。

仙人掌

性味归经：苦，寒。归胃、肺、大肠经。

功　　效：行气活血，凉血止血，解毒消肿。

生石膏

性味归经：甘、辛，大寒。归肺、胃经。

功　　效：生用：清热泻火，除烦止渴；煅用：
敛疮生肌，收湿，止血。

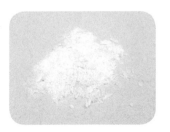

芒　硝

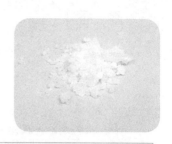

性味归经：咸、苦，寒。归胃、大肠经。

功　　效：泻下攻积，润燥软坚，清热消肿。

> **妙招四**
>
> 云南白药药粉适量，用高度白酒适量或者75%的酒精调成糊状，涂擦于乳腺炎红肿热痛的地方，用纱布敷盖或者暴露均可。

给各位讲解的第四个家庭小妙招用到在前面讲课中提到过若干次的国家保密产品云南白药，它同样可以治疗乳腺炎。

具体操作如下：取云南白药药粉适量，用高度的白酒适量或者是75%的酒精，把云南白药药粉调成糊状，涂擦于乳腺炎红肿热痛的地方，用纱布敷盖。药干后继续换药，每日多次。

用云南白药来治疗乳腺炎，就不得不再次来解读一下云南白药：云南白药的主要成分是三七、冰片、麝香等。三七可以散瘀止血、消肿止痛，既能活血化瘀，又可止血，还有一定的补益功能；冰片是清香宣散的，具有清热止痛、开窍醒神、清热散毒、消肿生肌、明目退翳的功效；麝香现在是绝对的名贵药材了，可以活血通经、止痛。大家会发现从药理的角度考虑，云南白药外用是可以活血、通经、止痛的。其实西医现代药理研究也证明三七具有抗炎、耐缺氧的作用，麝香具有抗炎、抗菌的作用，冰片具有止痛的作用等。

三　七

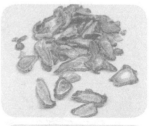

性味归经：甘、微苦，温。归肝、胃经。

功　　效：化瘀止血，活血定痛。

冰　片

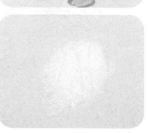

性味归经：辛、苦，微寒。归心、脾、肺经。

功　　效：开窍醒神，清热止痛，清热散毒，消肿生肌，明目退翳。

麝　香

性味归经：辛，温。归心、脾经。

功　　效：开窍醒神，活血通经，消肿止痛。

点按揉掐或者弹拨肩井穴。

我在临床当中，治疗乳腺炎几乎每次都会用到一个穴位，就是肩井穴，因为很多读者并非大夫，所以给各位分享的是按揉点掐或者弹拨肩井穴来治疗乳腺炎。

肩井穴，我们在前面的讲课中也已经见过，再重复一下，这个穴在我们的肩上，大椎与肩峰端连线的中点。既然说到了大椎穴与肩峰端连线的中点，我们就不得不提到大椎穴。大椎穴很多人应该都知道，是在我们的第7颈椎棘突下凹陷处。第7颈椎是我们低头时，颈椎隆起突出最高的骨头。第7颈椎棘突下的凹陷处是大椎穴。

讲完了肩井穴，这个方法的具体操作如下：用患者健侧的食指和中指来抵住患侧的肩井穴，比如说你是左侧的乳房乳腺炎，你就需要用右手的食指和中指来抵住你左侧的肩井穴，微用力做前后的分筋拨动若干分钟，建议每次拨至少5分钟，当然时间太长的话你会手酸。要达到的效果是，你要让肩井穴有酸麻肿胀的感觉，每日可以操作多次。如果你自己觉得已经无能为力了，或者自己很懒不想做了，让你的家人帮你来做也是可以的。肩井穴的主要功效是理气通络、催产通乳，每天多次弹拨肩井穴就能起到不错的效果。

肩　井

定　　位：肩上，大椎穴与肩峰端连线的中点，前直对乳中。

临床应用：理气通络，催产通乳。

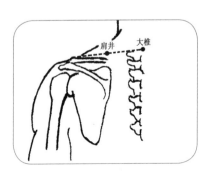

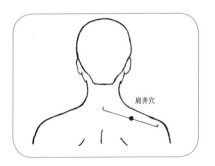

> **妙招六**
>
> 忍冬藤 30g，连翘 15g，蒲公英 20g，丝瓜络 8g，陈皮 15g，水煎服，早晚各一次，或直接代茶饮用。

有人说得了乳腺炎，觉得不吃点药还是不太放心，给各位分享的这第六个家庭小妙招就是我在临床当中治疗乳腺炎的一个基础方，现毫无保留地分享给大家，如果你身边朋友患上了乳腺炎的话，你可以把这个方子送给她。

这个方子建议大家早晚各喝一次或直接代茶饮，这个方子味道会稍苦一些，还是建议大家像熬汤药一样煮两次，煮出来两碗，早晚各一碗。忍冬藤具有清热解毒、疏风通络的作用，临床上经常用于温病发热，热毒血痢，痈肿疮疡，风湿热痹，关节红肿热痛等。连翘性微寒，同样具有清热解毒、消肿散结的功效。咱们重点说说蒲公英，蒲公英被认为是治疗乳腺炎的专药，在中医当中有句话说得好，说"乳痈不离公英"。因为蒲公英具有很好的清热解毒的功效，还可以消肿散结，甚至还有一定的催乳作用。也正是因为如此，在中国的一些地方就用一味蒲公英煮水喝来治疗乳腺炎，如果刚好可以采到鲜的蒲公英，就把鲜蒲公英捣烂之后敷在患处来治疗乳腺炎也是可以的。丝瓜络具有祛风通络活血、下乳的作用，是药食两用的一味药。其实我们用到蒲公英和丝瓜络不仅仅是在帮着通络活血、清热解毒，还是在帮着通乳。

这个方子中的忍冬藤、连翘和蒲公英药性都稍寒一些，必须要考虑到用一味药来反佐，不让药性偏寒，于是就用到了 15g 的陈皮。陈皮味苦、辛，性温，归肺经、脾经，具有理气健脾、燥湿化痰的作用。

分析完之后，大家会发现，这个方子非常安全，不管你是什么样的体质都可以使用。

忍冬藤

性味归经：甘，寒。归肺、胃经。

功　　效：清热疏风，通络止痛。

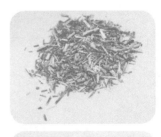

连翘

性味归经：苦，微寒。归肺、心、小肠经。

功　　效：清热解毒，消肿散结，疏散风寒。

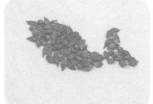

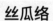

蒲公英

性味归经：苦、甘，寒。归肝、胃经。

功　　效：清热解毒，消肿散结，利湿通淋。

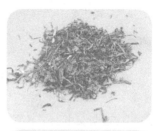

丝瓜络

性味归经：甘、平。归肺、胃、肝经。

功　　效：祛风，通络，活血。

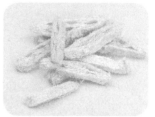

陈　皮

性味归经：辛、苦，温。归脾、肺经。

功　　效：理气健脾，燥湿化痰。

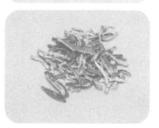

关于乳腺炎，最后还要再叮嘱两句，与其病后来求药，不如病前能自防，我们要明白治病不如防病。对于哺乳期的女性来说，乳腺炎的预防就显得非常重要了，为了避免乳汁的郁积，产后的妈妈们一定要养成定时哺乳的习惯，每次哺乳的时候，建议尽量让孩子把乳汁吸空。如果宝宝无法把乳汁吸干净，可以用吸奶器把乳汁排净。另外为了防止细菌等的侵入，要注意乳头、乳房的卫生，还要注意孩子口腔的卫生。我也建议尽量不要让孩子含着你的乳头睡觉，这个也很必要。

好了各位，热爱生命的人不孤单，就让他们相遇在《中医祁谈》！本讲话题就到这里，我们下一讲再见！

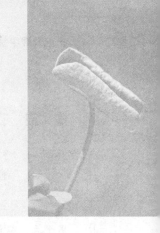

第三十二讲

呕吐该怎么办

大家好，我是祁营洲。这里是《一起发现中医之效：祁营洲家庭小妙招讲记》，本讲要给各位讲解的是呕吐了该怎么办。

说到恶心、呕吐，是生活中经常发生的现象，我们既可以说呕吐是一种病，也可以说是很多疾病表现出来的一种症状。现在说呕吐，都认为它是一个词，其实呕和吐是不同的，具体来说医学是这么定义的，"有物有声，叫作呕"，也就是说你在呕吐的过程中，既吐出来了东西，还吐得惊天动地，产生了很大的声响，这叫呕；如果说是"有物无声"，就是说你只是吐出来了一些东西，没有产生那种惊天动地的响声，医学上把它叫作吐。那有声无物呢？就是只是有声音，没有吐出来东西，医学上把它叫作干呕。

所以从严格意义上说，呕和吐还是不一样的，但是在现实生活中，呕和吐经常是同时发生的，我们很难把它分开，所以我们把呕和吐放在一起，统统叫作呕吐。

呕吐是如何发生的呢？中医学认为发生呕吐的基本病机是胃失和降，胃气上逆。正常的生理情况下，胃气是主降的，脾气是主升的，这叫脾升胃降。如果胃气失去了和降，那么胃气就会上逆，上逆就会表现为呕吐。于是在治疗上就要和胃降逆，去调理脾胃整体的功能，要重新恢复到胃气是往下降的、脾气是往上升的状态。

接下来本讲话题就要站在家庭小妙招的角度，给各位分析讲解若干个治疗呕吐的家庭小妙招。

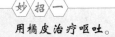

妙招一

用橘皮治疗呕吐。

跟各位分享的第一个家庭小妙招，用到大家非常熟悉的一种水果——橘子。

具体方法如下：取新鲜橘皮适量，在嘴中咀嚼，将汁水咽下，对于一般的呕吐数分钟后即可止住。

刚才讲了呕吐是因为胃气的上逆导致，而橘皮味苦性温，具有较好的理气作用，所以针对一般性的呕吐有很好的治疗作用。

橘　皮

性味归经：辛、苦，温。归脾、肺经。

功　　效：理气宽中，燥湿化痰。

妙招二

用生姜、鲜藕治疗呕吐。

第二个家庭小妙招，用到厨房当中的另外两个材料，一个是生姜，一个是鲜藕。

做法如下：取生姜50g，鲜藕250g，将两者洗净捣烂如泥后用纱布挤汁，分3次喝完。或者是直接切碎榨汁。或者是直接煮浓汤饮服。所以方法可以非常灵活。

生活当中生姜是一味止呕疗效非常好的食品，是我们一日三餐当中最常用的调味剂，为什么看似平淡无奇的生姜能够止呕呢？因为在中医看来，生姜味辛，性是温的，归肺经、脾经、胃经，具有解表散寒、温中止呕、温肺止咳、降逆止呕的作用。具体来说，生姜具辛温之力，它能行能通，更善于温化、通行体内的湿气、痰浊，而恰恰我们中焦的湿气郁滞升降不利的时候就会导致呕吐。所以如果我们能把水湿给运化出去，人也就呕吐了。说到生姜，我想到了名医张仲景在《伤寒杂病论》当中有一首名方叫作小半夏汤，在这首方子中，生姜用到了半斤。这首方子本身就是用来止呕的，生姜起到了相当大的作用，以至于后世的药王孙思邈也把生姜称为止呕的"圣药"。

为什么我在用生姜的时候还要再加上更大量的鲜藕呢？那是因为生姜性温，吃多了的话容易上火，而藕在中医当中是性凉的，和性温的生姜同用，刚好起到了中和作用。另外，藕本身也有很好的药用价值，具有清热生津、健脾和胃的作用，所以藕和生姜放在一起治疗呕吐就比较恰当了。另外，藕对于出血症也有治疗作用，可以起到一定的止血效果，比如在临床上遇到有些小孩子经常容易流鼻血，我也会让家长在家里时常给孩子煮点藕水喝。

关于藕，有一味中药叫藕节，就是莲藕之间连接的节，藕节的功效就偏于止血了，如果呕吐伴随着吐出血丝的话，也可以在生姜和鲜藕的基础上，加入一定量的藕节一起煮水喝。

说到这个方法，我们在生活中还会遇到一种比较特殊的情况——孕吐，正怀着孩子的准妈妈们会咨询如何治疗孕期呕吐。在中医学中，孕期呕吐叫作妊娠恶阻，往往是吃不下饭，总是想吐。其实从病因病机的角度来考虑，导致孕吐的原因，主要是脾胃虚弱、肝气不和。对于孕吐，我发现大家有很多的误区，有人说孕妇不吃东西或少吃东西就可以防止恶心呕吐，还有的孕妇因为害怕呕吐就不想再进食。其实不吃东西非但不能够减轻呕吐，还有可能因为营养的缺乏，对母婴都产生不利的影响。所以对于孕吐还是需要治疗的，但很多人有恐惧心理，说孕妇不能吃药，担心吃药对胎儿不利。好了，那就可以用生姜加鲜藕，因为这统统都是日常食材，孕期呕吐的准妈妈们可以放心使用这个方法。

生　姜

性味归经：辛，温。归肺、脾、胃经。

功　　效：解表散寒，温中止呕，温肺止咳。

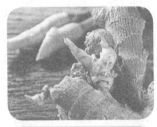

鲜　藕

性味归经：甘、凉。归肝、肺、胃经。

功　　效：清热生津，凉血止血，散瘀血。熟用微温，能补益脾胃，止泻，益血，生肌。

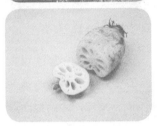

妙招三

针对胃寒型呕吐，用藿香正气水，一次一支，一日两次。

如果想真正用药来治疗呕吐，就必须遵循中医的辨证论治了，也就是说要分清到底是什么原因、什么类型的呕吐。为了能给大家讲得方便学习和操作，我主张常态情况下可以将呕吐大致分为两种类型：胃寒型呕吐和胃热型呕吐。

胃寒型呕吐，一个相对简洁的判断依据就是感觉到胃部是因为受寒所引起的呕吐，是因胃寒导致的胃失和降、胃气上逆，具体的表现是不思饮食、喜暖恶寒。这个症状不管是呕吐的当下还是平时，都会有喜暖恶寒的表现，会经常感觉到胃部冷冷的，总喜欢去捂一捂。同时大便可能会出现稀溏的状态，也比较容易拉肚子。另外一个更重要的判断胃寒的依据就是看舌苔，胃寒的人舌苔偏白，不但舌苔偏白，还有可能会厚腻。具备了以上所讲的若干不同表现，我们基本上可以判断为胃寒呕吐。

针对胃寒型的呕吐，推荐一款非常经典的中成药——藿香正气水，一次一支，一日两次。藿香正气水的作用就是解表化湿、理气和中，所以对于胃寒型的呕吐非常合拍。再重复一下，胃寒型呕吐的临床表现有：不思饮食，喜暖恶寒，大便稀溏，舌苔白或者厚腻。

关于藿香正气水，我们可以多说几句了，因为这个中成药的用途比较多，比如很多人都知道的可以治疗中暑，其实它的第一个非常明显的作用就是治疗夏天风寒暑湿感冒的初期，甚至是夏天不管什么类型的感冒，我的建议是都可以先喝一支藿香正气水，不分风寒风热。第二个作用就是可以非常好地解决呕吐以及腹泻问题，这里的呕吐或腹泻往往是伤食所导致，比如吃多了、食物坏了、过期了等等，因为它刚好具有理气和中的作用。

藿香正气水虽好，但也有两个问题：第一，一般的藿香正气水都含有酒精，因此喝完之后不要开车，会涉及酒驾的问题，当然，你也可以买不含酒精的藿香正气水，但在我看来，含酒精的效果最好，同时价格也最便宜；第二，藿香正气水不能一直喝，因为它是性温的，喝的时间过长就会化热，所以用的时候见好就收就行了。

藿香正气水

功　　效：解表化湿，理气和中。

临床应用：用于外感风寒、内伤湿滞或夏伤暑湿所致的感冒，症见头痛昏重、胸膈痞闷、脘腹胀痛、呕吐泄泻；肠胃型感冒见上述症候者。

妙招四

针对胃热型呕吐，用芦根20g，竹茹15g，陈皮10g，水煎代茶饮。

说完了胃寒型呕吐，我们来讲胃热型呕吐，同样给大家一个判断的标准：口渴口臭，喜欢冷饮，大便秘结，小便发黄，舌苔黄或者黄厚腻。

这个方子中用到芦根、竹茹、陈皮这三味药，可以直接针对胃热型的呕吐。我们来分析一下，芦根味甘、性寒，归肺经、胃经，具有清热泻火、生津止渴、除烦止呕的作用，甘是能够养胃的，寒是能够降火的，所以说芦根的主要功效就是养胃阴以降火；竹茹味甘、性微寒，具有清热化痰、除烦止呕的作用；陈皮味苦、辛，性稍温，具有非常好的理气健脾、燥湿化痰的功效。所以这个方子非常平和，口味也不难喝。

芦　根

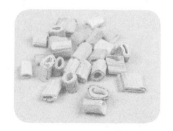

性味归经：甘，寒。归肺、胃经。

功　　效：清热泻火，生津止渴，除烦，止呕，利尿。

竹 茹

性味归经： 甘，微寒。归肺、胃经。

功　　效： 清热化痰，除烦止呕。

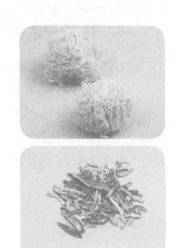

陈 皮

性味归经： 辛、苦，温。归脾、肺经。

功　　效： 理气健脾，燥湿化痰。

妙 招 五

点按耳中穴治疗呕吐。

以上四个家庭小妙招都是需要入口的，但在生活中我们总是能碰到一些人，一呕吐什么都吃不进去了，连水都难以下咽，这个时候再让他喝汤药几乎是不可能了，于是接下来就给大家分享一个不必喝药的方法，就是点按耳中穴。

耳中穴前面的篇章中我们也讲过，是一个耳穴，又称膈、迷走神经点、支点、零点。位于耳轮脚处，即耳轮 1 区，也就是在耳轮向内转的终端脚上。此穴位于耳郭几何平面的中点上，所以又被称为支点、零点，临床上常用于调节人体中焦脾胃的生理功能，具有和胃降逆、调畅气机、宽胸利膈的作用。

操作手法：可以直接用指甲掐按耳中穴，也可以把中药王不留行拿白色医用胶布贴在这个穴位上，然后时不时地按压刺激这个穴位。本法治疗呃逆简便易行，经济实用，对于很多人的呕吐，多在几分钟之内显效，可迅速有效地缓解患者的痛苦。当然，也可以在耳中穴常规消毒后用针灸针扎上一针，往往能使呕吐立止。

耳 中

定　　位： 又称膈、迷走神经点、支点、零点。位
　　　　　于耳轮脚处，即耳轮 1 区。

临床应用： 和胃降逆，宽中理气。

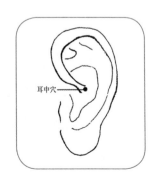

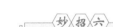

推天柱骨可以治疗各种呕吐。

还有一个方法可以治疗呕吐，就是推天柱骨。

天柱骨是指项后发际中点直至第 7 颈椎。具体操作手法：以食指或拇指自上向下推 500 次以上，对各种原因引起的呕吐均有很好的止吐作用。成人、小儿均有效，尤对小儿为佳。天柱骨穴有降逆止眩、祛风散寒的功效。在遇到呕吐的时候，大人和孩子都可以使用，尤其是孩子使用效果更好。

天柱骨

定　　位：推拿穴位，在颈后，后发际中点
　　　　　至大椎穴成一直线。

临床应用：降逆止眩，祛风散寒。

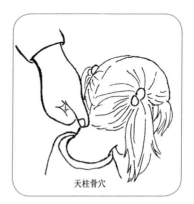

天柱骨穴

本讲我们重点讲的是呕吐，最后温馨提醒大家一点，并非所有的呕吐都是坏事，有时候呕吐也可能是机体保护性的反应，比如你吃了一些有毒的食物，你喝了大量的酒，你的肠胃受不了了就会呕吐，这个时候呕吐是你身体自我保护的一种机制，是机体要想办法把不适合你肠胃去消化的东西吐出去，这个时候没有必要努力去采用不同的方法止吐，而是要吐出去，吐完了自然就好了，所以并非所有的呕吐都是坏事，该催吐的时候也是需要催吐的。

好了各位，热爱生命的人不孤单，就让他们相遇在《中医祁谈》！本讲话题就到这里，我们下一讲再见！

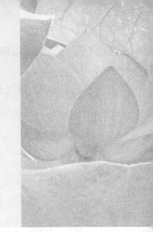

第三十三讲
长了鸡眼该怎么办

大家好，我是祁营洲。这里是《一起发现中医之效：祁营洲家庭小妙招讲记》，本讲要给各位讲解的是长了鸡眼该怎么办。

鸡眼是很常见的脚部症状，是因为局部皮肤角质层的增生所致，这种角质层的增生往往是由于脚底摩擦而引起的皮肤增厚。说得再通俗一些，就是因为你穿的鞋子不合适，穿得过紧过窄，当然也有可能是因为脚部的骨头发生了畸形，最终导致脚部受到长时间的间歇性挤压摩擦而引起的。

鸡眼经常会发生在足底的前端或者是脚趾之间，刚开始的时候往往会被误认为是鞋底摩擦所长的老皮，时间长了之后会有不平整的感觉，逐渐发展下去局部会开始变得粗硬，行走的时候有一种感觉好像脚底下垫了个东西似的，然后逐渐开始变得疼痛不已，有人长了鸡眼之后深恶痛绝地描述说疼得像被钉子扎了一样。鸡眼的形状是透明浑圆的，中间会有一个绿豆般大小的颗粒，有时候左右脚还会对称发生。从中医的角度说，鸡眼的基本病机就是局部受压或摩擦导致气血的运行不畅，瘀阻日久最终导致皮肤以及肌肉失去濡养。

针对鸡眼，很多人完全不当回事儿，或者是选择去买鸡眼膏来治疗，有些时候可能会见效，有些时候用了一段时间之后却发现鸡眼一直不脱落，甚至疼痛越来越明显。鉴于此，本讲话题给各位分享若干个不同的家庭小妙招。

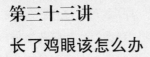

六神丸适量，研为细末，加醋调成糊状，外敷鸡眼患处。（外敷之前洗净患处，并将鸡眼软化的角质层尽量割去，以不出血或不引起疼痛为度。）

给各位分享的第一个家庭小妙招，用到一款非常著名的中成药叫六神丸，这个药我们在前面篇章讲解中也已经见过。

六神丸取若干粒，研为细末，加醋调成糊状备用即可。具体的用法是让患者先用温水浸泡患足大概十分钟之后擦干，用小刀把鸡眼软化的角质层尽量割去，以不出血、切割时不引起疼痛为度。把已经做好的药膏外敷在患处，用胶布或者用纱布包扎。建议每天晚上睡觉前外敷，第二天早上去掉，也可以白天外敷，每天换药3～5次。一般情况下，使用这个方法3～5天后，鸡眼就可以痊愈脱落了。

我们前面已经讲过六神丸，它是由牛黄、珍珠、麝香、冰片等药组成，因为是由六味药组成，同时功效显著，所以得名六神丸。六神丸具有强大的清热解毒、消肿止痛作用，可以内服，也可以外用。

说完了六神丸咱们再说说醋，在日常烹饪过程中经常会用到醋，在中医看来醋也是一味药，既可以内服，也可以外用。在《增补食物本草备考》一书中对醋有详细的记载："醋，味酸，辛温，无毒。解鱼肉、瓜菜毒，杀邪气，散瘀血坚块、痈肿，敛咽疮，下气除烦。"现在一般认为，醋能够消食开胃、散瘀血，还具有解毒的功效。所以这个方法就具有了活血化瘀、消肿止痛的作用，对于鸡眼来说，针对局部用药，化瘀散结，自然逐渐就能脱落痊愈。

六神丸

功　　效：清凉解毒，消炎止痛。

临床应用：用于烂喉丹痧，咽喉肿痛，喉风喉痈，单双乳蛾，小儿热疖，痈疡疔疮，乳痈发背，无名肿毒。

妙招二

补骨脂酒外用治疗鸡眼。

给各位分享的第二个家庭小妙招，用到一味中药叫作补骨脂。

具体用法如下：先把50g补骨脂打碎，加入95%的酒精500mL浸泡，这就浸泡成了补骨脂酒，密闭大概一周左右就可以用了。用时先让患者用温水浸泡患足十分钟左右后擦干，然后用小刀将鸡眼软化的角质层尽量割去，同样是以不出血、切割的时候不引起疼痛为度（本讲当中所讲解的所有治疗鸡眼的外用方法，用药之前的铺垫工作，就是先泡泡脚，然后用小刀将角质层尽可能割去一些）。在鸡眼的局部涂抹补骨脂酒，每天3～5次，一般3～5天可以见效并逐渐痊愈。

补骨脂在中药当中味辛性温，归脾经、肾经，具有补肾壮阳、固精缩尿、温脾止泻、纳气平喘作用，是一味非常重要的补肾药。在中医临床使用当中我们也发现，补骨脂不仅仅可以内服，同样可以外用，此处我们是用来治疗鸡眼，除此之外，现代研究也证明补骨脂具有非常好的致光敏作用，能使局部的皮肤色素沉着，所以目前不管中医也好，西医也好，经常也会外用补骨脂治疗白癜风。

补骨脂

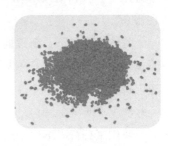

性味归经：苦、辛，温。归肾、脾经。

功　　效：补肾壮阳，固精缩尿，温脾止泻，纳
气平喘。外用可用于治疗白癜风、鸡
眼等。

妙招三

鸡眼膏加艾灸治疗鸡眼。

给各位分享的第三个小妙招是用鸡眼膏加艾灸。

具体操作如下：先让患者温水泡泡脚，再用小刀将鸡眼软化的角质层尽量割去，以不出血、切割时不引起疼痛为度。将鸡眼膏敷于鸡眼处，24小时后取下，然后用艾条对准鸡眼的患处进行艾灸，艾灸的热度以不烧伤、患者能耐受为度，连续艾灸20～30分钟。以上两步操作每天一次，一般情况下一周左右就可以痊愈。

鸡眼膏是一款非常成熟的成药，是由沙参、丹参、半夏、冰片、乌梅等组成的外用膏剂，主要治疗的就是鸡眼、瘊子、疣等皮肤上的东西，具有祛风散寒、通窍止痛、消肿排脓的功效。刚才开篇就说到了，生活当中很多人单纯使用鸡眼膏来治疗鸡眼疗效一般，治疗不彻底，容易复发，也有些人说那就用手术的方法，直接把鸡眼给剜了不就完了，其实手术切割治疗的创伤比较大，无形当中也增加了病人的痛苦。于是我们现在用鸡眼膏和艾灸的方法就可以取长补短，病人既没有创伤，疗效又明显提高。为什么要加入艾灸呢？因为艾灸有助于活血化瘀、消肿止痛，比单纯使用鸡眼膏疗效要好很多。

鸡眼膏

功　　效：祛风散寒，通窍止痛，消肿排脓。

临床应用：用于鸡眼及脚垫、刺瘊、胼胝等。

妙招四

马齿苋与青黛外敷治疗鸡眼。

如果你犯鸡眼的季节刚好可以采得到新鲜马齿苋的话，接下来的这个方法就非常好用了。我相信大家对马齿苋应该非常熟悉，药食同源，既可以入药，又可以当食物来吃。

具体操作如下：新鲜的马齿苋适量，洗净，摘取叶肉，搅碎成泥，加入适量的青黛粉调匀，就变成了马齿苋和青黛混合成的青黛泥，用这个药膏外敷鸡眼的局部。建议每天晚上睡觉前外敷，第二天早上去掉。也可以白天外敷，每天换药 3～5 次，一般情况下使用 3～5 天就可以了。

我们来分析一下这个组方，马齿苋味酸、性寒，归肝经、大肠经，具有非常好的清热解毒、凉血止血、止痢的作用。青黛味咸性寒，归肝经、肺经，具有清热解毒、凉血消斑、泻火定惊的作用，药房出售的一般都是青黛粉，同时青黛从古至今也都会作为一种颜料使用，比如在古代常用于印染布匹、画眉等。把这两味药放在一起的作用可以清热解毒、活血化瘀，所以对于鸡眼会有很好的疗效。

马齿苋

性味归经：酸，寒。归肝、大肠经。

功　　效：清热解毒，凉血止血，止痢。

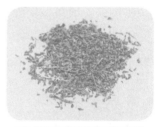

青　黛

性味归经：咸，寒。归肝、肺经。

功　　效：清热解毒，凉血消斑，清肝泻火，定惊。

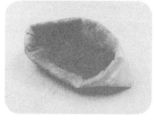

妙招五

红花、地骨皮各等份，共研细末，用麻油调匀备用，外敷患处。

接下来的这个方法也很简单，去药房买来两味中药，一味叫红花，一味叫地骨皮。

具体操作如下：把这两味药按 1：1 的比例，也就是各等份共研细末，用麻油调匀备用就可以了。治疗的时候先用温水泡脚，然后用小刀把鸡眼软化的角质层尽量切割，然后把药膏外敷在患处，敷上之后用纱布包扎。建议每天晚上睡觉前外敷，第二天早上去掉。也可以白天外敷，每天换药 3～5 次，一般情况下使用 3～5 天就可以了。

把红花和地骨皮放在一起，和刚才所讲到的把马齿苋和青黛放在一起，共性其实是很接近的，都是起到了清热解毒、活血化瘀的功效。因为红花是活血化瘀的，地骨皮是清热凉血的，所以把这两味药放在一起的效果同样很好。

红 花

性味归经：辛，温。归心、肝经。
功　　效：活血通经，祛瘀止痛。

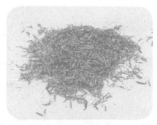

地骨皮

性味归经：甘，寒。归肺、肝、肾经。
功　　效：凉血除蒸，清肺降火。

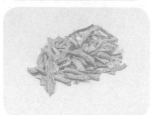

鸦胆子治疗鸡眼。

给大家讲解的第六个家庭小妙招用到了稍微有毒的一味药，在药房当中同样可以买得着，这味药的名字叫鸦胆子。

具体操作如下：局部先用温水浸泡十分钟后擦干，再用小刀轻轻刮去鸡眼硬皮的部分后再用药。用药的时候，取一粒鸦胆子剥去外壳，取出仁捣成糊状，涂在鸡眼患处，并用纱布进行包扎固定就可以。这个方法也可以把鸦胆子捣碎之后浸泡在白醋当中一周后备用，就跟前面分享的补骨脂捣碎之后放在酒精当中去浸泡一周一样。这个方法建议白天用，因为鸦胆子有小毒，如果你连续外敷一整个晚上，可能有些皮肤不耐受的人就会不舒服了。白天使用，建议每天换药1～2次就可以了，一般是2～3天鸡眼就可以脱落。这个小妙招比我们前面介绍的小妙招力度要更大一些，但稍后我也会讲到它的弊端。

这个方法使用时温馨提示两点：第一，用小刀削鸡眼的时候一定要注意不能让局部出血，一旦出血的话，这个方法就不要再用了，出血的话就可以采用其他方法，等出血的局部痊愈之后，你可以再继续使用鸦胆子；第二，用药的时候鸦胆子捣成的药糊尽量不要涂到好的皮肤上。

这个方法也非常简单，治疗效果也往往非常好，但就是有一定的副作用，因为鸦胆子味苦性寒，有小毒，归大肠经、肝经，可以清热解毒，具有很强的腐蚀性。

也正是因为它具有很强的腐蚀性，这味药在运用的时候一定要多加小心，就是涂的时候尽量不要涂在好的皮肤上，因为它是通过自身的腐蚀性把鸡眼局部的坏皮肤给腐蚀掉，这个方法治疗鸡眼的效果几乎可以说是百发百中。

鸦胆子

性味归经：苦，寒。有小毒。归大肠、肝经。

功　　效：清热解毒，止痢，截疟，腐蚀赘疣。

妙招七

风油精 1 瓶，先将患者鸡眼处厚皮削去，再用药棉蘸风油精适量敷上，用胶布固定。

讲完了一个比较猛烈的方法，再给各位分享一个比较柔和的方法，大家可以根据自己的具体情况灵活运用，这个方法用到的是大家非常常见的风油精。

具体操作如下：先将患者鸡眼处的厚皮同样用小刀削去一层，然后用药棉蘸风油精适量外敷就可以了，敷上之后用胶布固定一下。每天可以换药多次，这个方法安全有效，就是见效稍慢一些。

为什么风油精可以用来治疗鸡眼呢？大家都知道很多人被蚊虫叮咬了会用风油精，其实风油精之所以能够治疗蚊虫叮咬，能够治疗伤风感冒引起的头痛头晕等情况，是因为风油精具有清凉止痛、祛风止痒的作用，所以风油精外用治疗鸡眼同样是有效的。

风油精

功　　效：清凉，止痛，驱风，止痒。

临床应用：用于蚊虫叮咬及伤风感冒引起的头痛，头晕，晕车不适。

妙招八

放血法。

以上所分享的方法，都是需要配药的，最后再分享一个外治的手法。如果你自己比较狠，或者说你本身就是医务工作者，可以用放血法来治疗鸡眼。

具体操作如下：先用医用酒精对鸡眼的患处进行常规消毒，然后用医用三棱针，或者是血糖针、采血针，消毒之后对准鸡眼的中心扎进去，深度以出血为度，也就是说拔出针之后能出点血，基本上操作后过上几天鸡眼就会自行脱落。如果 2～3 天还没有脱落的迹象，可以再来一次。其实也可以用一寸的针灸针，从鸡眼的中央进针，有落空感的时候停针，可不留针，也可以短暂地留针 3～5 分钟，取针之后同样能出点血最好。

　　讲到这儿之后，基本上我所知道的关于治疗鸡眼的所有方法都一并奉献给大家了，最后不得不说的是，其实鸡眼往往就是因为你的鞋袜过紧，或者你的脚趾间或者脚底长期受压摩擦所导致的，所以预防本病最好的方法就是要穿一双合适的鞋子，或者是垫软质的鞋垫儿。

　　好了各位，热爱生命的人不孤单，就让他们相遇在《中医祁谈》！本讲话题就到这里，我们下一讲再见！

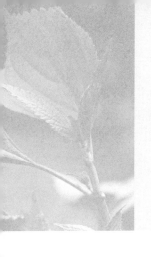

第三十四讲
妊娠呕吐该怎么办

大家好，我是祁营洲。这里是《一起发现中医之效：祁营洲家庭小妙招讲记》，本讲要给各位讲解的是妊娠呕吐该怎么办。

妊娠呕吐，在中医学当中被称为"妊娠恶阻"，是指妊娠早期（3个月之内）出现的厌食、流涎、恶心、呕吐，甚至汤水不进等现象。妊娠呕吐也因人而异，症状轻重不一，少数孕妇呕吐频繁，吃什么吐什么，甚至喝水也吐，严重时可吐胆汁，体重也会明显下降。妊娠呕吐一般多发生在早晨，又称"晨吐"。轻者不必治疗，可自行缓解。呕吐较严重的，进食即吐，甚至发生水、电解质紊乱，应及时静脉补液、补充能量。

从中医的角度说，妊娠呕吐的主要原因是虚实两端，从虚的角度来讲，是孕妇平时身体比较差，脾胃消化功能弱，胃失和降，胃气上逆；从实的角度讲，是孕妇肝郁气逆，胃失和降，导致肝胃不和。孕妇恶心、呕吐现象的产生，从西医角度考虑主要是由于增多的雌激素对胃肠内平滑肌的刺激作用所致。

有不少人认为，孕妇不吃东西或少吃东西就可以防治恶心呕吐，还有的孕妇因怕呕吐就不想进食，实际上不进食不但不能减轻呕吐，而且还会使孕妇缺乏营养供给，对母婴都不利。轻微的恶心呕吐可以不必进行治疗，更不要禁食或少吃，相反更需要注意调节饮食，不要吃难以消化的食物，多吃些淀粉类食物如面包、饼干、土豆、米饭等。本讲话题我将站在一个临床医生的角度，给各位分享若干个不同的家庭小妙招。

妙招一

陈皮 15g，竹茹 15g，芦根 15g，生姜 20g，水煎代茶饮。

首先要分享的是一个代茶饮的方子，用陈皮、竹茹、芦根、生姜这四味药水煎代茶饮，这个方子寒热并用，健脾和胃，理气止呕，对孕期没有任何副作用。

我们来分析一下，陈皮味苦性稍温，具有理气健脾、燥湿化痰的功效。竹茹味甘性微寒，具有清热化痰、除烦止呕的功效。芦根味甘性稍寒，具有清热泻火、生津止渴、除烦止呕的作用。生姜味辛性温，具有解表散寒、温肺止咳、温中、降逆、止呕的作用。大家会发现，辛温的陈皮理气健脾、燥湿化痰，芦根和竹茹这两味药的药性又都是往下行的，往下行的就可以有效治疗因胃气上逆所导致的一系列的问题。生姜自古就有"止呕圣药"的美称。这个方子综合来看，相对比较温和，很适合孕妇服用，不管你是虚证、实证、寒证、热证，这个方子统统都可以拿来使用，是一个通用的内服方。

另外，我们可以再单说说生姜。生姜是个止呕良品，对于妊娠呕吐有明显的缓解作用，甚至单纯将生姜切片后含在口里，使其汁液慢慢渗进口腔，也会有一定的治疗作用。或者像嚼口香糖一样咀嚼生姜片，最后也可以将姜渣咽下。还可以用榨汁机榨成汁，装入瓶子里，每次喝一小口姜汁，先含在口里，再慢慢咽下。从西医角度说，生姜止呕的原因，主要是它能抑制肠胃运动，松弛胃肠道的肌肉，这样便能缓解反胃、恶心的感觉。

陈 皮

性味归经：辛、苦，温。归脾、肺经。

功　　效：理气健脾，燥湿化痰。

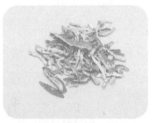

竹 茹

性味归经：甘，微寒。归肺、胃经。

功　　效：清热化痰，除烦止呕。

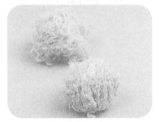

芦 根

性味归经：甘，寒。归肺、胃经。

功　　效：清热泻火，生津止渴，除烦，止呕，利尿。

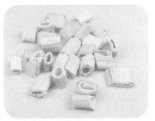

生 姜

性味归经：辛，温。归肺、脾、胃经。

功　　效：解表散寒，温中止呕，温肺止咳。

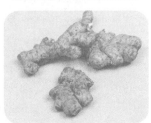

妙招二

伏龙肝 50g，生姜 30g，用纱布包好，加水煎煮，再用纱布滤出药汁，代茶饮。

接下来要给各位分享的第二个家庭小妙招的针对性就强一些了，是针对胃虚寒型的妊娠呕吐，具体表现形式是这类患者吐出来的都是清水，精神疲倦，吃不下东西，有的还特别嗜睡。这种情况大多跟未怀孕之前脾胃功能就不足有关系。针对这种情况，提供的方法是伏龙肝 50g，生姜 30g，用纱布包好，加水煎煮，再用纱布滤出药汁，代茶饮。

伏龙肝，又名灶心土，为经多年用柴草熏烧而结成的灶心土，辛温，归胃经，具有温中止血、止呕、止泻的功效，临床上经常用于虚寒失血、呕吐、泄泻等疾病的治疗。伏龙肝和生姜均是性温之药，针对脾胃虚寒性的妊娠呕吐很有效用，为什么要用纱布滤出来这个药汁呢？因为毕竟伏龙肝是土，土煮完之后就变成泥了，尤其是底部，这时要用纱布滤出来，只喝药汁就行了。这个方子同样没有任何副作用，可以大胆服用。

伏龙肝（又名灶心土）

性味归经：辛，温。归脾、胃经。

功　　效：温中止血，止呕，止泻。

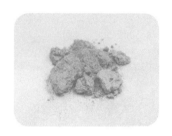

妙招三

乌梅 10g，生姜 20g，陈皮 15g，红糖适量，水煎代茶饮。

接下来我们讲胃热或肝胃不和型的呕吐，这种情况往往吐的不是清水，而是酸水或者苦水，同时孕妇还伴有胸胁胀痛，头晕口苦，喜欢叹气等不同的症状。此外有这些症状的孕妇还可能有一个共同的特点，就是在怀孕前都属于那种肝火旺盛，容易发脾气，脾气暴躁的人。中医认为这种类型的孕妇呕吐的形成跟她们肝火旺盛，同时上逆的胎气加肝火一起上行，最终顶了胃气有关，所以在治疗的时候除了要下气止呕，还应该注意要和胃平肝，针对这种情况，推荐的方法是乌梅 10g，生姜 20g，陈皮 15g，红糖适量，水煎代茶饮。

我们来分析一下方子，乌梅味酸，具有敛肺、涩肠、生津、安蛔的功效，常用于肺虚久咳、久泻久痢、虚热消渴、蛔厥呕吐腹痛等病症的治疗。中医认为酸入肝，酸味的东西可以滋肝阴，养肝血，从而达到柔肝调肝的目的，本方用它就是为了柔肝平肝、抑制肝气的上逆。生姜刚才我们已经讲过，具有解表散寒、温肺止咳、温中、降逆、止呕的作用。陈皮依然是理气健脾、燥湿化痰的。最后是红糖，性是温的，具有温中祛寒、缓急止痛的作用，药食两用。用红糖第一为了调口味，第二也有缓肝气、缓急止痛的作用。

关于这个方法，必须要跟各位强调的一点是，此方当中生姜的量是可以自由掌握的，因为生姜本身是性温的，用生姜的目的就是温中止呕，如果你喝完 20g 的生姜觉得热还是没有消下去，那你就可以把生姜的量减少变成 10g，总之生姜的量可以根据自己胃热的程度来灵活掌握。

乌 梅

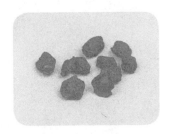

性味归经：酸、涩，平。归肝、脾、肺、大肠经。
功　　效：敛肺止咳，涩肠止泻，安蛔止痛，生津止渴。

妙招四

带皮苹果，大米，各适量，水煎代茶饮。

如果有人不愿意喝药，接下来再提供一个食疗方。具体做法：将大米炒黄，和带皮苹果加水同煎，代茶饮用。这个方法具有健脾止呕的作用，可用于妊娠呕吐。

苹果在中医看来具有理气化痰、健脾和胃的作用，西医认为苹果可调节水钠平衡，防止妊娠呕吐后出现酸中毒症状。

妙招五

鼻嗅法治疗妊娠呕吐，用藿香 15g，紫苏叶 10g，砂仁 6g，陈皮 15g，将药煮沸后装至容器内放置桌上，令患者取坐位，吸闻药物之味，至香气尽为止，每天可以多次。

以上的几个方法都是需要喝药入口的，但有些女性怀孕后会出现非常严重的恶心呕吐，不能进食，甚至食入即吐，喝水都吐，虽然治疗多以健脾和胃、降逆止呕为原则，但因本身即有恶心、呕吐，此时采用口服药物治疗已经不太现实。所以接下来分享的这个方法是鼻嗅法治疗妊娠呕吐，用藿香 15g，紫苏叶 10g，砂仁 6g，陈皮 15g，将药煮沸后装至容器内放置桌上，令患者取坐位，吸闻药物之味，至香气尽为止，每天可以多次。

这几味药都具有挥发性质，我们一一来给大家讲解。藿香味辛，性温，具有化湿、止呕、解暑的作用；紫苏叶味辛，性温，具有发表散寒、理气和中、行气安胎、解鱼蟹毒的作用；砂仁味辛性温，有化湿开胃、温脾止泻、理气安胎的功效；陈皮前面已经讲过，在这里就不再赘述，这里用的几味药主要作用是化湿醒脾、安胎理气，如果不能内服，单纯鼻嗅也是有效的。

藿 香

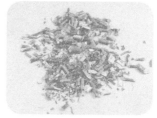

性味归经：辛，微温。归脾、胃、肺经。

功　　效：化湿，止呕，解暑。

紫苏叶

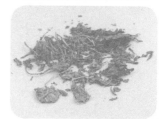

性味归经：辛，温。归肺、脾经。

功　　效：解表散寒、理气宽中、行气安胎、解鱼蟹毒。

砂 仁

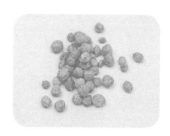

性味归经：辛，温。归脾、胃、肾经。

功　　效：化湿行气，温中止泻，安胎。

妙招六

姜半夏 20g，丁香 15g，共研细末，用鲜生姜适量榨汁调膏，敷脐治疗妊娠呕吐。

接下来是一个外用的方法，具体做法：将姜半夏 20g、丁香 15g，共研细末，用鲜生姜汁调膏，然后用纱布包裹敷于神阙穴，最后用纱布覆盖，胶布固定，每天换药 2～3 次。

这个方子中，姜半夏辛、温，可以燥湿化痰、降逆止呕。半夏本身是有毒的，在临床中，用半夏内服时一般都是有剂量上的要求，但生姜可以解半夏毒，用姜炮制过的半夏，毒性就已经大大降低了，同时本方中我们以姜汁调膏，还是外用，所以就比较安全了。丁香味辛，性温，有温中降逆、补肾助阳的功效。生姜我们已经讲过了，具有温中止呕的作用。我们用的穴位是神阙穴，变化莫测为神，阙指要处，穴当脐孔，是处胎生之时，连系脐带以供胎儿之营养，故又命蒂。名之神阙，是因胎儿赖此宫阙，输送营养，灌注全身，遂使胎体逐渐发育，变化莫测，因名神阙。神阙也就是肚脐眼，脐疗法历来都是中医中的特色疗法，我们在前面的篇章中也有讲过，肚脐与脾胃有密切的关系，脾胃在中医当中被认为是人体的后天之本，气血生化之源头。现代医学研究也发现，肚脐中分布着丰富的血管，还有大量的淋巴管和神经，而皮下没有脂肪组织，这非常有利于药物的穿透和吸收，所以在肚脐上来做文章完全符合中医的外治机理。

姜半夏

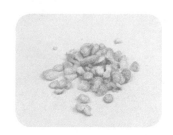

性味归经：辛，温。有毒。归脾、胃、肺经。

功　　效：燥湿化痰，降逆止呕，消痞散结；外用也可消肿止痛。

丁　香

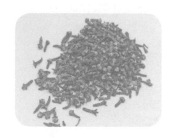

性味归经：辛，温。归脾、胃、肺、肾经。

功　　效：温中降逆，散寒止痛，温肾助阳。

神　阙

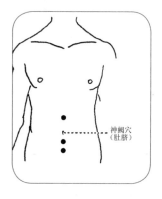

神阙穴（肚脐）

定　　位：在脐中部，脐中央。

临床应用：培元固本，回阳救脱，和胃理肠。

本讲话题我们一共讲解了六个家庭小妙招用于治疗妊娠呕吐，四个内服的，两个外用的，大家可以根据自身情况灵活选择。最后，关于孕期呕吐，我在查阅资料时发现日本的一个调查分析很有意思，日本曾经有学者调查分析，认为孕妇的人格和情绪与孕期呕吐反应有关。比如孕妇厌恶妊娠，则绝大多数有呕吐反应；否则则相反。这说明情绪与孕吐反应有着密切的关系。另外，孕吐反应剧烈或其他妊娠反应剧烈的孕妇也和心理及情绪不太稳定有关，比如家庭、社会环境因素，像丈夫、公婆对生男生女的偏颇看法，对孕妇过于关心或不关心，家庭住房条件、经济状况、人际关系等不利因素均会给孕妇带来不良刺激，造成心理应激，加重孕吐的发生。所以在这里我建议，当怀孕来临时要尽可能地改变自己的性情，让自己在整个孕期都变得相对平和，平稳度过一个人生当中十月怀胎的难忘时期。

好了各位，热爱生命的人不孤单，就让他们相遇在《中医祁谈》！本讲话题就到这里，我们下一讲再见！

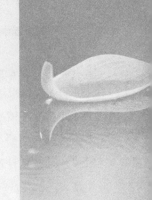

第三十五讲
月经过多该怎么办

大家好，我是祁营洲。这里是《一起发现中医之效：祁营洲家庭小妙招讲记》，本讲要给各位讲解的是月经过多该怎么办。

月经过多属于月经不调的范畴，现代女性由于受到工作和家庭的双重压力甚至是多重压力，生活规律变得不正常，最终可能会导致月经不调。其实月经不调的症状有很多，比如说月经周期的不规律、月经量少或者月经过多等都属于月经不调，而本讲话题我们着重探讨的是月经过多。

什么是月经过多？它是指月经的量超过平常的量，或者是经期的时间过长，同时量也比较多。各位请注意这个定义，它指的是两个方面，要么是月经的量比较多，超出了平时的量；要么是月经时间过长，同时量也比较多。

从中医的角度说，导致月经过多的原因往往有以下两个方面。

第一个原因是气虚。中医认为，气是可以摄血的，如果说气虚不能够固摄血的话，就会导致血出过多。

第二个原因是血热。热就很好理解了，热可以迫血妄行，生活中比较容易理解的一句话叫"一热，水就变得汹涌澎湃了"。

本讲话题我们就着重针对这两个方面给各位讲解不同的家庭小妙招。

妙招一

针对气虚型的月经过多，归脾丸，一次一丸，一日两次。

给各位分享的第一个小妙招是针对气虚所导致的月经过多。首先我们要分析一下气虚所导致的月经过多都有哪些表现？症状往往是经血量多，颜色偏淡，经常是面色发白或者是面色萎黄，可能会伴随小腹部有坠胀感，同时很重要的一个特点就是神疲气短，你看气虚的人往往就是没劲儿，少气懒言。也可能出现食少心悸，就是吃饭也吃得不香，心里面时不时还出现一些悸动。如果看舌的话，往往是舌淡苔薄。

于是治疗思路就变得非常清晰了，就是要去补气摄血。既要补气，通过补气来固摄血液。当下社会中的很多女性压力越来越大，经常疲惫不堪，心力交瘁，于是气虚的人群越来越多。

针对这种情况，要给大家推荐一款中成药叫作归脾丸。这是一款非常经典的中成药，在药店要么你能买到归脾丸，要么你能买到人参归脾丸，这些都是可以的。归脾丸是一款补血剂，具有益气健脾、养血安神的功效，所以针对气虚所导致的月经过多，就非常对症了。这个药一般都是大蜜丸，我的建议是1次1丸，1天2次。

这个中成药也有一个小的弊端，因为这是偏补的药，偏补的药会出现另外一个问题，就是你补过了可能就上火了，而当下社会上火的人又比较多，这个时候如果你本身气虚，又需要吃归脾丸，但是你一吃多了又容易上火怎么办？给大家出一个点子，你可以用生栀子适量泡水来送服归脾丸就可以了。栀子也是一味中药，在药房当中都可以买得着，有非常好的泻火除烦、清热利湿的作用，在临床中也经常说栀子具有清泄三焦的作用，所以可以用栀子水来送服归脾丸，就可以防治吃了归脾丸后的上火。

归脾丸

功　　效：益气补血，健脾养心。

临床应用：用于心脾两虚和脾不统血所致的心悸怔忡，失眠健忘，面色萎黄，头昏头晕，肢倦乏力，食欲不振，崩漏便血。

栀　子

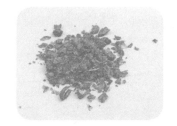

性味归经：苦，寒。归心、肺、三焦经。

功　　效：泻火除烦，清热利湿，凉血解毒。

> **妙招二**
>
> 针对气虚型的月经过多，黄芪30g，大米一把（比如100g），加水一起煮，等米熟了，喝汤。

给各位推荐的第二个小妙招，同样是针对刚才分析的气虚所导致的月经过多，是一款代茶饮的方子，也是我在临床中经常会推荐给病人的。

具体做法：将一把大米和黄芪放在一起加水煎煮，等到米熟了就可以关火，然后只喝这个汤，每天都可以喝。

针对气虚所导致的月经过多，为什么要用到黄芪和大米？其实用大米的目的就是为了使药物能更好地进入脾胃中来，中医说"脾胃是后天之本，气血生化之源"。黄芪是补脾肺很好的一味药，具有补气固表、利水消肿、排毒生肌的作用。现代医学也证明了黄芪能够全面提高人体的免疫力，可以促进人体的代谢，还有较好的抗衰老作用，所以黄芪这味药的确适合广大的女性同胞。这款代茶饮我的建议是并不仅仅需要在月经期喝，平时也要喝，比如说你可以在月经来前的半个月就开始喝，一直喝到月经结束，然后再继续下一个周期。

黄　芪

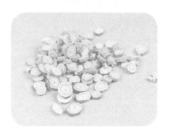

性味归经：甘，微温。归脾、肺经。

功　　效：补气健脾，升阳举陷，益卫固表，利尿消肿，托毒生肌。

妙　招　三

针对血热型的月经过多，加味逍遥丸，一次一袋，一日两次。

给各位分享的第三个小妙招是针对血热所导致的月经过多。我们来解释一下什么情况下才是血热所导致的月经过多？常态情况下血热所导致的月经过多，往往出现月经量多或者月经不停止，经血呈鲜红色或者深红色，或者经常会伴有血块，同时既然有内热，可能会出现一派热象，比如口渴、心烦、小便黄或者是大便干燥、舌红苔黄等一系列具有内热的表现。

这个时候的治疗要着重去清热凉血，针对这种情况给各位分享一款中成药，这款中成药的名字叫加味逍遥丸。说到这个名字，相信很多女同志应该不陌生，有人说加味逍遥丸不就是当肝气郁结、乳房胀痛的时候可以吃吗？当然可以了。但是我们认识一款中成药，需要从本质上去考虑这款中成药的作用究竟是什么，你就会明白它同样可以治疗因血热导致的月经过多。

加味逍遥丸是一个和解剂，它能够起到和解的作用，具有疏肝清热、健脾养血的功效，真的是一举两得，热清了，因热所导致的月经过多就得到了一定的治疗。加味逍遥丸能买到的一般都是小水丸，我的建议是1次1袋，1天2次。

加味逍遥丸

功　　效：疏肝清热，健脾养血。

临床应用：用于肝郁血虚，肝脾不和，两胁胀痛，头晕目眩，倦怠食少，月经
不调，脐腹胀痛。

妙招四

针对血热型的月经过多，地榆50g，醋水各半煎煮，每天一剂，每剂1～2次喝完。

针对血热所导致的月经过多，再分享一个代茶饮方子，这个方子也非常简单，可以把这个代茶饮取名为地榆醋水汤。

具体操作如下：用醋和水各半煎煮50g的地榆，煎煮完之后分1～2次喝完，每天一剂。

首先要讲讲地榆。地榆味苦酸涩，具有凉血止血、解毒敛疮的作用，这刚好针对刚才所分析的因血热导致的疾病。你去药房买地榆时，有生地榆也有地榆炭，都是可以的。中医有句话说得好，"血见黑即止"，在中药当中很多炭剂都具有止血的功效，比如说蒲黄炭、大黄炭、黄芩炭、荆芥炭等不同的炭都具有止血的效果。

咱们再来说醋。大家如果对张仲景的《伤寒杂病论》稍熟悉的话，就会明白《伤寒论》中多次提到苦酒，一般指的就是醋。中医认为醋味酸、甘，性平稍温，能够消食开胃、散瘀止血、收敛止泻，有解毒的功效，在《增补食物本草备考》一书中对醋也有详细的记载："醋，味酸，辛温，无毒。解鱼肉、瓜菜毒，杀邪气，散瘀血坚块、痈肿，敛咽疮，下气除烦。"所以醋用在治疗崩漏上不但可以增强止血的作用，还可以防止止血之后瘀血内停的发生。这个方法在具体使用时，不分黑醋和白醋，只要是纯粮食酿制的醋都是可以的。

为什么要提到"崩漏"二字？崩漏也是中医学中的一个很专业的名词。"崩"就是血量突然很大，像崩了一样；"漏"就是血量很小，但淋漓不净。其实月经过多就属于"崩漏"的范畴。把地榆和醋同用，不仅可以治疗月经过多，还不会出现其他的并发症或者后遗症。所以在临床当中出现月经过多的时候，或者是淋漓不净，你可以用地榆醋水汤来治疗，最快的人一般2～3天就可以止住了，慢的话可能5～7天。当然如果说你发现服用了7～10天依然不管用，只能证明这个药力量不够，需

要去寻求大夫寻找治本的方法。

　　另外在服用的时候要中病即止。什么是中病即止？就是你连续喝上几天之后，发现月经量已经正常，或者说月经量已经不再沥沥拉拉、淋漓不净了，就不要再服用了，不需要长时间服用下去。

　　最后一点要提醒大家，这个方子是一个治标的方子，并不治本，因为它只是暂时地通过一次两次喝药来缓解症状。如果说你要想从根本上解决问题的话，在我看来这个方子还做不到，还不如吃刚才的加味逍遥丸。但地榆醋水汤却可以在很短的时间内让你立竿见影地见到效果，所以我个人的建议是，你可以把第三个妙招和第四个妙招结合起来一起用，是个不错的选择。

生地榆、地榆炭

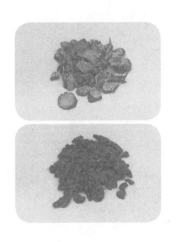

性味归经：　苦、酸、涩，微温。归肝、大肠经。

功　　效：　凉血止血，解毒敛疮。

醋

性味归经：　酸苦，温。归肝、胃经。

功　　效：　消食开胃，散瘀止血，收敛止泻，解毒杀虫。

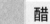

用柏树枝治疗月经过多。

　　以上四个小妙招是从病因病机的角度分两种情况给大家的讲解，最后再给大家讲解两个小妙招，针对所有类型的月经过多，这两个都是我曾经搜集的民间的方法，一并奉献给大家。

　　第五个小妙招用到的是柏树枝，药房当中我们可以买到侧柏叶，没有柏树枝，所以这个需要你自己去采。方法如下：采摘新鲜的柏树枝，洗干净之后，每次一小把，比如说可以取50g，先炒至焦黄状态，再加水煎煮，水沸腾后再煮10分钟，滤出药汁，分两次趁温热服下，连续服用3～5天或者直至月经停止。

为什么民间会采用侧柏枝来治疗月经过多呢？因为民间的疗法往往都是不用花钱的方法，从中医角度来说，侧柏的确具有凉血止血的作用，中医认为侧柏味苦涩、性寒，归肝经、脾经、肺经，具有凉血止血、化痰止咳的作用。你看这个方法同时又把侧柏枝炒到焦黄，炒了之后它的止血效果会更好一些，比如刚才讲地榆本身就有凉血止血的作用，如果把地榆炒成炭的话，那么止血效果就更好了。

鲜侧柏枝叶、干侧柏叶

性味归经：苦、涩，寒。归肺、肝、脾经。

功　　效：凉血止血，化痰止咳。

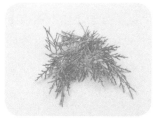

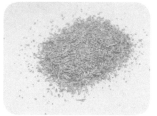

妙招六

艾灸隐白穴。

第六个方法是我在学习针灸时，我大学时的针灸老师反复讲："同学们，这个穴位你们一定要记着，一定要学会。将来你们上临床的时候，这个穴位是可以治疗月经过多的。"于是这个穴位从我上大学的时候就深深地印在脑海中了。

隐白穴在哪儿呢？非常好找，在脚上，足大趾内侧，大拇指的内侧指甲角旁开0.1寸。隐白穴是左右各一，一共两个。艾灸的方法属于外治法，每天艾灸隐白穴20～30分钟，也就是说你在每个隐白穴上灸10～15分钟就可以了。

隐白穴属于足太阴脾经上的井穴，历来被认为是治疗月经过多、"崩漏"的要穴。隐白，隐，隐秘、隐藏也；白，肺之色也，气也。该穴名意指脾经体内经脉的阳气由本穴外出体表。本穴的气血物质为脾经体内经脉的外传阳气，因其实从体内脾土中缓缓蒸发外出，不易为人所觉察，如隐秘之象，故名隐白。这个穴位具有调血统血、扶脾温脾、清心宁神的作用，我在临床治疗期间会让病人买艾条回去自己灸，告诉她们具体的位置。

隐 白

定　　位：足大趾内侧，趾甲角旁开0.1寸，红白肉际相交处。或者大趾爪甲
　　　　　　内缘和基底部各作一线，相交处取穴。

临床应用：调血统血、扶脾温脾、清心宁神。

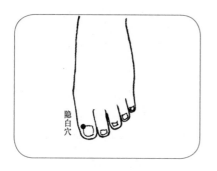

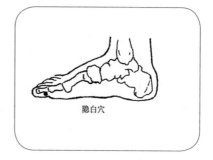

　　本讲话题给大家讲了如何有针对性地治疗月经过多，一共分享了六个不同的小妙招。其实，最后要提醒各位的是，常态情况下出现的月经过多并不是什么大病，大家不要过于担心，只要恰当地治疗，同时做到生活规律、劳逸结合，保证充足的睡眠以及轻松愉悦的心情，这个问题就可以很好地解决，当然还是那句老话，本书中所讲的所有方法，都是针对家庭常见疾病的第一级诊断和治疗，如果你在使用了这些小妙招之后依然没有明确的疗效，那就要及时去面诊你信赖的中医大夫具体看诊了，根据你的真实情况望闻问切来选择理法方药。

　　好了各位，热爱生命的人不孤单，就让他们相遇在《中医祁谈》！本讲话题就到这里，我们下一讲再见！

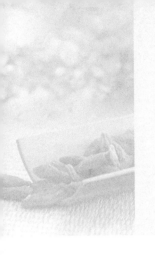

第三十六讲
夜间口干该怎么办

大家好，我是祁营洲。这里是《一起发现中医之效：祁营洲家庭小妙招讲记》，本讲要给各位讲解的是夜间口干该怎么办。

说到夜间口干就不得不说说口干，如果你长时间不停地说话，就会感觉到口干舌燥，一般情况下你歇歇气喝喝水就能缓解了，但是如果说随着年龄的增长而产生了口干的问题，尤其是一些年长的人，不仅仅是出现口干，还会抱怨每天晚上睡觉的时候必须要喝水，甚至一宿会醒几次，必须要喝水，这就严重影响到了生活质量，这个时候产生口干症状的原因，就不仅仅是说话多、运动量大了。从中医角度说，还就是阴阳之间失调了，因为阴液的不足，尤其是当肾精不足的时候，嘴里的津液就会更少。中医认为肾在液为唾，如果肾精不足，嘴里面的唾液量就会减少，于是就会表现为口干。从西医的角度来说，如果我们能排除其他疾病所导致的口干，往往是因为人体器官的衰退，分泌唾液的腺体功能下降所导致的。好了，当你明白了这些浅显易懂的道理之后，本讲话题我们就针对夜间口干给大家分享若干个不同的家庭小妙招。

妙招一

口嚼枸杞子治夜间口干。

第一个方法是口嚼枸杞子，具体方法是晚上临睡前口嚼枸杞子 10～30g 就可以了，这是一个简单明了的方法，但往往会有很好的作用。

每晚口嚼枸杞子，边嚼边吃，很快口干就能得到缓解，有些人 1～2 天就可以见效，有些人可能 7～10 天会见效，不管见效快慢，一定要坚持服用。中医认为，枸杞子味甘，性平，具有补肾益精、养肝明目、润肺生津的作用，药效偏补。从西医的角度说，西医现代研究也发现枸杞子具有清除体内自由基、调节免疫、延缓衰老的作用，其实正是因为这些作用才被大众所追捧。此外它还能够直接刺激唾液腺的分泌，也就是让唾液腺来分泌唾液，而且各位也会发现用口嚼枸杞子的方法，咀嚼动作本身也是能够刺激唾液分泌的。

　　这个简洁明快的方法并非我独创，而是来自民国的名医张锡纯，本书前面的篇章当中我也着重讲过名医张锡纯，他留下的一本书叫《医学衷中参西录》，书中详细论述了枸杞子，其中有一段非常精辟的论述，供大家阅读参考，原文如下：

　　"枸杞子，味甘多液，性微凉，为滋补肝肾最良之药，故其性善明目，退虚热，壮筋骨，除腰疼，久久服之，延年益寿，此皆滋补肝肾之功也。乃因古有'隔家千里，勿食枸杞'之谚，遂疑其能助阳道，性或偏于温热。而愚则谓其性决不热，且确有退热之功效，此从细心体验而得，原非凭空拟议也。

　　"愚自五旬后，脏腑间阳分偏盛，每夜眠时，无论冬夏，床头置凉水一壶，每醒一次，觉心中发热，即饮凉水数口，至明则壶中水已所余无几。惟临睡时，嚼服枸杞子一两，凉水即可少饮一半，且晨起后觉心中格外镇静，精神格外充足。即此以论枸杞，则枸杞为滋补良药，性未必凉而确有退热之功效，不可断言乎？"

　　从这两段论述看，名医也会有生病的时候，张先生说自己到50岁的时候，感觉到自己阳气非常盛，每天晚上睡觉的时候都会口干，最后他用的方法就是临睡的时候嚼服枸杞子一两，民国时期的一两相当于现在的30g左右。张先生写这篇内容的时候也是非常大胆和创新，他认为枸杞子药性不热，还有退热的功效。

　　必须要提醒的是，我个人认为枸杞子毕竟是偏补的，所以这个方法不能用于感冒发热引起的口干。

枸杞子

性味归经：甘，平。归肝、肾经。

功　　效：滋补肝肾，益精明目。

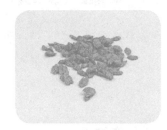

白萝卜汁治口干。

　　接下来的第二个方法是民间的一个方法，白萝卜性凉，味辛甘，无毒，能消积滞、化痰热，具有很强的行气功能，还能止咳化痰、除燥生津、清热解毒，是一个很好的药食两用的食材。

　　具体做法：将白萝卜洗净、切碎、捣成泥，用洁净纱布挤取汁液，加入适量的冰糖，搅匀，每次饮50mL，日服3次，早中晚各服一次，尤其是临睡前必须要再喝一次，一般情况下7～10日即见效。也可以直接用榨汁机把白萝卜榨汁，按照上述方法服用。

白萝卜

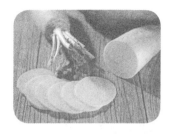

性味归经：辛、甘，凉。归肝、胃、肺、大肠经。

功　　效：清热生津，凉血止血，下气宽中，消
　　　　　食化滞，开胃健脾，顺气化痰。

妙招三

　　旱莲草 30g，生地黄 10g，水煎代茶饮。

接下分享的这个方法是一个代茶饮，用旱莲草 30g，生地黄 10g，煮水代茶饮，每日 1 剂，连服 7 剂为 1 个疗程。

在这个方子中，旱莲草味甘酸，性凉，是滋补肝肾、凉血止血的。生地黄味甘稍苦，是清热生津、滋阴养血的。两味药放在一起有滋补肝肾的作用，当一个人肾精不足的时候，因肾在液为唾，补充了肾精，唾液分泌自然也就恢复了，另外这两味药本身也就有生津止渴的作用。

旱莲草（墨旱莲）

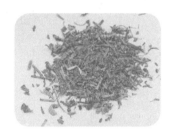

性味归经：甘、酸，寒。归肝、肾经。

功　　效：滋补肝肾，凉血止血。

生地黄

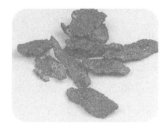

性味归经：甘、苦，寒。归心、肝、肾经。

功　　效：清热凉血，养阴生津。

妙招四

　　针对糖尿病导致的夜间口干，用天花粉 15g，葛根 20g，乌梅 15g，水煎代茶饮，长期服用。

除以上给大家提供的三个小妙招外，现实中尤其是一些老年人的口干除了唾液

腺功能退化引起之外，还有可能是由其他疾病所导致的，其中大家非常熟悉的是糖尿病。

糖尿病类似于中医中的消渴，消渴在中医看来以多饮、多尿、多食，但身体消瘦或尿有甜味为特征，这是糖尿病最典型的症状，俗称为"三多一少"。一般中医理论中多饮为主者称为上消；多食为主者称为中消；多尿为主者称为下消。

上消在中医看来多是肺热伤津所导致的，症状经常会见到口渴多饮，随饮随渴，咽干舌燥，甚至还可能出现小便频数，舌往往也是舌红苔黄，针对上消的治疗原则是要清热生津；中消是以胃实热为主，往往出现口干舌燥，甚至是大便干燥、舌红苔黄等症状；下消中医认为是由肾虚火旺所导致的，其症状会出现同样的小便多，或尿有甜味，心烦口渴，手足心热，一般会认为这是肾阴虚不能够制约火，导致虚火往上走。

然而在具体临证之时，又很难截然划分开来，三者有可能在一个人身上同时出现，只不过是略有偏重而已，所以不管是上消、中消还是下消，我们都需要努力去清热生津，同时也要有适当的补益。所以针对糖尿病所导致的口干，推荐给大家一款代茶饮方，用天花粉 15g，葛根 20g，乌梅 15g，水煎代茶饮，长期服用。

在这个方子中，天花粉归肺、胃经，具有清热泻火、生津止渴、消肿排脓的作用。葛根归肺、胃经，具有生津止渴、升阳止泻的作用。乌梅味酸、涩，性平，最明显的特点是生津止渴。我们再重点讲一下葛根，因为葛根也被近代若干中医大师用来治疗糖尿病，比如近代名医祝谌予教授把施今墨先生的降糖两对药发展为三对药，简称降糖对药方，由生黄芪 30g、生地黄 30g、苍术 15g、元参 20g、葛根 15g、丹参 30g 组成。方中生黄芪配生地黄，取生黄芪的补中益气、升阳、紧腠理，配生地黄的滋阴凉血、补肾固精以防止饮食精微漏泄。苍术配元参降血糖系施今墨先生之经验，施先生云："用苍术治糖尿病是取其敛脾精的作用，苍术虽燥，但配伍元参之润，可展其长而制其短。"丹参配葛根活血化瘀以治标，去瘀生新和益气养阴相辅相成。总观这三组对药，前两对药，黄芪益气，生地黄养阴，黄芪、苍术补气健脾，生地黄、元参滋阴固肾，总以脾肾为重点，从先后天二脏入手，扶正培本，又丹参配葛根活血化瘀以治标，所以本方标本同治、气阴双补、活血化瘀，使气阴得复，气帅血行，阴津充足，气血流通。这是祝老师在继承了施先生经验的基础上又再次创新的三个对药，一并奉献给大家。

天花粉、葛根、乌梅这个代茶饮的方子，是一个针对糖尿病导致的口干所设的一张普及方子，只要你是糖尿病所导致的夜间口干，都可以拿这个代茶饮来尝试。

天花粉

性味归经：甘、微苦，微寒。归肺、胃经。

功　　效：清热泻火，生津止渴，消肿排脓。

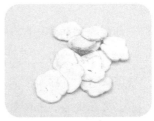

葛　根

性味归经：甘、辛，凉。归脾、胃经。

功　　效：解肌退热，透疹，生津止渴，升阳
　　　　　止泻。

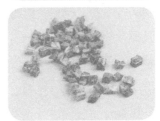

乌　梅

性味归经：酸、涩，平。归肝、脾、肺、大肠经。

功　　效：敛肺止咳，涩肠止泻，安蛔止痛，生
　　　　　津止渴。

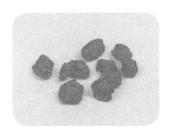

　　最后还必须要提醒一下大家，其实我们今天讲的夜间口干只是一个症状，并没有过多分析夜间口干这个症状背后究竟是什么病所导致的。举个例子，有些女性出现长期的口干，会有干燥综合征的可能，这是一个西医病名，发生在女性身上会居多一点，这跟单纯性的口干又不太一样，因为干燥综合征本身是一个自身免疫性疾病，就是身体的免疫细胞对于类似的唾液腺、泪腺等发起了进攻，致使其受到了伤害而分泌不足。所以如果你使用了我们所讲解的若干个方法之后，还是没有太大效果的时候，你就应该留心是不是由其他的疾病所导致的，再去做进一步详细的检查排除。

　　好了各位，热爱生命的人不孤单，就让他们相遇在《中医祁谈》！本讲话题就到这里，我们下一讲再见！

第三十七讲

压力增大引起的性功能下降该怎么办

大家好，我是祁营洲。这里是《一起发现中医之效：祁营洲家庭小妙招讲记》，本讲要给各位讲解的是压力增大引起性功能下降该怎么办。

今天我们涉及一个十分敏感的话题，对于很多男性而言，即便知道自己"不行"，也不愿意让别人知道，更不愿意看病就医。推而广之，中国的男性有一个最大的特点就是不愿意看病，往往生病了自己扛着，真正当自己主动要求看病的时候都是病得不轻的时候。这是一个非常微妙的现象，男女之间往往有着巨大的差距。现实生活中，很多女性身体不舒服的时候会及时去看病，而男性不愿意看病，夫妻俩之间会因为看病就医的问题产生矛盾。今天我们讲的话题，就是很多男性不好意思问，但是在内心深处却又非常想知道的，所以本讲是送给那些爱面子的男性，以及深爱着自己男人的女人们。从另外一个角度说，也是因为我试图在本书中去努力涵盖家庭生活中可能会遇到的方方面面，所以男性话题也是一个绕不过去的话题。

从正常的医学角度说，我们先来解释一下人类性方面的欲望或要求。一个成年男性有性方面的欲望或者要求是非常正常的，这属于人性的生理需求。但如果自己的确不能"雄起"，或者勃起不坚，或者时间短暂不能持久，都可以理解为性功能下降。如果再进行细分的话，我们说的阳痿、早泄等病症都可以归为性功能下降的范畴。导致性功能下降的原因有很多，比如房事过多，年轻时手淫过度等。从中医角度来考虑，比如精气不足、命门火衰等，都有可能是引起性功能下降的诸多原因之一。但是本讲话题我们非常明确，详细给各位分享的是压力过大引起的性功能下降。因为在现实生活中很多人经常会把肾虚二字放在嘴边，认为自己不行的时候就需要补肾，偷偷摸摸地狂吃补肾壮阳之品，结果真的有用吗？不见得对每个人都有效，结果是肾没补上来，还吃得满嘴生疮，鼻血横流，那方面的能力也还是没有提高。

我在临床中也经常发现，有很多病人从根本角度来说，并不是他们所想当然的肾阳不足，反倒在当今社会因精神压力过大引起的性功能下降的发病趋势越来越高，所以不建议大家一上来就自作主张狂吃补肾壮阳药。

现代社会竞争激烈，工作与生活的压力都很大，所以因压力大引起性功能下降的人群逐渐增多，同时可伴有头晕、心悸、耳鸣、自汗、盗汗、腰酸背痛、心烦易怒等不同的临床表现。具体来说，现代社会中很多的上班族经常要加班，动不动还被老板骂，有些人又比较内向，忍辱负重，无以宣泄，结果越来越烦闷、焦虑，长期如此非常有可能引起性功能下降。

为什么紧张和压力会引起性功能减退呢？接下来我要给大家讲一个理论。从人性的角度来说，诸如性欲、恐惧、食欲、攻击是人最强有力的几种冲动，男女皆是如此。它们在大脑里共用一个神经通路，医学中叫作边缘系统。恐惧、食欲、攻击这三个因素的变化，有可能会影响性功能。当一个人生活安逸、人际关系和谐时，他的恐惧、食欲、攻击的冲动往往就不会太强，而性冲动就会比较容易产生兴奋。相反，由于工作及生活的压力比较大的时候，他的恐惧、食欲、攻击的冲动就会明显增强，从而就会压制了性欲上的冲动。另外，长期的紧张状态还会使体内的雄性激素水平下降，比如人在紧张、恐惧、焦虑的状态下，最先丧失的往往就是性功能，这个现象早已经在医学当中被研究证实。

从中医的角度说，现代人的压力比较大，遇到烦心事更容易出现郁闷情绪，我们经常有一句话说"消消火，不要太上肝火"，因为郁闷情绪最大可能会影响到肝。在中医看来，肝主筋，肝经从下肢上来，到阴部绕了一圈再上去。其实《黄帝内经》中对于足厥阴肝经的原文说得非常好，叫"肝经绕阴器"，阴器就是人的生殖器官。阴器就是宗筋之所汇，它是肝经所过、经筋所结之处，男性的生殖器勃起说白了就是肝血充盈和肾气推动共同作用的结果。从另一个角度说，肝是管情志疏泄的，当情志不遂，肝气失于条达，就有可能导致气血瘀滞，从而导致现代医学认为的性功能下降。所以，我们会经常发现由肝郁气滞导致的性功能下降，伴有胸胁胀满、心烦易怒、失眠多梦、经常会叹气等临床表现。

好了，明白了以上的解读之后，在治疗时就要想办法去疏肝解郁。当气机的疏泄正常了，人自然就会变得神清气爽、重振雄风了。本讲话题就针对压力过大引起的性功能下降从家庭治疗的角度来分享几个不同的小妙招。

妙招一

枸杞子 15g，玫瑰花 8g，绿茶 3g，放入杯中用沸水冲泡，代茶饮服。

分享给大家的第一个小妙招是一个代茶饮，用枸杞子、玫瑰花、绿茶放入杯中用沸水冲泡，趁热频繁饮用。这个方子主治诸如性冷淡、性欲低下，同时精神抑郁、烦躁易怒的情况。

我们来分析一下方子，枸杞子在我们前面的篇章中详细分享过，同时还分享了民国名医张锡纯笔下对枸杞子的描述。张锡纯在《医学衷中参西录》中说："枸杞子味甘多液，性微凉，为滋补肝肾最良之药。"在张锡纯的眼中，枸杞子是滋补肝肾最佳的一味药。"故其性善明目、退虚热、壮筋骨、除腰疼，久服有益，此皆滋补肝肾之功也。"这就是说枸杞子可以明目、退虚热、壮筋骨、除腰疼，长期服用可以滋补肝肾。张锡纯也引用一句谚语"隔家千里，勿食枸杞"，也就是说枸杞历来被认为是壮阳的，如果夫妻俩不在一起，不要经常吃枸杞。很多人就是因为这句谚语认为枸杞子是性偏热的，但是经过张锡纯自己的临床体验，他认为枸杞子性不热，还有一定的退热之效。关于这一点给我们的启发很大，当一个人肝郁气滞、气郁化火的时候，第一要滋补肝肾，第二要退一定的虚热，于是在这里枸杞子就非常恰当了。

在中药学当中对枸杞子的描述说，枸杞子味甘，性平，归肝经、肾经，具有滋补肝肾、益精明目的作用，药效偏补。临床中经常用于肝肾虚损、精血不足、腰膝酸软、头晕耳鸣、遗精、不孕等病症的治疗中。

玫瑰花不仅是爱情的象征，还可以入药。玫瑰花味辛、甘，性微温，具有非常好的疏肝解郁、活血止痛的作用。所以玫瑰花可以解郁，此处用 8g 的玫瑰花就是为了进一步活血化瘀、疏肝解郁。

绿茶是我国的"国饮"，绿茶中含有机化合物 450 多种、无机矿物质 15 种以上，这些成分中的大部分都已经被医学证实具有保健、防病的功效。而且绿茶中的天然物质成分，均有一定的防衰老、防癌、抗癌、杀菌、消炎等作用，尤其是绿茶中的茶多酚具有很强的抗氧化和生理活性，是人体自由基的清除剂。现代医学认为人体的自由基是导致衰老的因素之一，所以很多女性的化妆品中经常会出现"清理人体自由基"这样的字眼，其实，多喝绿茶也可以达到清理自由基的功效。据日本奥田拓勇试验结果证实，茶多酚的抗衰老效果要比维生素 E 强 18 倍，当然这个说法是否能得到全世界的认同我们还要拭目以待。

总之，对于压力过大引起的性功能下降，经常饮用枸杞子、玫瑰花、绿茶，最终可以达到益肝明目、补肾润肺、防治性欲减退的疗效。大家可以放在办公室里喝，又疏肝解郁、活血化瘀，别人也不知道你要干什么，既可以照顾很多上班族的面子，也起到了治病的效果。

枸杞子

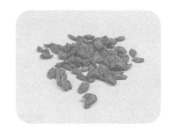

性味归经：甘，平。归肝、肾经。

功　　效：滋补肝肾，益精明目。

■ 玫瑰花

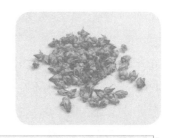

性味归经：甘、微苦，温。归肝、脾经。

功　　效：疏肝解郁，活血止痛。

妙招二

知母10g，黄柏10g，五味子6g，枸杞子15g，玫瑰花8g，水煎代茶饮，可以加入适量冰糖调味。

第二个小妙招同样是一个代茶饮方子，用知母、黄柏、五味子、枸杞子、玫瑰花这几味药，水煎代茶饮，可以加入适量冰糖调味。

知母和黄柏放在一起是从知柏地黄丸中得到的启发，放在一起具有滋肾阴降火的功效，刚才我们也分析了，压力增大、肝郁气滞的时候，在滋阴的同时还需要降火，用知母和黄柏就是起到这个作用的。

五味子味酸、甘，性温，具有收敛固涩、益气生津、补肾宁心的作用。正是因为五味子具有收敛作用，所以这个方子并不仅仅可以治疗性功能下降，对于早泄的人群也有效。

枸杞子和玫瑰花我们就不再赘述了，以上这个方子是一天的用量，可以加冰糖调下口味，每天服用，坚持服用一段时间，观察疗效，同时建议在服药期间尽可能减少房事，养精蓄锐。

■ 知　母

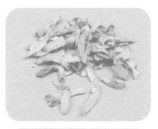

性味归经：苦、甘，寒。归肺、胃、肾经。

功　　效：清热泻火，滋阴润燥。

■ 黄　柏

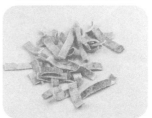

性味归经：苦，寒。归肾、膀胱、大肠经。

功　　效：清热燥湿，泻火解毒，除骨蒸。

五味子

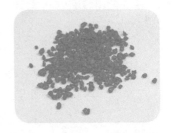

性味归经：酸、甘，温。归肺、心、肾经。

功　　效：收敛固涩，益气生津，补肾宁心。

妙招三

五倍子 10g，蜂房 10g，白芷 10g，共研为细末，用醋调成糊，外敷肚脐。

接下来的这个方法是一个外用的方法，具体做法如下：用五倍子、蜂房、白芷各 10g 共研为细末，用醋调成糊，临睡前敷肚脐（神阙穴）上，外用纱布盖上，橡皮膏固定。每天敷 1 次，或隔天 1 次，每周连续 3～5 次。

在这个方子中，五倍子味酸、涩，性寒，具有敛肺降火、涩肠止泻、敛汗止血、收湿敛疮的作用。此处五倍子外用，第一是用来降火，因为压力增大往往内有郁结，郁而化热，所以需要降火。另外五倍子具有收涩的作用，就如同刚才给大家分析的五味子一样，对于早泄人群也有不错的疗效。

蜂房味甘，性平，具有祛风、攻毒、杀虫、止痛的作用，同时还有抗过敏、兴阳除痹的作用，兴阳是说它具有一定的壮阳功效。蜂房和五倍子配伍，一升一降，或者是一个宣发一个收敛，相辅相成，调大气机。

白芷味辛，性温，具有解表散寒、祛风止痛、通鼻窍、燥湿止带、消肿排脓、祛风止痒的作用。白芷往往被认为是用于治疗感冒、发烧、鼻炎等，但正是因为白芷具有"通"的作用，具有发散之性，所以在五倍子和蜂房中间起到了"引路人"的作用，让整个中焦脾胃转起来。

至于用醋调，我们在前面篇章中也已经讲过，醋具有散瘀止血的功效，可以更好地渗透发散。最后是外敷肚脐，肚脐又叫神阙穴，我们在前面的篇章中也已经详细讲过。

总之这三味药搭配在一起，药性也相对平和，比你自作主张地狂吃那些人参、鹿茸等大辛大热的东西要更合理。

五倍子

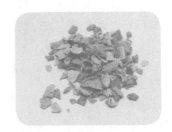

性味归经：酸、涩，寒。归肺、大肠、肾经。

功　　效：敛肺降火，止咳止汗，涩肠止泻，固精止遗，收敛止血，收湿敛疮。

蜂 房

性味归经：甘，平。归胃经。

功　　效：攻毒杀虫，祛风止痛。

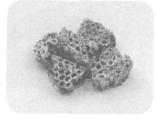

白 芷

性味归经：辛，温。归肺、胃、大肠经。

功　　效：解表散寒，祛风止痛，通鼻窍，燥湿
　　　　　止带，消肿排脓。

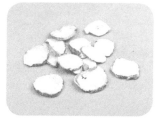

妙招四

练提耳治阳痿及性功能下降。

最后再给大家分享一个不需要吃药的方法，只需要做一个动作，同样可以起到效果。

这个方法是我的一个病人告诉我的，他当时并不是找我来治疗性功能下降的，熟悉之后跟我聊到这个话题，他告诉我说是别人曾经教给他的方法，他经过尝试发现有效，于是细心的我就把这个方法记了下来。

这位病人曾经由于伏案工作、少运动以及心理因素，出现了性功能下降，多方求医，病情不见好转，十分苦恼，后来别人教给他一套"提耳法"动作。

具体做法如下：每日清晨起床漱洗后，精心凝神，排除杂念，用左手绕过头顶，将右耳向上提49次，然后再换右手绕过头顶，将左耳向上提49次。最初他抱着试试看的心理，每天练习，练习过程中尽可能减少同房次数。他练习了不到三个月，各项能力的确提高了很多。

这个方法有效的秘诀究竟是什么呢？我们发现很多民间疗法秘而不传的原因在于它的疗效很好而原理非常简单。稍懂中医的人就会发现这个方法利用的是经络理论，为什么要提耳朵？因为和耳朵密切相关的经络是足少阳胆经。足少阳胆经的经脉循行原文中说："其支者，从耳后入耳中，出走耳前，至目锐眦后。"从足少阳胆经的循行路线来看，几乎耳朵的方方面面都和胆经有关系，于是提耳朵的目的就是为了提胆经。而胆和肝互为表里，所以提耳朵的目的就是帮助自己生发肝胆之气，让自己的肝胆之气条达，于是由压力增大导致的性功能下降自然就得到了缓解。很多时候我们发现民间秘方像窗户纸一样一点就破的时候，很多东西也很简单了。这个方法可以作为大家在日常生活中的自我保健，或者是服药期间的辅助疗法。

好了各位，热爱生命的人不孤单，就让他们相遇在《中医祁谈》！本讲话题就到这里，我们下一讲再见！

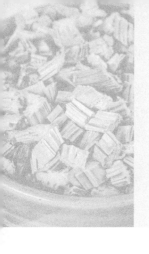

第三十八讲
男性阳痿该怎么办

大家好，我是祁营洲。这里是《一起发现中医之效：祁营洲家庭小妙招讲记》，本讲要给各位讲解的是男性阳痿该怎么办。

本讲我们继续来探讨男性的隐私话题。现代医学认为阳痿属于一种男性勃起功能障碍性疾病，是指男性在性交时，阴茎的勃起硬度不足以插入阴道，或阴茎勃起硬度维持时间不足以维持正常性生活的一种病症，同时患者会出现性欲减退、性高潮和射精功能障碍等不同的表现。

以上这个定义说得俗一点就是"心有余而力不足"，用时则萎软，同时还伴有腰酸、手足不温等。上一讲我们也讲到当今社会当中有很多人由于工作压力大，心理负担过重，出现了性功能减退，如果再逐渐发展，就有可能发展为阳痿。这样的病人除了上面所说的症状之外，还可能会出现心烦不眠、胸闷口苦、神疲乏力等。具体导致阳痿的原因也有很多，同样并不单单是大家所认为的肾虚，因为我们在上一讲中讲到很多人会把肾虚挂在嘴边，总认为只要是功能低下了，或者是阳痿了，都是自己的肾虚了。

当然，我得承认，肾阳虚可能会导致性功能低下，甚至是阳痿，但你不能倒推说只要是性功能低下了、阳痿了就都是肾虚导致的。中医学认为肾藏精，主生殖，男人的阴茎要实现它的生理功能，从干瘪的状态慢慢挺起来，硬起来，靠的是肾脏所藏精气的推动。这股力量怎么实现呢？在两肾之间存在着一种动气叫作命门，命门之火为一身阳气之根，是人体五脏六腑功能活动的动力之源，更是阴茎勃起的动力之源。

所以说我们必须要承认，当肾阳不足的时候，的确是可以导致阳痿的，但是它并非唯一的因素，比如说另外一个非常重要的因素，上一讲当中所讲到的，当今社会中的压力过大导致的肝气不舒展，肝郁气滞。肝是主筋的，肝经是从下而上，到阴部再往上走绕生殖器，就是说肝经是"绕阴器"的，阴器就是宗筋所汇，它是肝经所过、经筋所结的地方。所以男性生殖器的勃起，就是肝血充盈和肾气推动共同作用的结果。

同时还有很多是自身生理因素造成的，在《黄帝内经》中也说道，男子"五八，肾气衰，发堕齿槁"，所以每一个人的青春总是很短暂，常态下男人一过40岁，肾气就开始逐渐衰退，很难再和30岁高峰时期相提并论。当然这个肾气衰退的过程也是比较缓慢的，正常情况下不会一下子就变成"性"致全无，但也的确有一部分人刚到40岁左右，甚至还处于青壮年时期，就已经"性"无力了，这种情况多与精气不足、脾肾阳虚、命门火衰等有很大关系。

本讲话题就是站在当下社会的不同生活环境、社会环境以及心理环境共同作用影响下，教给大家一些不同的小妙招。另外再次重申，我极力反对一旦觉得自己身体虚的时候就去狂补，开始补肾壮阳，结果往往是肾没有补上来，却补的满身是火，口舌生疮，狂流鼻血。所以我要分享的所有方法，都是相对比较温和的。

妙招一

> 韭菜籽10g，黑豆30g，水煎代茶饮。

给大家要分享的第一个方法是个代茶饮，用韭菜籽和黑豆，水煎代茶饮，每天服用，连续服用半月至一个月时间。服用期间要尽量减少房事，禁欲一段时间以观疗效。

在这个方子中，韭菜籽性温，具有温补肝肾、壮阳固精的作用，临床中经常用于阳痿遗精、腰膝酸痛、遗尿尿频、白浊带下等病症，多用于下焦寒湿、阳气不足导致的证候。如果是肾阳不足了，阳虚则寒，用这味相对平和的药来壮阳固精远比一上来就用人参鹿茸进补要稳妥得多。

黑豆味甘、性平，入脾、肾经，李时珍称它为"肾之谷"，为补肾强壮之药，可以补肾养血、强肾益阴，和韭菜籽放在一起对于不同的体质来说都可以尝试服用，不会有过多的偏颇，况且这都是药食同源的东西，也会很安全。

韭菜籽

性味归经：辛、甘，温。归肾、肝经。

功　　效：温补肝肾，壮阳固精。

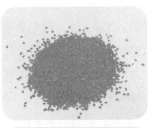

黑　豆

性味归经：甘、微寒，平。归脾、肾经。

功　　效：补肾益阴，健脾利湿，除热解毒。

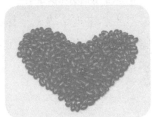

> **妙招二**
>
> 丹参 60g，红花 15g，用白酒 500g 浸泡 1～3 周，每天少饮。

接下来的这个方法是一个药酒，具体做法如下：丹参 60g，红花 15g，用白酒 500g 浸泡 1～3 周后即可服用，白酒度数越高越好，服用时每天喝 1～2 小杯即可。此方具有活血化瘀的作用，本质上还可以预防冠心病的发生，对于易患心脑血管疾病者也有一定的预防冠心病发作的作用。

在这个方子中，丹参味苦、微寒，归心、肝经，具有活血调经、祛瘀止痛、凉血消痈、除烦安神的功效；红花味辛、性温，归心、肝经，具有活血通经、散瘀止痛作用。之所以用到以上两味药，很重要的原因是当今社会很多人的阳痿往往是压力太大、肝郁气滞，甚至是体内有虚火，并不仅仅是刚才提到的用韭菜籽和黑豆治疗的肾阳不足引起的阳痿，所以当发现体内有虚火、肝郁气滞时，就可以用这第二个小妙招来调治，整个方子药性不燥，每天一小杯的量，针对压力大还上火的人群非常实用。

从西医的角度说，男性的阴茎之所以可以勃起，依赖的就是血液流进阴茎的海绵体内，海绵体开始充血、胀大，才能表现出来勃起这种状态。现代医学研究也发现，大约 50% 的阳痿患者都有阴茎血管的病变，是因为血管狭窄了，然后导致血液无法及时流进阴茎，从这个意义上来说，男性的这种阳痿也是心脑血管疾病的一种预警信号。因为阳痿患者阴茎的微小血管已经发生了病变，导致血液无法顺利流动，如果再往下发展就非常有可能轮到了心脏、大脑等这些器官大血管发生病变。从中医角度说，这种血管的狭窄，导致的血液流通不畅，就叫作血瘀。这个时候丹参红花酒正是用来活血化瘀的，所以它既能够预防心脑血管疾病，又可以治疗阳痿。

再给大家讲一个小故事，大家非常熟悉的一款治疗男性阳痿的药物，叫伟哥。伟哥最初就是在治疗心脑血管疾病时被发现的，药厂本来希望它能够有效地扩张心脏的动脉血管，以此来治疗冠心病，后来在动物身上证明有效之后，就开始在人体进行试验，然后免费发药给那些招募来做实验的若干老年冠心病患者服用，开始进行疗效观察，后来发现这个药对于冠心病的治疗并未达到预期效果，但是让人意想不到的是，许多老年人却可以在性生活上重振雄风，于是，研究者们逐渐顺着这个方向最后研制出来了伟哥。

当然讲这个故事不是说丹参红花酒的效果就比伟哥要惊人，不过的确能一举两得，对既有男性隐私方面需求的，同时也有预防心脑血管疾病需求的人，可以拿来尝试。

丹 参

性味归经：苦，微寒。归心、心包、肝经。

功　　效：活血调经，祛瘀止痛，凉血消痈，除
　　　　　烦安神。

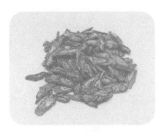

红 花

性味归经：辛，温。归心、肝经。

功　　效：活血通经，祛瘀止痛。

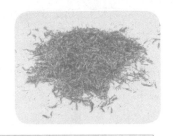

妙招三

> 小茴香，炮姜，各等份，加适量食盐，共研细末，温水或蜂蜜调糊，外敷肚脐。

接下来的这个方法是一个外用法，具体操作如下：小茴香、炮姜各等份，如无炮姜用干姜也可以，加食盐少许。共研细末，用温水或者蜂蜜调和敷于肚脐上，外加胶布固定。每晚睡前敷于脐部，用胶布固定，晨起取下，每晚一次。

这个方法整体来看有温肾壮阳的功效，其中小茴香味辛、性温，有散寒止痛、理气和胃的功效；炮姜味辛、热，具有温经止血、温中止痛的功效。此方之所以加盐，是因为中医中有"五味"之说，分别是酸、苦、甘、辛、咸，咸味是可以入肾的，所以加入食盐少许是为了能够更好地入肾。去药店购买小茴香的时候，有可能你买来的就是直接加盐炒的小茴香，本身就有一定的咸味，就不用加盐了。

小茴香

性味归经：辛，温。归肝、肾、脾、胃经。

功　　效：散寒止痛，理气和胃。

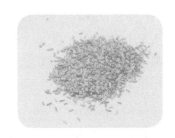

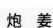

炮 姜

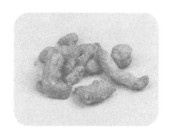

性味归经：苦、涩，温。归脾、肝经。
功　　效：温经止血，温中止痛。

妙招四

吴茱萸 30g，细辛 10g，共研细末，温水或蜂蜜调成糊状，外敷肚脐。

接下来的这个方法同样是外用，具体操作如下：将吴茱萸、细辛按 3：1 的比例，共研为细末，加温水或蜂蜜调成糊状，每晚睡前敷于脐部，用胶布固定，晨起取下。治疗期间尽可能减少房事。

这个方子中的吴茱萸性热，具有散寒止痛、降逆止呕、助阳止泻的功效。细辛也是性温的，具有祛风散寒、行水开窍的作用。

必须要强调的是，这个方法较上一个方法作用更猛一些，况且这两味药都有一定的毒性，如果是内服的话，没有医生指导我就不建议了，所以我们这个方法是外用方法，外用就会很安全了。尤其是细辛在临床中对于一些外感类疾病或者是痰饮类疾病使用比较多，但本质上细辛又具有通行阳气之性，所以这味药又可以治疗阳痿。

我曾经在某中医药杂志中看到过有医生使用水煎细辛内服的方法来治疗阳痿的，这是一位叫徐莹琨的大夫，此刻也对徐大夫表示感谢，因为我们借鉴了徐大夫的临床经验。徐大夫说曾经在为一个完全没有透露自己阳痿的患者治疗其他疾病的过程中，发现其阳痿逐渐改善，最后竟然痊愈了。后来经过自己反复的思考，徐大夫认为这可能跟药方当中的细辛有关。之后这位大夫又拿着这个方法给其他的患者尝试，在尝试的过程中就单用细辛，让阳痿的患者每天用细辛 5g 泡茶口服，治疗一至两月后，竟然发现若干患者阳痿因此而痊愈。此处我只是给大家来分享一下，并不建议大家也去尝试，因为细辛有毒，中医有句话叫"辛不过钱"，在《中华人民共和国药典》当中，细辛用量不能超过 3g，当然这是一个标准，在真正的临床中，大剂量使用细辛的医生有很多，中药的方子就是在有标准的情况下又有灵活变化，但为了安全起见，我还是不建议大家内服，所以我们这个方子中的细辛是外用的，这个就很安全了。

吴茱萸

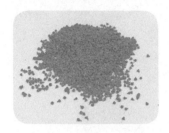

性味归经：辛、苦，热。有小毒。归肝、脾、胃、
　　　　　肾经。

功　　效：散寒止痛，降逆止呕，助阳止泻。

细　辛

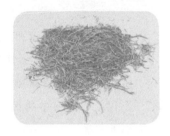

性味归经：辛，温。有小毒。归脾、肾、心经。

功　　效：解表散寒，祛风止痛，通窍，温肺
　　　　　化饮。

妙招五

练提耳治阳痿及性功能下降。

最后再分享一个方法，其实是我们在上一讲中讲过的方法，就是练"提耳功"。具体操作如下：每日清晨起床漱洗后，精心凝神，排除杂念，用左手绕过头顶，将右耳向上提49次，然后再换右手绕过头顶，将左耳向上提49次。每天练习，练习过程中尽可能减少同房次数。这个方法主要是来疏通人体的肝胆之气，让肝胆的气机舒畅，从而提升人体性功能，具体原理大家可以再回看我们上一讲的相关内容。

本讲是针对男性的隐私话题，最后必须还要提醒一点，阳痿很多时候是防大于治，对于性功能本身正常的人来说，要避免房事过于频繁，尤其是一定要注意避免手淫。我在临床中发现，年轻的时候手淫是导致最终性功能下降，甚至是阳痿提前出现的一大因素。男人同样要学会爱惜自己，这样的话你才更有能力去爱惜自己的妻子，爱惜自己的孩子，以至于爱惜自己的整个家庭。

好了各位，热爱生命的人不孤单，就让他们相遇在《中医祁谈》！本讲话题就到这里，我们下一讲再见！

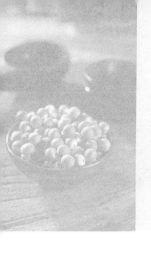

第三十九讲

男性遗精该怎么办

大家好，我是祁营洲。这里是《一起发现中医之效：祁营洲家庭小妙招讲记》，本讲要给各位讲解的是男性遗精该怎么办。

俗话说得好，一滴精十滴血。虽然现实生活中未必有这么夸张，但如果患上遗精，不仅给男人的生活带来很大的麻烦，更重要的是时间长了会虚损伤身，所以千万不可大意。

医学上认为男子未经性交而精液频繁遗泻，叫作"遗精"。如果是发生在梦中，医学上还有一个名词叫作"梦遗"。如果无梦而遗精，或者是清醒状态精液也会自行滑出，这叫作"滑精"或者"滑泄"。其实关于遗精还有一种正常的现象，医学上叫作生理性遗精，比如青少年时期每个月可能会有一两次遗精的现象，这属于精满自溢。另外如果夫妻分居的男子每个月遗精一到两次也是正常的，大可不必担心。但是如果成年男子遗精次数过于频繁，或者清醒时也频繁滑精，就属于病理性遗精。如果不及时治疗，精气的虚损不仅会造成精神萎靡不振，记忆力下降，影响工作和生活等，还会加剧肾虚的程度，乃至日后可能出现早泄、勃起功能障碍等。临床当中遗精比较严重的话，还会伴有阳痿。

从中医角度说，不管是梦遗还是滑精，都有一个共同的根源，就是肾的问题。中医说肾是封藏之本，也就是说肾主封藏。

具体来说，肾主藏精，如果肾的精气不足，封藏能力下降，就会导致精关不固，出现遗精，这在医学上叫作肾虚不固。肾虚不固导致的遗精，除了出现遗精的现象外，一般还会伴有头晕耳鸣、失眠多梦、心悸健忘、腰酸腿软、精神萎靡等一系列肾虚相关的症状。针对这种情况的治疗思路就是要养血固精，主要是以补为主。

关于遗精还有另一种原因，叫作阴虚火旺。中医认为心是君主之官，心火叫作君火，与之相对的是藏在下焦肝肾的相火。相火的作用就是温润脏腑，主司生殖。如果是相火得不到肾阴的滋养，那就会妄动、亢进。如果相火亢进，火就可能会迫精外出，也会导致遗精。在症状上，因为肾水亏虚，阴不制阳，导致相火偏亢。因为阳主动，所以火旺的人临床表现为情欲亢进，但因为这是虚火，所以力量相对薄弱，所以男人这个时候性能力强是个假象，往往会出现遗精、早泄的情况。另外还容易出现梦遗，在梦中梦到男女之事，最终在梦中遗精。同时可能还会伴有头目不清，或者是头晕、头胀、烦躁、精神不振、小便发黄。如果小便继续浓缩可能会出现小便颜色偏红，以及舌红等一派虚火之象。针对这种情况的治疗思路就是要努力滋阴降火。

　　讲完了以上机理后，大家在理解男性遗精的时候，千万不要一味认为都是肾虚不固，都要去补肾壮阳。我们在前面的篇章中也给大家讲过，中国人好补，经常会把补肾壮阳挂在嘴边，其实这种观点是错的。就拿今天我们所讲的这个遗精来说，还有可能是相火妄动所导致的，这个时候我们就需要滋阴降火了，如果这个时候你还一味去补肾壮阳，岂不是南辕北辙。接下来我们就针对在临床当中经常出现的这两种情况给各位分析讲解不同的小妙招。

妙招一

桑螵蛸适量，研细末，盐水送服。

　　第一个方法是用到一味药——桑螵蛸。具体做法：去药房购买桑螵蛸适量，研成细末备用，每次用盐水送服 5 ～ 10g，早晚各一次，连续服用 3 ～ 5 天。

　　桑螵蛸，我个人在临床当中经常会用它来治疗男科疾病、泌尿系统疾病等，在农村是可以见到的，它的别名又叫"螳螂子"，经常生活在桑树上，秋天和开春的时候会见到，具有非常好的固精缩尿、助阳的作用，在临床中经常用于治疗遗精、滑经、遗尿、尿频等症状。桑螵蛸有补肾壮阳的作用，但是它的药性又不那么温热，所以这个方法比较平和，远比一上来就用鹿茸、人参要稳妥。同时因为咸味入肾，所以用盐水送服可以更好地增加入肾的效果。

桑螵蛸

性味归经：甘、咸，平。归肝、肾经。

功　　效：固精缩尿，补肾助阳。

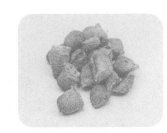

妙招二

金匮肾气丸，根据购买剂型不同按说明服用。

　　第二个小妙招是一款中成药，大家应该比较熟悉，叫作金匮肾气丸。这是一款非常经典的中成药，它的作用是温补肾阳、化气行水，就是针对肾阳不足所拟的一款中成药，经常用于腰膝酸软，畏寒肢冷，总之是感觉自己需要去补肾壮阳的人群，所以同样可以用于肾虚不固所导致的遗精。

但必须要给各位讲的是，这款药的药性相对来说比较温热，不排除有一些人虽然肾阳不足，但是一吃补阳的药就会上火，如果真是上火了，我建议可以用生栀子适量泡水送服即可，你也可以将这款中成药适当减量来服用。

我没有推荐金匮肾气丸的具体用量，因为剂型不同，用量也不同。常规情况下，我们能买到的要么是大蜜丸，要么是小水丸。以大蜜丸为例，建议一次一丸，一天两次。

金匮肾气丸

功　　效：温补肾阳，化气行水。

临床应用：用于肾虚水肿，腰膝酸软，小便不利，畏寒肢冷。

妙招三

杜仲猪腰汤治疗遗精。

第三个小妙招是一个食疗的方法，同样针对的是肾虚不固型。具体做法：猪腰一对，杜仲、核桃仁各50g，洗净后入锅，加清水大火煮沸后，文火慢炖两个小时，煮至猪腰熟软后加入适量盐等调味品服用。

这是一个非常容易操作的食疗方法。为什么给大家推荐这个方法呢？这个方法是根据中医同气相求、以形补形的原理。比如说，核桃很像人的大脑，事实上现代医学也认为它可以补脑。核桃在中医当中入肾经，肾主骨生髓，脑为髓海，所以说肾还通脑，补肾的食物也能够健脑补脑。除了核桃之外，补肾的食物还有很多，比如刚刚提到的猪腰，猪腰是补肾、固精气的佳品，性平，味咸入肾，不仅以形补形，也是血肉有情之品，可以补肾强腰益气。杜仲味甘、性温，入肝、肾经，可以补肝肾、强筋骨。最后杜仲猪腰汤煮好后加入盐，第一是为了调味，第二也是味咸可以入肾。所以，杜仲猪腰汤可以起到很好的温肾助阳、固涩止泻的作用，针对肾阳不足引起的遗精有非常好的疗效。

猪　腰

性味归经：甘、咸，平。归肾经。

功　　效：补肾，强腰，益气。

杜　仲

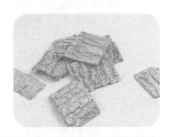

性味归经：甘，温。归肝、肾经。

功　　效：补肝肾，强筋骨，安胎。

妙招四

金樱子、萹蓄各30g，水煎内服，加入冰糖适量调节口味，1天2次。

第四个小妙招针对的是相火妄动所导致的遗精，用金樱子、萹蓄各30g，水煎内服，加入冰糖适量调节口味，1天2次。这个方子相对来说口味不是很好，我们不作为代茶饮服用，而是建议一天两次，同时还可以加入冰糖调节口味，冰糖也有一定的清热作用。

在这个方子中，金樱子味酸、涩、性平，主要作用是固精缩尿、固崩止带、涩肠止泻，不仅有治疗遗精的作用，还可以止女性的白带，还可以止泻，总之它的作用就是收敛之性，且药性比较平和。萹蓄性寒、味苦，归膀胱经，具有很好的利尿通淋的作用。这两味药配合在一起，就是相辅相成对药，金樱子有收敛的作用，萹蓄有通利的作用，一个收，一个通，达到肾气开合自如的目的。这个方法整体来看是针对阴虚火旺或者相火妄动所导致的遗精，整体药效又不太寒凉，用起来非常安全。

金樱子

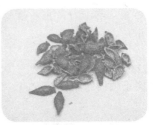

性味归经：酸、涩，平。归肾、膀胱、大肠经。

功　　效：固精缩尿，固崩止带，涩肠止泻。

萹　蓄

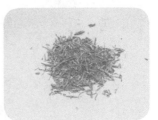

性味归经：苦，微寒。归膀胱经。

功　　效：利尿通淋，杀虫止痒。

妙招五

知柏地黄丸，不同剂型按照说明服用。

第五个小妙招同样是一款中成药——知柏地黄丸，这也是一款非常经典的中成药，具有非常好的滋阴清热作用，用于阴虚火旺、潮热盗汗、耳鸣遗精等，服用起来也非常安全。我没有推荐具体用量，因为知柏地黄丸在售的有大蜜丸也有水丸，按照说明书的用量服用就可以了。

知柏地黄丸

功　　效：滋阴清热。

临床应用：用于阴虚火旺，潮热盗汗，口干咽痛，耳鸣遗精，小便短赤。

妙招六

苦瓜芡实汤治疗遗精。

针对阴虚火旺或相火妄动所导致的遗精，同样给大家分享一个食疗方法。做法如下：苦瓜若干，芡实 15 ～ 20g，冰糖适量。芡实可以在药店和超市购买，最好能买到芡实粉，效果更好。将苦瓜洗净捣烂取汁，取汁的方法非常多，可以切碎后用纱布挤出汁液，也可以用榨汁机榨出苦瓜汁。用苦瓜汁加适量清水煮沸后加入芡实粉和冰糖煮熟后服用，每天一剂。

在这个方子中，苦瓜味苦、性寒，具有清热降火的作用。在《增补食物本草备考》一书中对苦瓜有详细的记载："苦瓜，味苦，性微寒，无毒。除邪热，解劳乏，清心明目。子，味甘、苦，无毒。益气壮阳。"芡实味甘、性平，具有益肾固精、健脾止泻、除湿止带的功效。所以把苦瓜和芡实配伍在一起，就具有了滋阴泻火、涩精止泻的作用。最后加入冰糖除了可以调口味，也有一定的清热作用。

苦　瓜

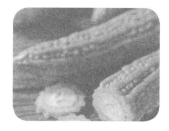

性味归经：苦、寒，无毒。归心、肝、脾、肺经。

功　　效：清热祛暑，明目解毒，利尿凉血，解
　　　　　劳清心，益气壮阳。

芡　实

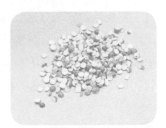

性味归经：甘、涩，平。归脾、肾经。

功　　效：益肾固精，健脾止泻，除湿止带。

妙招七

　　五倍子适量，研末，醋调外敷肚脐。

　　第七个小妙招是一个外用的方法，操作如下：将五倍子适量研成细末，用醋调成糊状，晚上临睡前敷在肚脐上，外用伤湿止痛膏贴敷，第二天晨起取下，每天操作一次。

　　五倍子味酸、涩，性寒，具有敛肺降火、涩肠止泻、敛汗止血、收湿敛疮的作用。它有两个关键的特点，第一是具有收敛的作用，所以可以用来治疗遗精；第二它的性偏寒，所以这个方法我的个人建议是用于因阴虚火旺、相火妄动导致的遗精。关于醋，我们在前面的篇章中已经提到了不止一次，醋具有散瘀的作用，可以更好地帮助五倍子发挥药性。同时外敷的位置是肚脐，关于肚脐，我们在前面的篇章中已经详细讲过，不再赘述了。

五倍子

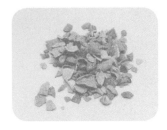

性味归经：酸、涩，寒。归肺、大肠、肾经。

功　　效：敛肺降火，止咳止汗，涩肠止泻，固精止遗，收敛止血，收湿敛疮。

妙招八

　　刺猬皮适量，研细末，每次 5 ~ 10g，温开水送服或者盐水冲服，每天 2 ~ 3 次。

　　这个方法是用刺猬皮来治疗遗精，是一位来自云南的患者给我提供的方法。他说在他的云南老家用刺猬皮来治疗遗精，现在的一些农村地区还能找到刺猬皮，当然如果你在药房还可以买到的话，可以用刺猬皮适量，研成细末内服，每天 2 ~ 3 次，每次 5 ~ 10g，温开水送服，或者盐水冲服。

　　刺猬皮味苦、涩，性平，具有化瘀止痛、收敛止血、固精的作用，它的药性非常平和，既能化瘀止痛，又可以固精收敛，自身带有极强的双向调节性。

　　我提供的这个方法，如果药房买不到，我并不建议你非得去抓刺猬，刺猬作为动物也是一条生命。其实动物类药物一直在中药当中有使用，比如说虎骨、麝香等，但随着时代的改变，有些动物药已经无法使用了，比如犀牛角现在就用水牛角来代替，所以如果无法购买到刺猬皮，可以采用我们前面推荐的七个小妙招。

刺猬皮

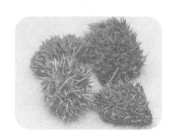

性味归经：苦、涩，平。归肾、胃、大肠经。

功　　效：固精缩尿，收敛止血，化瘀止痛。

　　总之，本期话题我们针对男科的遗精问题给大家分享了八个不同的家庭小妙招，供各位参考，量力而行去使用。最后我还必须要提醒的是，对于有男科疾病的人，必须要树立健康的性观念，要养成合理的、科学的生活习惯，还要适当运动，最重要的是节制欲望，尤其是要戒除手淫。

　　好了各位，热爱生命的人不孤单，就让他们相遇在《中医祁谈》！本讲话题就到这里，我们下一讲再见！

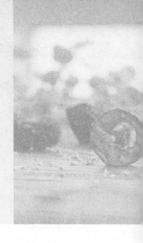

第四十讲
得了慢性前列腺炎该怎么办

大家好，我是祁营洲。这里是《一起发现中医之效：祁营洲家庭小妙招讲记》，本讲要给各位讲解的是得了慢性前列腺炎该怎么办。

在中医当中是没有前列腺炎这个说法的，这是一个西医的病名。从现代医学的角度考虑，什么叫慢性前列腺炎？现代医学认为慢性前列腺炎包括慢性细菌性前列腺炎和非细菌性前列腺炎两种。其中慢性细菌性前列腺炎主要为病原体感染，西医检查时必须要有某种病原体感染的检查证据，比如说发现白细胞增高。非细菌性前列腺炎是多种复杂的原因和诱因引起的无菌性的炎症，免疫、神经、内分泌系统参与的错综的病理变化，最终导致以尿道刺激症状和慢性盆腔疼痛为主要临床表现，而且常合并精神心理症状的疾病，临床表现多样。

也就是说，慢性前列腺炎可以分成两大类，细菌性和非细菌性。但是我们在临床当中会发现，细菌性的慢性前列腺炎临床所占的比例很少，一般在 10% 左右，而非细菌性的慢性前列腺炎才是主流，临床可能会占到 90% 以上。

慢性前列腺炎是中青年男性的常见病，可以由急性前列腺炎没有得到及时治疗，然后转变成了慢性前列腺炎，同时也可以出现继发性尿道炎及全身其他部位的感染。前列腺炎的诱发因素也多种多样，比如说过度饮酒，会阴部的损伤，房事过度，或者是手淫过久，引起前列腺的充血等，而逐渐变成了前列腺炎，这有可能发生急性的前列腺炎，也有可能是慢性的前列腺炎。很多人都认为慢性前列腺炎往往都是由急性前列腺炎转变过来的，其实在临床当中真不尽然，虽然刚才我给各位解释了前列腺炎分为细菌性和非细菌性两大类，病因不尽相同，但是在临床中的确发现不少患者在一开始得病的时候就是慢性的，所以也可以说明并非所有的慢性前列腺炎都是由急性转变过来的。

说完了大致的分类，我们再讲讲具体的临床症状，慢性前列腺炎经常会有以下若干表现，像尿频、尿急、尿痛、排尿不适等症状，甚至还有很多慢性前列腺炎的病人会出现性欲减退、遗精早泄和一些男科方面的问题，同时还可能合并神经衰弱、乏力、头晕、失眠等症状。

我们再拓展一步，随着年龄的增长，到了中老年的时候，前列腺炎可能会合并前列腺增生这样的问题，这种情况主要多发于那些久坐、运动少的人群，比如司机得前列腺炎的概率就高一些，是因为他们久坐不动，容易造成气血流通不畅，加之时常憋尿，因为经常路上开车嘛，排尿的次数就减少了，于是尿液当中的毒素沉积便会损害前列腺，最终就会导致急性前列腺炎或慢性前列腺炎或前列腺增生。

本讲话题我们站在家庭小妙招的角度跟各位针对慢性前列腺炎进行解读，为什么要跟大家分享慢性前列腺炎而不是急性前列腺炎呢？因为急性前列腺炎表现的症状会比较严重，会出现发烧、急剧的疼痛等，这个时候我的看法是，这不是家庭小打小闹就能解决的，应该赶紧去医院就医才对，所以本讲我们只针对慢性前列腺炎。

妙招一

> 生山楂 50g，荔枝核 10g，冰糖 20g，水煎代茶饮。

跟大家分享的第一个方法是一个通用的方法，不管什么类型的慢性前列腺炎都可以采用，用生山楂、荔枝核、冰糖，水煎代茶饮即可。

在这个方子中，生山楂味酸、甘、微温，可以消食健胃、行气散瘀、化浊降脂，临床上多用于消化系统疾病，如积食、吃不了饭等，但在此处用于前列腺炎的治疗，是因为山楂还具有非常好的行气散瘀的作用。现代医学研究发现，山楂中富含一种叫槲皮素的物质，具有消炎、抗水肿、促进尿道平滑肌松弛等作用，很适合治疗慢性前列腺炎。国外对这个成分治疗前列腺炎的研究比较多，比如有个试验是这样做的：把患者随机分成两组，两组都发给药片，外观看起来一模一样，口感也一样，但一组吃的是真正的槲皮素，另一组则只是淀粉类的安慰剂，并没有什么药效。两组患者连服了一个月后，最后发现吃槲皮素的患者疗效可达 70% 左右。所以试验证明山楂里含的槲皮素对于慢性前列腺炎的确是有疗效的。

在 2006 年中华医学会泌尿外科学分会制定的中国版《前列腺炎临床诊治指南》中，也明确地把槲皮素列为有效和值得推荐的药物。所以如果没有荔枝核，没有冰糖，单独用山楂泡水当茶喝也是可以的。其实山楂不仅能治疗慢性前列腺炎，还有化浊降脂、降血糖、开胃的作用，非常适宜长期饮用。

这个方子中用荔枝核的目的是行气散结，同时还有祛寒止痛的作用。从中医的角度看，前列腺炎往往有寒有瘀，所以用荔枝核是完全可取的。另外当前列腺炎发作的时候，有的患者局部是很不舒服的，甚至会疼，这个时候荔枝核除了行气散结还具有一定的止痛效果。

最后用的冰糖，第一是来调节口味，第二还有一定的清凉解热的功效，因为不管慢性前列腺炎从中医角度说是有寒还是有瘀，都有可能会郁而化热，所以用冰糖来稍清一下热也是不错的。

生山楂

性味归经：酸、甘、微温。归脾、胃、肝经。
功　　效：消食化积，行气散瘀。

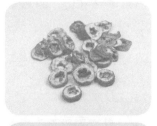

荔枝核

性味归经：辛、微苦，温。归肝、胃经。
功　　效：行气散结，散寒止痛。

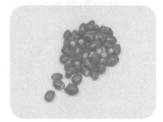

妙招二

针对湿热下注型的慢性前列腺炎，八正片，一次 3～4 片，一日 3 次。

以上是一个非常通用的方法，不管是什么类型的慢性前列腺炎都可以采用。但其实中医认为慢性前列腺炎会有不同的病机，比如有些可能以肾虚为主，有些可能是以实为主，也有可能出现的是本虚标实，比如是肾虚为本、湿热为标。因为当前列腺炎开始反反复复的时候，很容易出现肝经湿热蕴结于下焦，致使膀胱气化不利而产生尿频、尿急、尿痛等尿路刺激征。所以在不同的情况下，治疗的思路也是不一样的，当出现湿热下注的时候，就应该去清热利尿，当出现肾虚时，就应该去培本固元。

接下来我们就讲一讲湿热下注，中医认为当湿热蕴结于下焦，下注膀胱，湿热阻于肾与膀胱，就会导致肾与膀胱气化失常，就会出现诸如尿频、尿急、尿短少、尿痛等尿路刺激症状，同时还可能出现小腹胀满、口苦、口黏等。另外一个最重要的判断标准是舌苔，湿热下注的具体舌象往往是舌红苔黄腻。好了，讲完了诊断，针对这种情况治疗时就应该以清热利尿为主，推荐给大家一款经典的中成药——八正片。

八正片具有清热、利尿、通淋的作用，临床中经常用于湿热下注、小便短赤、淋沥涩痛、口燥咽干等，推荐用量是一次 3～4 片，一日 3 次。八正片来自于中医的一首名方叫八正散，只是现在给做成了片剂。八正散历来就是治疗热淋的常用方，其证因湿热下注膀胱所致。湿热下注蕴于膀胱，水道不利，故尿频尿急、溺时涩痛、淋沥不畅，甚则癃闭不通；湿热蕴蒸，故尿色浑赤；湿热郁遏，气机不畅，则少腹急满；津液不布，则口燥咽干。

八正片

功　　效：清热，利尿，通淋。

临床应用：用于湿热下注、小便短赤、淋沥涩痛、口燥咽干。

> **妙招三**
>
> 　　针对肾阳不足型的慢性前列腺炎，金匮肾气丸，根据剂型不同按照说明服用。

　　接下来给大家分享的小妙招用于肾阳不足所导致的慢性前列腺炎。之前也跟大家讲过，新病多实，久病多虚，尤其是对于一些中老年人出现的慢性前列腺炎，有可能在本质上就会合并肾阳不足，除了会出现前列腺炎的症状之外，还伴有像腰膝酸软、小便不利，尤其是畏寒怕冷等症状，再用八正片就不合适了，就需要去温补肾阳了。中医认为肾阳为一身之元阳，如果肾气不足则膀胱的气化异常，气化失常就会出现小便异常，特别是一些中老年人最大的一个症状就是夜尿增多，因为晚上属阴，肾阳不足的人阳气就会更虚一些，于是阳气蒸腾气化水液的能力下降，夜尿就会增多。针对这种肾阳不足型的慢性前列腺炎，给各位推荐的小妙招同样是一款中成药，叫金匮肾气丸。

　　金匮肾气丸是一款经典老药，具有温补肾阳、化气行水的作用，临床上经常用于诸如肾虚水肿、腰膝酸软、小便不利、畏寒肢冷等，用于中老年人的肾阳不足型慢性前列腺炎非常合拍。常态情况下，买到的金匮肾气丸有大蜜丸和小水丸两种不同的剂型，所以建议大家直接按照药品说明书服用就可以了。

金匮肾气丸

功　　效：温补肾阳，化气行水。

临床应用：用于肾虚水肿，腰膝酸软，小便不利，畏寒肢冷。

> **妙招四**
>
> 　　针对脾虚生湿型的慢性前列腺炎，党参15g，黄芪20g，冬瓜皮30g，冬瓜籽30g，水煎代茶饮。

除了刚才给大家分享的湿热下注型和肾阳不足型之外，还会有一种脾虚生湿型。因为新病多实，久病多虚，久病后难免会影响到人体脾胃的运化功能。中医认为脾胃是后天之本，气血生化之源。脾的主要功能是运化水湿的，如果这时候脾虚不能运化水湿，就会导致湿郁，久而再成瘀，同样会导致慢性前列腺炎。

给大家一个判断的标准，脾虚生湿主要症状会有饮食减少，胃脘满闷，大便泄泻，甚或恶心呕吐，口黏不渴或渴喜热饮，肢体困倦，甚或浮肿，舌苔厚白，脉缓等。针对这种情况给大家一个代茶饮的方子，用党参、黄芪、冬瓜皮、冬瓜籽，水煎代茶饮。

在这个方子中，党参味甘、性平，具有补中益气、生津养血的作用。补中的"中"指的就是脾胃，因为人体可以分为上焦、中焦和下焦，把三焦对应脏腑的话一般认为上焦对应心和肺，中焦对应脾和胃，下焦对应肝和肾，所以补中益气就是补脾胃之气。黄芪味甘，性微温，具有益气固表、敛汗固脱、利水消肿等功效。此处可以通过黄芪的益中焦之气和益肺之气达到补中益气的效果，同时黄芪还有利水消肿的作用，可以针对尿频、尿急来利水消肿。冬瓜皮味甘，性凉，也具有利尿消肿的作用。冬瓜籽味甘，性稍寒，具有清热利尿、消肿、排脓、消痰、止咳的功效。

为什么用冬瓜皮利水消肿了，还要再用冬瓜籽呢？这是因为冬瓜籽除了清热利尿的作用外还具有升清降浊的能力。冬瓜籽是一个非常有意思的种子，如果有来自农村的朋友就会知道，冬瓜籽哪怕在淤泥或一堆牛粪中，都有可能长出一颗青青翠翠的冬瓜秧子来，所以它是一个可以浊中升清的东西，于是中医就取这个象，认为它可以用来升清降浊。慢性前列腺炎往往会引起膀胱的整体功能失常，出现小便的异常，这时候用冬瓜籽来升清降浊，于是清阳得生、浊阴得降，小便自然就能通利了。

党 参

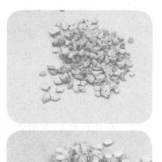

性味归经：甘，平。归脾、肺经。

功　　效：补脾肺气，补血，生津。

黄 芪

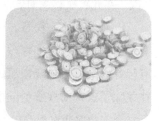

性味归经：甘，微温。归脾、肺经。

功　　效：补气健脾，升阳举陷，益卫固表，利尿消肿，托毒生肌。

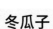 **冬瓜皮**

性味归经：甘，凉。归脾、小肠经。
功　　效：利水消肿，清热解毒。

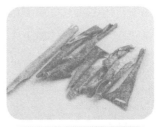

冬瓜子

性味归经：甘，凉。归脾、小肠经。
功　　效：清肺化痰，利湿排脓。

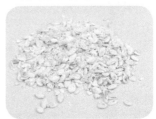

妙招五

山药茯苓粉治疗慢性前列腺炎。

接下来的是一个食疗方，也是一个通用方，不管是什么类型的前列腺炎都可以用，做法如下：将山药、茯苓按 1∶1 比例打成细粉备用，每次取药粉 10g，温水冲服或加入粥中食用，每日 2 次，可长期坚持服用。

这个方法是国医大师何任的《何任医学经验集》中记载的一首方子，方中的山药味甘、性平，具有健脾、补肺、固肾、益精的作用，有平补三焦的功效。茯苓味甘、淡，性平，具有利水渗湿、健脾宁心的作用。两味药合在一起可以用于慢性前列腺炎的日常食疗。

现代医学研究发现，山药当中的黏性成分是由黏蛋白这种糖分和蛋白质的复合体构成，黏蛋白具有激活雄性激素的作用，这被认为是患有前列腺炎或前列腺增生的男性的饮食佳肴。何老在他的医学经验集中说，患有前列腺增生或前列腺炎的老年病人，常用山药、茯苓各等份，分别洗净，煮粥服用，一段时间后，小便淋沥不尽或偶有小便不尽的病人，在不知不觉当中得到了改善。此处给大家推荐的方法是在此基础上进行了改良，山药、茯苓按 1∶1 的比例打成细粉，每次服用 10g，每日 2 次，在此再次感谢何老前辈给我们留下这样的经验。

下面再讲一下茯苓，现代研究发现茯苓也具有利尿降压的作用，对于那些血压高的人也具有一定的疗效。山药和茯苓相互搭配，从现代医学角度来考虑，本身就有很好的降血糖和降血压的作用，这个配伍何老经常用在老年人身上，因为老年人往往除了这些前列腺的问题外，还可能会合并高血压、高血糖和高血脂等问题，况且这个方法也非常温和。

山 药

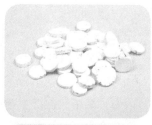

性味归经：甘，平。归脾、肺、肾经。

功　　效：益气养阴，补脾肺肾，固精止带。

茯 苓

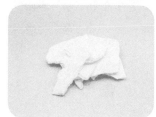

性味归经：甘、淡，平。归心、脾、肾经。

功　　效：利水渗湿，健脾，宁心。

妙招六

南瓜子治疗慢性前列腺炎。

接下来再给大家分享几个民间小偏方，这第六个小妙招是用南瓜子治疗慢性前列腺炎。做法如下：南瓜成熟后，去除果肉取出种子，晾干或晒干备用。每天坚持吃若干生南瓜子，早中晚不定时吃都可以。对于中老年男性可以起到预防前列腺增生的作用。

在中医学当中认为，南瓜子味甘、性平，归胃经、大肠经，临床常作为驱虫剂来使用，比如小孩肚里生虫，也可以用生南瓜子来进行驱虫治疗，也非常安全。同时民间也用南瓜子治疗前列腺的问题，因为南瓜子具有一定行气散瘀的作用，所以平时可以作为治疗慢性前列腺炎的食疗方法。

南瓜子

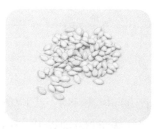

性味归经：甘，平。归胃、大肠经。

功　　效：杀虫。

妙招七

麝香壮骨膏外用治疗慢性前列腺炎。

接下来的这个方法是个外用方法，民间认为麝香壮骨膏也可以治疗慢性前列腺炎，方法如下：晚上洗完澡后坐在床上，在左右两侧腹股沟的位置各贴麝香壮骨膏一贴后即可睡觉，第二天晨起揭下。因前列腺炎往往会带来小腹部的胀痛，甚至是腹股沟两侧的疼痛，所以这个方法具有明显的缓解和治疗作用，因为麝香壮骨膏具有能通、能行、能散、活血化瘀、止痛消肿的作用。如果第二天疼痛没有得到非常明显的缓解，还可以在后背肾俞穴上各贴一贴，疼痛会得到明显的缓解。

我们也稍讲一下肾俞穴，这个穴位在第 2 腰椎棘突下，旁开 1.5 寸处，内应于肾，为肾之精气输注于背部之处，也是诊治肾病的要穴。在临床当中，这个穴位具有滋补肾阴、温补肾阳的作用，经常用于治疗与肾脏相关的男科病、妇科病以及脑、髓、骨、耳、齿、腰诸疾。

肾 俞

定　　位：在第 2 腰椎棘突下，旁开 1.5 寸。

临床应用：滋补肾阴，温补肾阳。

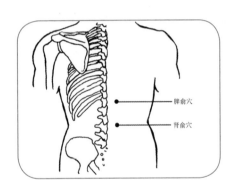

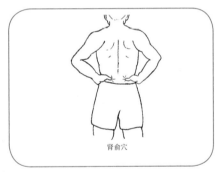

肾俞穴

妙招八
按摩小腹治疗前列腺炎。

接下来介绍的是一个按摩的方法，方法如下：每晚睡前和早晨起床前，排空小便，平卧屈腿，小腹放松，双手搓热，右手平放于脐下，左手压在右手背上，顺时针方向缓慢转动。从开始每次按摩 50 圈，逐渐增加到 100 圈、200 圈……后来每次坚持按摩 300 圈以上。这个方法主要是通过对腹部的按摩刺激，理气散瘀，行气散结，达到一定的治疗效果。虽然做起来有些麻烦，但只要坚持锻炼，不仅对慢性前列腺炎有疗效，身心也会倍加舒畅。

妙招九
压腿法治疗前列腺炎。

还有一个方法是压腿法，方法如下：先坐在床上，身心放松，双腿和双手同时向前缓缓伸直，然后上半身慢慢地尽力向下往下压，最好能做到手摸到脚趾。在整个过程中，注意双脚都要保持伸直。保持这个动作数秒后，再慢慢恢复到坐姿，此动作可反复进行。这个动作主要是通过对腹部和阴部器官的锻炼，改善性功能，加强局部的控制能力，以此改善和缓解前列腺炎。

以上给各位介绍了若干个不同的方法，各位可以量力而行，一些外用的方法和锻炼的方法可以综合使用。另外要提醒的是，男人的前列腺如核桃大小，前列腺的包膜药物很难渗透，这也是造成前列腺疾病久治不愈的原因，所以在治疗过程中一定要坚持，坚持一段时间后才能有很好的治疗效果。

好了各位，热爱生命的人不孤单，就让他们相遇在《中医祁谈》！本讲话题就到这里，我们下一讲再见！

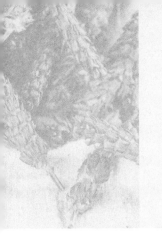

第四十一讲
成人湿疹该怎么办

大家好，我是祁营洲。这里是《一起发现中医之效：祁营洲家庭小妙招讲记》，本讲要给各位讲解的是成人湿疹该怎么办。

之所以今天讲成人湿疹，是因为在接下来的篇章中还会讲解婴幼儿湿疹，针对湿疹来说，成人和婴幼儿还是有所不同的。

首先要给各位一个定义，什么是湿疹？湿疹属于一种常见的过敏性皮肤病，可以发生在人体的多个不同部位，比如说手部湿疹、小腿湿疹、乳房湿疹或者阴囊湿疹等等。它的主要表现是瘙痒、红斑、丘疹、水疱，严重的时候还会出现皮肤表面渗出脓水、糜烂等。如果瘙痒剧烈反复发作，还常常会因为忍不住用力去抓挠反复摩擦不愈，由急性变为慢性。其实严格的现代医学定义会把湿疹分为急性、慢性、亚急性三种情况，我们分别来介绍一下。

急性湿疹往往发病比较突然，皮损的形态多样，有弥漫性的红斑、集簇的丘疹，或者是丘疱疹、水疱、脓疱、渗水、糜烂结痂等，往往边界不清楚，范围有大有小，分布也有一定的对称性，这时候往往瘙痒比较剧烈，反复发作。

慢性湿疹皮肤的损害比较局限，病情发展相对比较缓慢，皮损处往往出现皮肤的肥厚，有的时候会有龟裂及色素的沉着，边界往往是清楚的。

亚急性湿疹往往就是介于急性湿疹和慢性湿疹之间的湿疹。

从中医的角度来考虑，又该如何认识湿疹？中医学认为湿疹的发病往往是由湿热结聚肌肤，气滞血瘀所致。就是说当人体内的湿邪和热毒无法排出，并且积聚到一定程度，再遇到某些诱发的因素，比如说你吃了海鲜，或者是易过敏的发物，或者是感受到了闷热潮湿的环境时就会爆发了。

讲完了机理之后，如果是湿热蕴结所导致的湿疹，在治疗过程当中就需要去清热利湿，活血解毒。本讲话题就是要详细给各位聊一聊若干个不同的家庭小妙招。

妙招一

湿疹通用方，用败酱草、紫苏叶各50g，冰片10g。败酱草和紫苏叶加水煎煮，水烧开之后煎煮15～20分钟，取药液加冰片外涂患处。

第一个方法是一个外用的方法，做法如下：先把败酱草和紫苏叶各50g加水煎煮，水烧开之后煎煮15～20分钟，倒出药液来，再把研碎的冰片放进去搅拌，把这个制作好的药液放在消毒的瓶子里备用就行了。使用时，取药液每天外涂湿疹的患处，不分次数。这个方子具有清热解毒、祛风止痒的功效，几乎可以用于各种类型的湿疹，同时这个方子也非常平和平稳，没有什么副作用，不同类型的湿疹都可以拿来尝试。

我们来解释一下这三味药的功效。败酱草具有清热解毒、祛痰排脓的作用。紫苏叶味辛、性温，具有发汗解表、散寒理气、行气安胎、解鱼蟹之毒的功效。本方用紫苏主要是取发表散寒的作用，因为皮肤上的问题，我们用它来发表散寒。关于冰片，具有开窍醒神、清热止痛的作用，我们在前面的篇章中也有讲过，是中药当中很常见的外用药，当然少量也是可以内服的。所以把这三味药配在一起，就共同达到了刚才所说的清热解毒、祛风止痒的功效。

败酱草

性味归经：辛、苦，微寒。归胃、大肠、肝经。
功　　效：清热解毒，消痈排脓，祛瘀止痛。

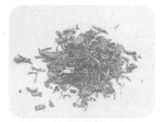

紫苏叶

性味归经：辛，温。归肺、脾经。
功　　效：解表散寒，行气宽中。

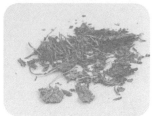

冰　片

性味归经：辛、苦，微寒。归心、脾、肺经。
功　　效：开窍醒神，清热止痛。

妙 招 二

黄连蛋清方治疗急性湿疹。

给各位分享的第二个小妙招名叫黄连蛋清方，具体做法：去药房买黄连适量研成细末，用鸡蛋清调成糊状外敷在湿疹的患处就可以了。这是一个药膏，外敷之后你可以暴露患处，也可以用纱布保护患处。这个方子具有清热利湿的功效，主治那些急性的湿疹，症状往往是红斑水疱，瘙痒难忍，甚至伴有口苦、大便干燥等热证的表现。

　　我们来分析一下，为什么会用到黄连和蛋清？黄连味苦、性寒，主要功效是清热燥湿、泻火解毒。刚才我们分析了急性湿疹往往是由湿热所导致的，所以用黄连的主要目的就是为了进行局部的清热燥湿。为什么用蛋清去调？各位应该都知道，中医经常会用到药食同源的东西，在中医的药性分析上，蛋清性稍凉，有润肺利咽、清热解毒的功效。用蛋清来调黄连，会让黄连的整个药性更好地发挥出来。

黄　连

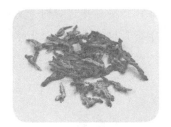

性味归经：苦，寒。归心、脾、胃、胆、大肠经。
功　　效：清热燥湿，泻火解毒。

蛋　清

性味归经：甘，凉。归心、脾、胃、肺经。
功　　效：润肺利咽，清热解毒。

妙 招 三

芒硝治疗急性湿疹。

　　给各位分享的第三个小妙招同样是用来治疗急性湿疹的，用一味芒硝就可以了。芒硝其实也是中药当中一味非常常用的药，只是现在也有很多大夫用芒硝内服的时候会有所顾虑。此处我们用芒硝不是内服而是外用，在药房当中都可以买得着。

　　具体方法如下：根据湿疹皮损范围的大小，每次取芒硝适量，加适量的纯净水把芒硝融化，再用消毒的纱布或者干净毛巾，蘸芒硝水来湿敷患处，每天若干次，每次可以敷30分钟。

　　芒硝味咸、苦，性寒，归胃经、大肠经，具有泻下通便、润燥软坚、清火消肿的作用。我们此处用到芒硝主要是利用它具有软坚之效，因为很多时候，对于皮肤上的湿疹，我们需要让皮肤的局部重新变软，芒硝就具有软坚之效。另外，芒硝具有清热消肿的功效，所以说对于急性的湿疹，就是刚才咱们讲的湿热蕴结所致的，用芒硝非常合拍，况且这个方法非常简单，简便易行好操作。

芒　硝

性味归经：咸、苦，寒。归胃、大肠经。

功　　效：泻下攻积，润燥软坚，清热消肿。

妙招四

吴茱萸外用治疗慢性湿疹。

既然有急性湿疹，就有慢性湿疹。当疾病发展时间非常长的时候，我们就不能一味把它理解为就是一个热证。即便是热证，你也要想到它可能也会有一定的虚证，我们经常说一句话叫"新病多实，久病多虚"。接下来的这个方法就是针对慢性湿疹的，用到一味药，叫吴茱萸。注意，在药房当中，我们能买到山茱萸和吴茱萸两种不同的药材，这个方法用的是吴茱萸。

操作如下：买来吴茱萸适量，研成细末之后就变成了吴茱萸粉，然后加醋适量调成软膏，醋不分黑醋、白醋，不分品牌，这就成了吴茱萸和醋调成的一个外用膏。用这个药膏来外涂湿疹的患处，每天多次。这个方法基本上可以广泛用于多种皮肤病，效果是非常好的。

这个方法并不是我的独创，是我在上大学期间以及后来的临床期间查阅很多治疗皮肤病的文献，经常看到吴茱萸可以治疗多种皮肤病，还有很多报道说吴茱萸可以治疗湿疹，于是就把这个方法记了下来。吴茱萸味甘、性热，具有散寒止痛、降逆止呕、理气燥湿、助阳止泻的功效，也就是说吴茱萸的药性是偏温的，但是用在治疗湿疹上主要是取它理气燥湿的功效，可以让皮肤自由地呼吸，同时还起到燥湿的作用。至于醋，我们在前面的篇章中也已经讲过，具有散瘀消积、止血解毒的功效。

吴茱萸

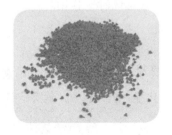

性味归经：辛、苦、热，有小毒。归肝、脾、胃、
　　　　　肾经。

功　　效：散寒止痛，降逆止呕，助阳止泻。

醋

性味归经：酸，苦，温。归肝、胃经。

功　　效：消食开胃，散瘀止血，收敛止泻，解毒杀虫。

硫酸庆大霉素和藿香正气水治疗慢性湿疹。

给各位分享的第五个小妙招是针对慢性湿疹的一个中西合璧的方法，这个方法是用硫酸庆大霉素加上中药藿香正气水。这个方法让我想到了民国时期中国有位名医叫张锡纯，开创了中国中西医结合的先河。他有一个著名的案例，把中药的生石膏和西药当中的阿司匹林混在一起使用，创造了一个新的方子叫阿司匹林石膏汤来治疗外感证。作为一个中医大夫，我从来不会排斥中医之外的其他医学，包括西医和其他的医学，比如苗医、藏医、印度医等等。在我看来只要能治病都可以为我们所用，中医是中医的，其他医学也可以是中医的，也可以为我们所用。

这个方法如下：硫酸庆大霉素（8万单位一支的）只用一支就可以了，再用一支藿香正气水，藿香正气水一支基本上是 10mL，把这两个药液均匀地混合，早、中、晚每日三次涂抹湿疹的患处就可以了。

为什么这样使用呢？因为单纯用庆大霉素，我们会发现效果其实一般，单纯用藿香正气水也不能够完全奏效，而两者结合起来效果就非常好了。讲到这儿，我们还可以再去多讲些西医学的知识。针对湿疹，西医传统的方法一般都会抗过敏治疗，或者是外加各种激素软膏涂抹，往往是短期内有一定的疗效，但特别容易复发。硫酸庆大霉素这个西药是一个广谱的抗生素，什么叫广谱？通俗地讲就是可以对抗很多种的病菌，也就是说它对多种致病菌都具有抑制或者杀灭的作用，比如说对多种的革兰阴性菌、革兰阳性菌、绿脓杆菌、大肠杆菌、金黄色葡萄球菌等都具有一定的抑制和杀灭作用。

藿香正气水是一个中成药，这是一款非常经典的中成药了。很多人把它理解为一个祛暑剂，说夏天中暑了用到藿香正气水。其实我们对藿香正气水的理解还远远不够，它的本质是具有解表化湿、理气和中的功效，现在用藿香正气水来进行解表化湿、理气和中，其实就是为了让皮肤自由地呼吸。

藿香正气水

功　　效：解表化湿，理气和中。

临床应用：用于外感风寒、内伤湿滞或夏伤暑湿所致的感冒，症见头痛昏重、胸膈痞闷、脘腹胀痛、呕吐泄泻；肠胃型感冒见上述症候者。

妙招六

冰黄膏治疗耳部湿疹。

给各位分享的第六个小妙招是针对耳部湿疹的，就是长在耳朵上的湿疹，一般是长在耳后。给各位推荐的药物叫冰黄膏，其实就用到两味药，一个是黄柏，一个是冰片。

方法如下：用黄柏 30g、冰片 5g，研成细末，用医用的凡士林适量把它调成药膏备用。具体使用的时候，先将耳部的湿疹用消毒干棉球擦拭干净，然后将药膏涂在创面上就可以了，不需要包扎，因为耳朵上也很难包扎。每日换药 2 次，如果说耳部的湿疹渗出液比较多，可以换药 3 次。

在这个方子中，黄柏味苦、性寒，具有清热燥湿、泻火除蒸、解毒疗疮的功效。其实耳部的湿疹在皮肤上属于疮的一种，用具有清热燥湿、解毒疗疮功效的黄柏就非常合拍了。刚才我们已经讲过冰片了，再提一下，冰片具有开窍醒神、清热止痛的作用。所以把黄柏和冰片这两味药配在一起做成的冰黄膏，对于耳部的湿疹治疗效果非常好。

黄　柏

性味归经：苦，寒。归肾、膀胱、大肠经。

功　　效：清热燥湿，泻火解毒，除骨蒸。

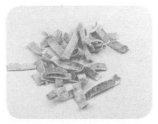

冰　片

性味归经：辛，苦，微寒。归心、脾、肺经。

功　　效：开窍醒神，清热止痛。

醋洗法治疗手部湿疹。

说完了耳部的湿疹，我们再说说手部的湿疹，手上的湿疹给各位推荐一个非常简便的方法，单纯用醋就可以。

操作如下：醋若干盛盆内，将患手浸入约 1 小时，浸后不要立即用清水洗，每日 1 次，主治手部湿疹。刚才我讲了醋不分品种，黑醋白醋都是可以的，你可以边看电视边治疗湿疹也是不错的。一个小时之后不要立即用清水洗，让它在你手上多待一会儿。当然对于懒人来说，如果你连这一个小时的时间都没有，那就直接用棉签蘸醋涂在手上的湿疹处，每日多次。

具体的原理是，醋具有散瘀和收敛的作用，针对手部的湿疹，大家可以尝试用醋洗的方法治疗。

 醋

性味归经：酸、苦，温。归肝、胃经。

功　　效：消食开胃，散瘀止血，收敛止泻，解毒杀虫。

鱼腥草水煎煮液洗阴囊（注意不要烫破皮）治疗阴囊湿疹。

给大家分享的第八个小妙招是针对阴囊湿疹，这个对于很多男性来说难以启齿，但是又非常痛苦。为什么阴囊部位会长湿疹呢？在中医看来湿性趋下，容易往下走，比如常会使人脚部出现脚气，有时也会侵犯人体的阴部。如果侵犯到了人体的阴部，那就有可能出现男性阴囊湿疹，不仅会瘙痒剧烈，严重的可能还会渗出黄水，抓破之后会有大面积的疮疡。所以针对男性阴囊湿疹以及肛门湿疹，甚至女性的外阴湿疹，我们都可以这个方法，也非常简单。

方法如下：单纯地用鱼腥草 30 ~ 50g 水煎，水烧开之后变成小火再煎煮大概5 ~ 10 分钟就可以了。等药液凉了之后，用纱布蘸着药液去擦洗阴囊，但是注意不要烫破皮，每天可以多次，连续使用 5 ~ 7 天或者 1 ~ 2 周就可以见效。

为什么单纯用一味鱼腥草就有效呢？鱼腥草味辛、微寒，具有清热解毒、消痈排脓、利尿通淋的作用，刚好可以针对阴囊部位。

鱼腥草

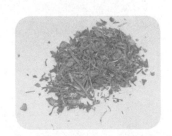

性味归经：辛，微寒。归肺经。

功　　效：清热解毒，消痈排脓，利尿通淋。

妙招九

中药药液泡浴治疗局部或全身湿疹。

如果患湿疹部位比较多，我们可以用药浴的方法，就是你晚上洗澡的时候，把这些药放在一起煮成一大盆药液，倒在浴缸或者浴盆当中，兑入温水泡药浴就可以了。

操作如下：苦参60g，蛇床子30g，百部30g，益母草30g，这四味药放在一起，加大量的水煎煮，你的锅有多大，就可以用多少水，烧开之后再用小火煎煮10～15分钟即可，待温度适宜的时候即可用药液直接擦洗局部的患处，也可以直接把药液倒入到浴盆当中再兑入一定量的温水，等温度适宜的时候泡澡就可以了。如果有条件的话，每天可以泡两次，如果没有条件的话，每天至少要泡一次，每次大概20分钟。但要注意的是，洗完之后不要马上去冲淋浴洗掉药水，要让它自然晾干。

我们来分析一下这个方子，苦参味苦、性寒，具有清热燥湿、杀虫、利尿的作用；蛇床子味辛、苦，性温，具有燥湿祛风、杀虫止痒、温肾壮阳的作用；蛇床子在男科疾病的治疗上会经常使用，在皮肤科，经常会用蛇床子来燥湿祛风、杀虫止痒；百部味甘、苦，性微温，具有润肺、下气、止咳、杀虫的作用，中医当中的"虫"也相当于西医学当中不同的病菌；益母草味苦、辛，性寒，具有活血调经、利尿消肿、清热解毒的作用。把这四味药放在一起，共同达到的功效第一是要清热燥湿，第二就是杀虫止痒，于是湿疹就有望逐渐康复了。

苦　参

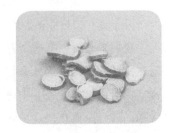

性味归经：苦，寒。归心、肝、胃、大肠、膀
　　　　　胱经。

功　　效：清热燥湿，杀虫，利尿。

蛇床子

性味归经：辛、苦，温。有小毒。归肾经。

功　　效：杀虫止痒，燥湿祛风，温肾壮阳。

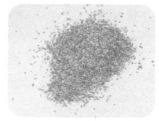

百　部

性味归经：甘、苦，微温。归肺经。

功　　效：润肺止咳，杀虫灭虱。

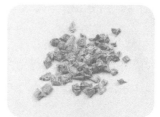

益母草

性味归经：辛、苦，微寒。归心、肝、膀胱经。

功　　效：活血调经，利水消肿，清热解毒。

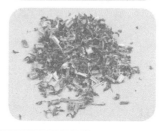

妙招十

治疗湿疹内服方，用薏苡仁 30g，白茅根 15g，陈皮 15g，水煎代茶饮。

以上给各位分享的小妙招统统都是外用的方法，其实皮肤病不是特别容易搞定的病，皮肤病也往往并不仅仅是皮肤的问题，和五脏六腑都有关系。中医有句话说"有诸外必有其内"，也就是说皮肤上的很多问题都是由内而外发出去的，所以在治疗上单纯外用药还是不够的。因此，针对湿疹，不管现在你是急性湿疹还是慢性湿疹，给各位一个内服的方法。这是我自拟的一个代茶饮方法，不管你是什么样的湿疹，可以在采用以上给大家分享的若干个外用方法的同时再去内服。

这个方子我用到了三味药，薏苡仁 30g，白茅根 15g，陈皮 15g，水煎代茶饮，这个方子具有清热凉血、除湿利尿的作用。

我们来分析一下这个方子，薏苡仁味甘淡，性凉，具有利水渗湿、健脾、除痹、清热排脓的作用。为什么很多人在生活当中推崇薏苡仁也是有原因的，它的功效非常多，可以健脾止泻、利水渗湿，所以针对湿疹肯定也是可以用的。白茅根味甘、性寒，具有凉血止血、清热利尿的功效。薏苡仁和白茅根这两味药放在一起相对来说药性是偏凉的，所以应加上一味药——陈皮。陈皮味苦、辛，性温，具有理气健脾、燥湿化痰的作用。陈皮可以反佐薏苡仁和白茅根的寒性，同时陈皮又可以理气健脾、燥湿化痰。

薏苡仁

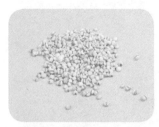

性味归经：甘、淡、凉。归脾、胃、肺经。
功　　效：利水渗湿，健脾，除痹，清热排脓。

白茅根

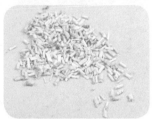

性味归经：甘、寒。归肺、胃、膀胱经。
功　　效：凉血止血，清热利尿，清肺胃热。

陈　皮

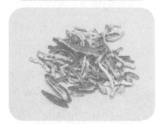

性味归经：辛、苦，温。归脾、肺经。
功　　效：理气健脾，燥湿化痰。

同时必须要提醒大家的是，不管是刚才咱们所讲的外用方法，还是内服方法，在煎煮药的过程当中要提醒大家两点：第一是药材煎煮 15 分钟左右就可以了，不需要时间太长，因为治疗皮肤上的问题，我们会用到一些像紫苏叶之类的具挥发性质的药物，如果煎煮时间太长了，具有挥发性质的有效成分可能就挥发掉了；第二点要注意的是水温，外用或者洗浴水温不要太热，与人体的温度相当即可，如果水温过热反而可能不利于病情的恢复。

最后我还是要再提醒一下，中医有句话叫"治病不治皮"，言外之意是说皮肤病不太好治，皮肤病历来不管是中医也好，西医也好，都认为是不太好治疗、比较难缠的一类疾病。本讲我是尽最大可能给大家分享针对成人湿疹的方法供大家去参考，各位可以斟酌使用。如果你发现使用之后疗效依然不是很满意，那就需要进一步寻找大夫具体诊治了。

好了各位，热爱生命的人不孤单，就让他们相遇在《中医祁谈》！本讲话题就到这里，我们下一讲再见！

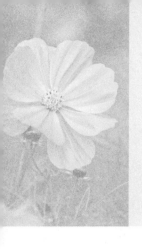

第四十二讲
婴幼儿湿疹该怎么办

大家好，我是祁营洲。这里是《一起发现中医之效：祁营洲家庭小妙招讲记》，本讲要给各位讲解的是婴幼儿湿疹该怎么办。

我们在上一讲详细讲解了成人湿疹，其实成人群体和婴幼儿群体还不太一样，最大的特点是婴幼儿皮肤比较娇嫩，治疗时不仅要治病，同时还不能对他有所伤害，本讲我们就专门针对婴幼儿湿疹进行详细的解读。

婴幼儿湿疹俗称奶癣，是一种常见的过敏性皮肤病，一些年轻的妈妈可能深有体会，婴幼儿湿疹目前最常见的原因就是穿多了，捂着了，第二天揭开衣服一看身上长疹子了，或者脸上长疹子了；另外一个原因可能就是因过敏而导致的，比如牛奶、母乳、鸡蛋等食物过敏引起的皮肤病。当然也不排除婴幼儿的湿疹还有可能是一种遗传性的皮肤病，如果小儿的爸爸妈妈小的时候患湿疹，那这个宝宝也非常容易在婴幼儿阶段患湿疹。

婴幼儿湿疹起病大多是在从出生一直到3个月，这是湿疹的高发期，6个月之后会逐渐减轻，1～2岁大多数的患儿会逐渐自愈。当然也有一部分患儿的湿疹会一直长下去，长到儿童期，病情也轻重不一。婴幼儿湿疹多见于头面部，或下颚部、双颊处、头顶，以后会逐渐蔓延到脖子、肩膀、后背、胳膊、屁股、四肢等等，总之对婴幼儿来说，本身个体就小，湿疹就有可能遍布全身。具体的形态也是大同小异，有的婴儿是在潮红的皮肤表面有黄色油腻性的鳞屑，或者是结痂，有的是在潮红的皮肤上散布着疹子，还有些大小不一的水疱。

本讲话题我们针对婴幼儿的湿疹给各位讲解几个不同的家庭小妙招。

妙招一

氯霉素眼药水治疗小儿湿疹。

第一个方法是用到一款西药——氯霉素眼药水。方法如下：可将幼儿患处用温开水洗干净，擦干后涂上氯霉素眼药水，每日早晚各一次，一般三四次即可痊愈。

氯霉素眼药水，是一种治疗眼部疾病的眼药水，主要用于治疗由大肠杆菌、流感嗜血杆菌、克雷伯菌属、金黄色葡萄球菌、溶血性链球菌和其他敏感菌所导致的眼部感染，比如沙眼、结膜炎、角膜炎、眼睑缘炎等。因为它的广谱性比较好，此处我们也可以拿来治疗湿疹，供各位年轻妈妈们参考。

妙招二

紫草油治疗小儿湿疹。

第二个方法是用紫草油，具体方法如下：紫草适量，研末，以芝麻油调涂，每日 2 ~ 3 次。这个方法主要治疗婴儿湿疹、瘙痒等，具有杀菌止痒、消炎止痛的作用。

关于紫草，我们在前面的篇章中也详细讲过，具有凉血、活血、解毒透疹的作用，临床经常用于血热毒盛、斑疹紫黑、麻疹不透、疮疡、湿疹、水火烫伤等，况且此处的制作方法也是非常简单。

紫草

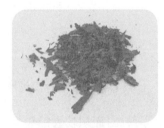

性味归经：甘、咸，寒。归心、肝经。

功　　效：清热凉血，活血，解毒透疹。

妙招三

乌贼骨粉治疗湿疹。

第三个方法是用乌贼骨粉，方法如下：先将患处用温水或淡盐水洗净、擦干，然后把乌贼骨粉直接撒在患处，直接暴露或用纱布外敷，可每天敷 3 ~ 4 小时。

乌贼骨也叫海螵蛸，味咸、涩，性温，归脾经、肾经。有收敛止血、固精止带、制酸止痛、收湿敛疮的功效。我记得之前讲治疗胃酸的时候讲过可以内服乌贼骨粉，因为它有很好的制酸止痛的作用。此处在用于婴幼儿湿疹的治疗时，是因它具有收湿敛疮的作用。

乌贼骨（又叫海螵蛸）

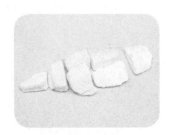

性味归经：咸、涩，微温。归肝、肾经。

功　　效：固精止带，收敛止血，制酸止痛，收湿敛疮。

> **妙招四**
>
> 云南白药治疗婴儿湿疹。

接下来这个方法是用云南白药粉，具体方法如下：可先将患处用温水清洗，有条件的可外用双氧水清洗干净，然后用棉签吸干，撒上一层云南白药，可以直接暴露，也可外用消毒纱布覆盖，胶布固定。

我们在前面的篇章中也多次提到云南白药，是一款非常好的值得不断开发和研究的中成药，此处我们是外用来治疗婴幼儿的湿疹，尤其是顽固性的湿疹。

云南白药

功　　效：化瘀止血，活血止痛，解毒消肿。

临床应用：用于跌打损伤，瘀血肿痛，吐血、咳血、便血、痔血、崩漏下血，手术出血，疮疡肿毒及软组织挫伤，闭合性骨折，支气管扩张及肺结核咳血，溃疡病出血，以及皮肤感染性疾病。

> **妙招五**
>
> 药浴治疗婴幼儿湿疹。

针对面积较大的婴幼儿湿疹，用涂抹的方法已经不能很好地解决问题了，下面给大家介绍一个药浴治疗婴幼儿湿疹的方法。方法如下：将野菊花 10g、金银花 10g、蛇床子 10g、甘草 10g，加水煮开，再小火煎煮 10～15 分钟即可，将药液倒入浴盆，再兑入温水，然后以适宜的温度洗浴，每天 2 次，每次 20 分钟。

我们来分析一下这个方子：野菊花性微寒，味苦、辛，具有清热解毒、消肿、凉肝明目的作用；金银花味甘性寒，具有清热解毒、疏散风热的功效；蛇床子味辛、苦，性温，具有燥湿祛风、杀虫止痒、温肾壮阳的作用；甘草味甘，性平，具有补脾益气、清热解毒、祛痰止咳、缓急止痛、调和诸药的功效。本方寒热并用，野菊花、金银花性寒，蛇床子性温，然后再用甘草调和一下，本方是非常柔和的一个药浴方法，焦急的妈妈们可以放心拿来使用。

野菊花

性味归经：苦、辛，微寒。归肝、心经。

功　　效：清热解毒，消肿，凉肝明目。

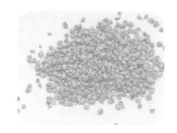

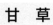 **金银花**

性味归经：甘，寒。归肺、心、胃经。

功　　效：清热解毒，疏散风热。

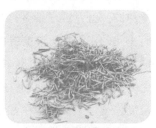

蛇床子

性味归经：辛、苦，温。有小毒。归肾经。

功　　效：杀虫止痒，燥湿祛风，温肾壮阳。

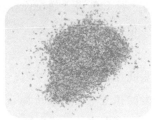

甘　草

性味归经：甘，平。归心、肺、脾、胃经。

功　　效：补脾益气，祛痰止咳，缓急止痛，清
　　　　　热解毒，调和诸药。

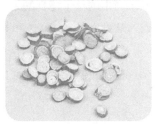

妙 招 六

香菜水煎外洗治疗婴幼儿湿疹。

　　最后再介绍一个方法，用到香菜。方法如下：香菜300g水煎，水开稍煮3～5分钟即可，因为香菜具有一定的挥发性，不建议久煮。将香菜水倒入浴盆，以适宜的温度洗浴，每天2次，每次20分钟。

　　香菜也称胡荽，是药食同源的一味药，具有发表透疹、消食开胃、止痛解毒的功效。现代医学研究证实香菜具有促进外周血液循环，增进胃肠腺体分泌、胆汁分泌的作用。在临床使用时，针对头痛、牙痛，或者是皮肤上的一些问题，像麻疹、湿疹，甚至风寒感冒等都有一些不错的疗效。各位妈妈们如果在没有别的选择的时候，单用一味香菜也可以起到治疗的作用，但在使用时香菜的量一定要大。

 香　菜

性味归经：辛，温。归脾、肺经。

功　　效：发表透疹，消食开胃，止痛解毒。

　　最后再次提醒大家的是，婴幼儿如果本身不是过敏体质，很多时候湿疹是可以避免的，就看护理是否得当。所以说，要提醒各位年轻的爸爸妈妈一定要注意，平时小儿的衣服尽可能要穿的松软宽大，选择一些纯棉制品的布料，尽量不要穿化纤的，贴身的衣服不建议选择羊毛织物。另外除了穿之外，还要观察孩子的大便是否通畅，因为大便不通畅往往生内热，积热久了也就可能导致湿疹，一般情况下大便最能体现一个孩子身体健康与否。中国民间有一个老理儿：小儿若要安，三分饥和寒。换句话说，如果你在孩子的穿着和饮食这两个方面非常科学的话，孩子可以减少很多次发病的机会。

　　本讲话题不单单是给大家介绍一些治病的方法，还有一些健康的育儿方法。因为我在临床中也会发现，很多家庭因为孩子吃和穿会产生很多矛盾，比如老人经常爱给孩子喂食，父母懂一些的都不愿意给孩子多吃，于是产生了矛盾。在我看来，城市当中的孩子还真的很难见到因营养不良所导致疾病的，往往都是因为营养过剩。营养从哪来，都是从吃里来，都是因为小孩吃得太多了。

　　好了各位，热爱生命的人不孤单，就让他们相遇在《中医祁谈》！本讲话题就到这里，我们下一讲再见！

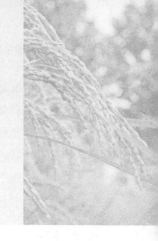

第四十三讲
小儿腹泻该怎么办

大家好，我是祁营洲。这里是《一起发现中医之效：祁营洲家庭小妙招讲记》，本讲要给各位讲解的是小儿腹泻该怎么办。

我们还是先给小儿腹泻下一个定义。小儿腹泻是由多病原、多因素引起的以大便次数增多、大便的性状改变为特点的消化道综合征。小儿腹泻是儿科非常常见的疾病之一，在夏秋季节会更常见一些。临床上的主要表现为腹泻、呕吐以及水电解质平衡紊乱。具体来说，首先出现的是大便次数较多，小儿腹泻轻者可能会呈现黄绿色的稀水样便，或者是伴随有酸臭的味道，或者会兼具呕吐，也有可能会伴随低热的情况。比较严重的小儿腹泻大便多呈水样，伴呕吐黄绿色或者是咖啡色的物质，同时可能会伴随有烦躁、发热、肚子胀、嗜睡等不同的表现。小儿腹泻如果治疗不当的话，经常会导致脱水的现象。

从中医角度说，小儿脏腑比较娇嫩，脾胃易虚弱，无论是感受了外邪，还是内伤乳食，或者是脾肾的虚寒，都有可能导致脾胃功能失常而发生腹泻。

中医把小儿腹泻的发生原因分为好多种，最常见的有以下几种：第一种情况叫食滞。说通俗一些就是孩子吃多了，因为吃多了导致的腹泻。这个时候往往伴随有呕吐，以及不思饮食，呕吐物一般是未消化了的食物，大便颜色往往是黄绿色，且有酸臭的味道，同时很多孩子会有肚子疼的情况。当然如果孩子年龄比较小的话，不会向家长诉说自己肚子疼，不会说话的孩子往往在拉肚子之前，因为有肚子疼，家长会感觉到孩子的情绪波动比较大，可能会大哭大闹。

第二种情况是寒湿。通俗一些讲就是孩子肚子受凉了，它的表现往往是便稀如水，每天多次，同时可能会出现四肢发冷。你要是摸摸孩子肚子的话，会发现肚子当中会有肠鸣音，就是肚子里面咕噜噜地响。

第三种情况是湿热。也就是说体内有食滞，如果治疗不当，食物逐渐郁而化热，最终产生湿热。这种情况最主要的表现是孩子的腹泻同样可能是水样，但腹泻比较急，往往就是呈喷射的状态泻出来，同时孩子的肛门灼热红痛，伴随小便的颜色也会发黄。

第四种情况是脾肾阳虚，这是一种虚寒的情况了。这个时候往往是长期的腹泻，久而久之，从脾影响到了肾。主要表现就是久虚滑泻，大便稀溏，气味偏腥，量比较少但是次数比较多。同时这样的孩子四肢不温，手脚都是凉的，哭声力量也不足，呈现的是有点蔫的感觉。

总之在中医看来，小儿腹泻有实证也有虚证，有寒证也有热证。本讲话题我们就针对腹泻讲解若干个家庭小妙招。

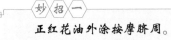

正红花油外涂按摩脐周。

给大家讲解的第一个方法用到的一款外用药，叫正红花油。将正红花油在孩子的脐周涂抹，然后逆时针进行按摩。每一位家长都可以来操作，做法如下：让小儿仰卧，取正红花油少许涂抹在小儿的肚脐周围，再用手在小儿肚脐的周围按照逆时针的方向按摩5～10分钟。对于轻度腹泻每天治疗一次，重者每天可以治疗2～3次。这个方法不管什么类型的小儿腹泻都可以放心尝试。

正红花油是一款比较经典的中成药，具有消炎消肿、活血化瘀、通络、止血止痛的作用。这本身是个外伤的用药，比如说脚崴了，肩膀受伤了，用正红花油来外用。此处为什么我们用正红花油在小儿肚脐周围按摩，能起到治疗小儿腹泻的作用呢？正是因为正红花油的活血化瘀通络的作用，可以刺激肚脐周围，改善胃肠血液循环，促进胃液分泌以及肠黏膜的吸收，从而发挥了止泻的作用。

为什么在按摩的时候要逆时针进行呢？这是因为在小儿推拿的理论当中，顺时针为泻，逆时针为补。也就是说如果小儿便秘了，你倒可以顺时针按摩。

正红花油

功　　效：消炎消肿、止血止痛。

临床应用：用于心腹诸痛、四肢麻木、风湿骨痛、腰酸背痛、扭伤瘀肿、跌打刀伤、烫火烧伤、蚊虫蜂咬、恶毒阴疽。

炒米治疗小儿腹泻。

给大家讲解的第二个小妙招同样非常简单，从厨房当中就可以找材料，用炒米来止泻，这个方法主要用来治疗寒湿型的或者虚寒型的腹泻。

具体操作如下：蒸好的米饭适量，放在锅里干炒，不加油不加水不加盐，直到炒焦黄为止，把炒米研碎成末，加热水搅拌后滤出米渣，将米汁放在小孩的奶瓶里，一日多次喂小儿喝。一天当中孩子需要喂水的时候，就只喝这个米汁，米汁的味道是香甜的，小儿一般都不会抗拒。在喝这个米汁的过程中，如果有可能的话，建议大家可以将成人用的藿香正气水拿出来半支，加少量的水来稀释一下，给孩子灌下去。这个就看家长的本事了，因为藿香正气水的味道不好喝，如果孩子实在是抗拒那就作罢。另外，因为藿香正气水中有含有酒精成分，小儿喝了之后会有面部发红的表现，这很正常，不用担心。

我们来分析一下原理：将大米炒成焦黄，目的是为了培补脾胃。同时大米炒成焦黄之后，性质会变温，所以也可以治疗脾胃虚寒。另外在中医看来，黄色在五行当中属土，脾胃在五行当中也属土，这也是"以土补土"的道理。如果说你真是没有米，炒馒头片也是可以的，把馒头片炒焦炒黄碾碎，同样的方法也可以治疗小儿腹泻。

刚才我也提到如果可能的话，可以再喂小儿半支藿香正气水。说到藿香正气水，这是宋代的《太平惠民和剂局方》当中记载的一首名方。这本书可以说是非常著名，当时是由皇家来组织编纂的一本书。藿香正气水在原方当中的名字叫藿香正气散，现在是把散制成了水。藿香正气水是由藿香、白芷、紫苏、陈皮、半夏等中药组成，最重要的特点是具有解表化湿、理气和中的作用。这款药的性质偏温一些，对于寒湿性的脾胃疾病非常适合，针对脾胃虚弱或者脾胃受凉导致的小儿腹泻，非常适合。

妙招三

蒸苹果泥治疗小儿腹泻。

给各位讲解的第三个小妙招，是用苹果治疗小儿腹泻，但并不是生吃，是把苹果蒸了，用蒸熟的苹果泥治疗小儿腹泻。这个方法适用于消化不良所导致的腹泻，比如说食滞了，同时孩子不思饮食且伴随腹泻。

具体操作如下：苹果洗净去皮，可以把它切成薄片放入碗中加盖隔水蒸熟。蒸熟之后捣成泥直接喂孩子，也可以用勺子刮苹果泥喂孩子。

在中医看来，苹果蒸熟之后具有和胃生津、涩肠止泻的作用。这是一个味道好又有疗效的方法，大家完全可以去尝试。

苹　果

性味归经：甘、酸，凉。归脾、肺经。

功　　效：生津润肺，除烦解暑，开胃醒酒，止泻。

妙招四

焦神曲 9g，荆芥炭 9g，水煎服，分 2 ～ 3 次喝完。如有腹痛，可加入生白芍 6g。

给各位分享的第四个小妙招，是一个小方子。用焦神曲 9g，荆芥炭 9g，水煎，比如说煮出来大概 100mL，给孩子分 2 ～ 3 次喝完即可。如果明显感觉到小儿有腹痛，在这两味药的基础之上再加入生白芍 6g。这个方法对于小儿腹泻伴有绿色大便的效果非常好。因为伴有绿色大便，一般情况下是因受寒所导致的，焦神曲、荆芥炭都性温，具有温阳的作用，可以健脾和胃止泻。

具体来说，焦神曲味甘、辛，性温，具有健脾和胃、消食化积的作用；荆芥炭味辛，微温，具有收敛止血的功效。把焦神曲和荆芥炭放在一起药性偏温，温中和胃，同时还具有收敛、消食化积的功效，于是可以达到治疗小儿腹泻的效果。

刚才我讲了，如果伴随有腹痛，可以加生白芍 6g，为什么加生白芍？生白芍味苦、酸，性微寒，具有养血调经、敛阴止汗、柔肝止痛、平抑肝阳的作用。此处用白芍就是为了柔肝止痛、缓急止痛。

■ 焦神曲

性味归经：甘、辛，温。归脾、胃经。

功　　效：消食和胃。

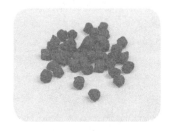

■ 荆芥炭

性味归经：辛，微温。归肺、肝经。

功　　效：祛风解表，透疹消疮，止血。

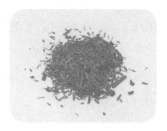

■ 生白芍

性味归经：苦、酸，微寒。归肝、脾经。

功　　效：养血敛阴，柔肝止痛，平抑肝阳。

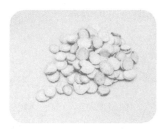

妙招五

> 七味白术散，党参 5g，茯苓 10g，炒白术 10g，甘草 3g，藿香 5g，木香 5g，葛根 10g，水煎服，分 2 ～ 3 次喝完。

刚才咱们讲解了一个小方子，接下来给各位讲解一个真正的名方。这个方子来自宋代的儿科名医，也被称为中医儿科的鼻祖，他的名字叫钱乙。他有一本书叫《小儿药证直诀》，其实这本书是他的后人总结下来的他的经验。这本书当中记录了一首名方是针对小儿泄泻的，叫作七味白术散。

这张方子一共有七味药，分别是党参、茯苓、炒白术、甘草、藿香、木香、葛根。同时我把目前我在临床当中的推荐用量一并给大家奉献出来：党参 5g，茯苓 10g，炒白术 10g，甘草 3g，藿香 5g，木香 5g，葛根 10g。你可以把原方拿来服用，放在一起水煎服，每日一剂，分 2 ～ 3 次服用。

这张方子主要的功效是健脾生津、行气消胀，偏于治疗脾胃虚寒，是对于虚证而设的，适用于小儿慢性腹泻、时重时轻、经久不愈、大便稀薄、色淡不臭，同时伴随面黄肌瘦、烦躁不安、口渴等，更重要的是本身就是一派虚象。刚才咱们讲了"新病多实，久病多虚"，孩子本身有面黄消瘦的情况，但还会出现烦躁不安、口渴不止的症状。所以钱乙的七味白术散真的是融补、运、生、降为一体，针对婴幼儿腹泻本质上的底蕴不足，同时又消耗掉阴液的特点，该方起到了标本兼顾的作用。

到了明代，儿科名家万全高度赞赏七味白术散，他说钱乙的七味白术散是"治泻作渴之神方"。什么意思呢？如果腹泻并见口渴，这样的孩子服用七味白术散简直是神效。

你看七味白术散前面的党参、茯苓、白术、甘草这四味药叫四君子汤，是补气健脾的名方，是以补为主，当然也有补而不滞的特点。接下来的木香是消食化滞的，藿香健脾化湿，葛根生津止渴、升阳止泻。所以整个方子的配伍也是非常恰当精妙，但这个方子整体的特点就是偏补，所以我要提醒大家的是，如果孩子腹泻的时候，大便当中夹有红白黏液或者脓液，或者大便的气味比较酸臭，甚至大便当中含有很多不消化的食物，同时舌苔也比较厚腻，出现口中有异味的情况，这说明体内已经有热了，这个时候七味白术散是不太适合的。

党 参

性味归经：甘，平。归脾、肺经。

功　　效：补脾肺气，补血，生津。

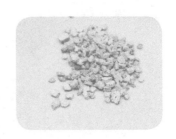

茯 苓

性味归经：甘、淡，平。归心、脾、肾经。

功　　效：利水渗湿，健脾，宁心。

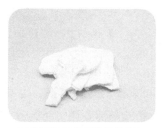

生白术、炒白术

性味归经：甘、苦，温。归脾、胃经。

功　　效：益气健脾，燥湿利水，止汗，安胎。

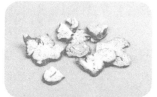

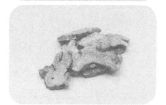

甘 草

性味归经：甘，平。归心、肺、脾、胃经。

功　　效：补脾益气，祛痰止咳，缓急止痛，清
热解毒，调和诸药。

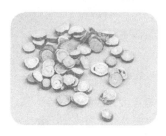

藿 香

性味归经：辛，微温。归脾、胃、肺经。

功　　效：化湿，止呕，解暑。

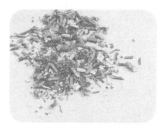

木 香

性味归经：辛、苦，温。归脾、胃、大肠、胆、
三焦经。

功　　效：行气止痛，健脾消食。

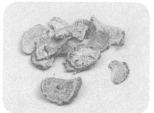

葛 根

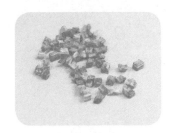

性味归经：甘、辛，凉。归脾、胃经。

功　　效：解肌退热，透疹，生津止渴，升阳
止泻。

妙招六

肉桂、干姜、丁香各等份，共研细末，外敷肚脐。

给各位分享的第六个小妙招是一个外用的方子。方法如下：将肉桂、干姜、丁香按照 1：1：1 的比例共打成粉，用的时候先把孩子的肚脐部位洗干净，有条件的话可以用生理盐水把脐部给洗干净，然后把药粉适量放在肚脐当中再用胶布固定，或者剪下来一块伤湿止痛膏固定也可以。一天可以固定上 6 小时左右。

这个方法具有很强的通透性，通过刺激穴位改善胃肠血液循环，促进胃液的分泌以及肠黏膜的吸收，从而发挥止泻的作用。其中肉桂味辛、甘，性大热，具有补火助阳、引火归原、散寒止痛、温通经脉的功效，此处我们用肉桂就是用到它的大辛大热来散寒止痛；干姜味辛，性热，具有温中散寒、回阳通脉、温肺化饮的作用；丁香味辛，性温，具有温中降逆、补肾助阳的功效。你会发现，这三味药放在一起，它们共同的作用就是温中止泻，所以这个方法偏向于治疗以脾胃虚寒为主的情况，比如说脾胃运化无力，或者脾肾阳虚所导致的腹泻。

肉 桂

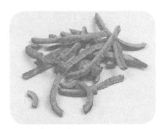

性味归经：辛、甘，大热。归肾、脾、心、肝经。

功　　效：补火助阳，散寒止痛，温经通脉，引
火归原。

干 姜

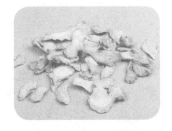

性味归经：辛，热。归脾、胃、肾、心、肺经。

功　　效：温中散寒，回阳通脉，温肺化饮。

丁 香

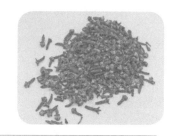

性味归经：辛，温。归脾、胃、肺、肾经。

功　　效：温中降逆，散寒止痛，温肾助阳。

妙招七

云南白药外敷肚脐。

给各位继续讲解的第七个小妙招，同样是在小儿肚脐上做文章，这个方法更为简单，用云南白药外敷肚脐可以治疗小儿腹泻。

操作如下：先用生理盐水把肚脐周围洗干净，当然如果有条件的话消消毒也是可以的，然后取云南白药粉适量，用75%的酒精把云南白药调成糊状之后，敷在肚脐上就可以了，之后外用胶布或者是伤湿止痛膏固定。每日一次，每次同样是6小时左右。这个方法对于秋季腹泻以及小儿消化不良导致的腹泻非常安全有效。

云南白药已经是我们多次提到的一款中成药了，具有活血化瘀、止血消炎的作用，此处我们把云南白药粉敷在小儿的肚脐上，无非还是借助了它活血化瘀的功效来改善胃肠血液的循环，促进胃液的分泌以及肠黏膜的吸收，从而发挥了止泻的作用。所以我们会发现，家庭生活当中经常会将云南白药用在多种不同的疾病上，就看你是否愿意去挖掘。

云南白药

功　　效：化瘀止血，活血止痛，解毒消肿。

临床应用：用于跌打损伤、瘀血肿痛、吐血、咳血、便血、痔血、崩漏下血，手术出血、疮疡肿毒及软组织挫伤、闭合性骨折，支气管扩张及肺结核咳血，溃疡病出血，以及皮肤感染性疾病。

妙招八

刺蒺藜50～100g，煎汤泡脚。

最后再给大家讲解第八个小妙招，是用到一味中药泡脚。

具体方法如下：用中药刺蒺藜50～100g，煎汤给小儿泡脚。刺蒺藜在药店当中都可以买得着，买来 50 ～ 100g 煎汤，然后泡 15 ～ 20 分钟，一天泡 1 ～ 2 次。

刺蒺藜味辛、苦，性微温，归肝经，具有平肝解郁、活血祛风、明目止痒的作用。此处我们用刺蒺藜来泡脚治疗小儿腹泻，用的就是它活血祛风的功效，最终来调节人体脾胃以促进运化水湿，能让脾胃的运化功能恢复正常，从而起到了止泻的作用。因为在中医看来，腹泻大部分都是和湿有关，中医有个著名的治疗思路叫"风能胜湿"，咱们举个简单的例子，如果现在地面上有水，你可以让太阳晒，也可以让风吹，风也可以把水给吹干了。

刺蒺藜

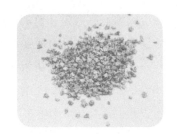

性味归经：辛、苦，微温。有小毒。归肝经。

功　　效：平肝解郁，活血祛风，明目止痒。

以上我们讲解了若干个治疗不同情况下的小儿腹泻的方法，需要提醒的是，对于我们开篇所讲的因食滞或湿热所导致的腹泻，治疗思路不是去一味止泻，反倒应该去消食化滞，具体的小妙招各位可以阅读前面的篇章《小儿积食、消化不良该怎么办》，此处不再赘述。

最后还要分享的是，如果一旦发现了小儿腹泻，就不要再一味去喂吃喂喝了，一定要注意控制饮食，否则脾胃的负担过大不利于疾病的康复，特别要注意少吃油腻的食品。同时如果是婴幼儿，一定要勤换尿布，保持皮肤的干燥清洁，每次大便之后应该用温水把臀部清洗一下，以免发生红臀。另外平时生活中的预防工作也很重要，我发现在临床当中，要么是肚子受凉了，要么是吃多了，这两大原因往往占据小儿腹泻绝大比例。所以也要提示大家的是，晚上睡觉的时候孩子的肚子必须要盖上，另外饮食当中不能贪凉，不能说冰棍雪糕天天吃。另外还有一个问题就是不要吃得太多，很多家长总是害怕自己的孩子吃不饱饭，总怕孩子营养不良，结果让孩子一直吃，最终导致伤食，刚才咱们讲的食滞就是因为吃多了导致的腹泻。

好了各位，热爱生命的人不孤单，就让他们相遇在《中医祁谈》！本讲话题就到这里，我们下一讲再见！

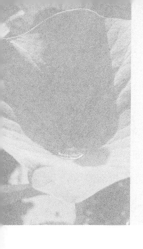

第四十四讲
成人腹泻该怎么办

大家好，我是祁营洲。这里是《一起发现中医之效：祁营洲家庭小妙招讲记》，本讲要给各位讲解的是成人腹泻该怎么办。

上一讲我们详细讲解了小儿腹泻该怎么办，本讲我们讲讲成人的腹泻。成人和小儿的肠胃对食物的运化能力以及对自然界的寒热温凉的敏感程度是不太一样的，所以我们需要拿出来单讲。

首先给成人腹泻下一个定义，凡以排便次数增多，粪质稀溏，甚至泻出如水样为主症的病证，称为泄泻。本病与西医学中的多种疾病相关，如急慢性肠炎、肠结核、肠易激综合征等。从中医的角度说，产生或导致腹泻的原因往往都是脾胃运化功能的失调导致了脾虚湿盛。是的，最主要的病机就是脾胃运化功能失调，脾虚湿盛。

腹泻以大便粪质清稀为诊断的主要依据，或大便次数增多，粪质清稀，甚则如水样；或次数不多，粪质清稀；或泻下完谷不化。常先有腹胀腹痛，旋即泄泻。

好了，讲完了以上的理论后，接下来就给各位分享若干个不同的小妙招。

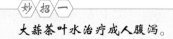

大蒜茶叶水治疗成人腹泻。

这第一个方法很简单，就是用大蒜茶叶水，具体方法如下：将一头大蒜切片，加入少量红茶，再加一大碗水，烧开后再煮一两分钟即可，稍温时分 1～2 次服用。

在这个方法中，大蒜本身具有解毒、消肿、止痢的作用；红茶性质偏温，具有一定的暖胃、温胃、温中止泻的功效。现代医学认为红茶具有抑菌的作用，特别是可抑制肠道的有害细菌，所以这两样东西煮在一起是绝配，有明显的杀菌止痛止泻作用。

大　蒜

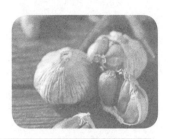

性味归经：辛，温。归脾、胃、肺经。

功　　效：解毒杀虫，消肿，止痢。

妙招二

车前子石榴皮茶治疗成人腹泻。

接下来的第二个方法也很简单，用车前子和石榴皮，这两味药在中药房都可以买到。具体方法如下：将车前子20g、石榴皮10g、红茶3g以沸水冲泡，加盖闷10分钟即可饮用，一天之内可以代茶饮服。

这个方子的整体功效可以利水、化湿止泻。具体来说，车前子味甘、性寒，主要作用是利尿通淋、渗湿止泻、明目、祛痰，说得通俗一点，车前子最主要的功效是利尿的。为什么车前子利尿能治疗腹泻呢？中医当中有个非常著名的治疗方法叫利小便以实大便。如果说人体的水液大部分从大便而行的话，就是所谓的腹泻。这个时候用车前子利尿通淋，让人体的水液代谢重新从小便而走，于是大便就不稀了，所以叫利小便以实大便。所以如果条件有限，单用车前子30g煮水代茶饮，分1～2次饮用，同样具有非常好的效果，如无车前子，用车前草也有同样功效。夏秋季，我国大部分地区的路边、河沟边都能找到车前草，挖点新鲜的车前草煮水来服用也是有效的，尤其是针对水样腹泻、一泻千里的那种，用车前子的作用就是为了改变人体水液代谢的途径，然后达到利小便以实大便。

石榴皮酸、涩，具有收敛、固精止泄、止血的功能，所以如果你单用石榴皮煮水也是有效的。同时石榴皮除了内服以外，也可以外用，如果你现在所处的季节刚好能够采到新鲜的石榴皮，可以把新鲜的石榴皮捣烂，敷于肚脐上，用胶布或伤湿止痛膏固定，贴6～8小时后取下。此法不仅仅对成人腹泻有效，对于儿童腹泻同样具有良好的效果，所以对于那种儿童腹泻又不愿意吃药的，做父母的也可以试试石榴皮外敷的方法。

车前子

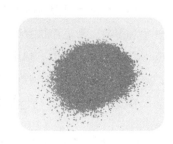

性味归经：甘，微寒。归肝、肾、肺、小肠经。

功　　效：利尿通淋，渗湿止泻，明目，祛痰。

石榴皮

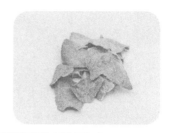

性味归经：酸、涩，温。归大肠经。

功　　效：涩肠止泻，杀虫，收敛止血。

> ᴥ妙ᴥ招ᴥ三ᴥ
>
> **藿香正气水治疗成人腹泻。**

接下来的这个方法就是我们大家已经很熟悉的藿香正气水，具体用法：取藿香正气水，一次 1 支，一日 2 次。凡是那些因饮食不洁不卫生导致的腹泻，在生活中自救的方法就可以直接喝藿香正气水，这是一个实战实效的方法，简便实用。

藿香正气水是由宋代《太平惠民和剂局方》中藿香正气散稍加变动而成的中成药，主要由藿香、白芷、紫苏、陈皮、半夏、茯苓、苍术、厚朴、大腹皮、甘草等中药组成，具有解表化湿、理气和中的作用。但也需要提醒的是，该药中含有酒精成分，喝完药后不要再开车了，小心被查酒驾。

藿香正气水

功　　效：解表化湿，理气和中。

临床应用：用于外感风寒、内伤湿滞或夏伤暑湿所致的感冒，症见头痛昏重、胸膈痞闷、脘腹胀痛、呕吐泄泻；肠胃型感冒见上述症候者。

> ᴥ妙ᴥ招ᴥ四ᴥ
>
> **马齿苋鱼腥草大蒜汤治疗成人腹泻。**

接下来的这个方法是用马齿苋鱼腥草大蒜汤，具体用法：马齿苋 30g、鱼腥草 20g、大蒜 2 ～ 3 瓣（捣烂），水煎后分 2 ～ 3 次服用。

这个方法主治那些湿热引起的腹泻，因为这个方子主要具有清热解毒、利湿止泻的作用。什么算是湿热腹泻呢？给大家一个评判的标准，湿热腹泻者体内往往是一派热象和湿象，常见症状有泻下急迫、泻而不爽、肛门灼热疼痛、烦热口渴、小便短赤等。具体来说，肠中有热则泻下急迫；湿热互结则泄而不爽；湿热下注则肛门灼热；湿热内盛则烦热口渴，小便短赤。所以在治疗的过程中要清热解毒、利湿止泻。

在这个方子中，马齿苋味酸、性寒，具有清热解毒、凉血止血、止痢的作用。

鱼腥草味辛、微寒，具有清热解毒、消痈排脓、利尿通淋的作用。大蒜我们刚才已经讲过了，把这三味药放在一起，共同起到的作用就是清热解毒、利湿止泻。

马齿苋

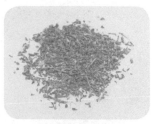

性味归经：酸，寒。归肝、大肠经。

功　　效：清热解毒，凉血止血，止痢。

鱼腥草

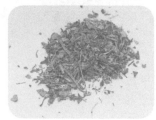

性味归经：辛，微寒。归肺经。

功　　效：清热解毒，消痈排脓，利尿通淋。

妙招五

乌梅败酱香连汤治疗成人腹泻。

接下来的这个方法叫乌梅败酱香连汤，具体用法：乌梅 20g、败酱草 20g、黄连 4g、木香 8g，水煎分 2 ～ 3 次服用。

这个方法具有清热化湿、调气行血的功效，同样适用于湿热型腹泻，相当于我们通常所说的慢性非特异性结肠炎，表现为长期腹泻、大便黏滞或带脓血、腹痛坠胀，或里急后重、脘腹胀闷、纳少乏力等。

我们来分析一下方子当中的四味药。乌梅具有敛肺、涩肠、生津的作用；败酱草具有清热解毒、祛痰排脓的作用；黄连具有清热燥湿、泻火解毒的作用；木香具有行气止痛、健脾消食的作用。黄连和木香相配又叫香连丸，这也是一款中成药，具有清热化湿、行气止痛的功效，在临床中主治大肠湿热所致的腹泻或痢疾，症见大便脓血、里急后重、发热腹痛，相当于西医的肠炎、细菌性痢疾见上述证候者。这个方子是我在香连丸的基础上加上了乌梅和败酱草，疗效会更好。

乌 梅

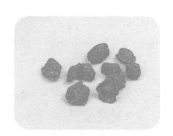

性味归经：酸、涩，平。归肝、脾、肺、大肠经。

功　　效：敛肺止咳，涩肠止泻，安蛔止痛，生
　　　　　　津止渴。

败酱草

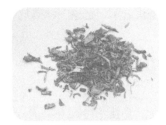

性味归经：辛、苦，微寒。归胃、大肠、肝经。
功　　效：清热解毒，消痈排脓，祛瘀止痛。

黄　连

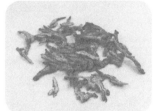

性味归经：苦，寒。归心、脾、胃、胆、大肠经。
功　　效：清热燥湿，泻火解毒。

木　香

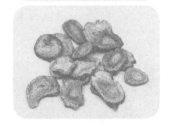

性味归经：辛、苦，温。归脾、胃、大肠、胆、
　　　　　三焦经。
功　　效：行气止痛，健脾消食。

妙招六

小米红糖水治疗成人腹泻。

接下来的这个方法是小米红糖水，具体用法：将小米 200g 倒入铁锅中摊匀，微火烘烤，不翻动，至贴近锅底的下半部小米变黑时，加水 1000mL，煎沸。将红糖 100g 放入碗内，把煎沸的小米水倒入碗内，搅匀，趁热口服。

本方具有助消化、暖脾胃、止泄泻之功。主治因消化不良、感受寒邪或脾胃虚寒等引起的泄泻。症见大便泄泻、完谷不化、食后即泻、形如蛋花，食欲不振，精神倦怠，面色无华、没精打采等。

小米又叫粟米，在《增补食物本草备考》一书中对小米有详细的记载："粟米，味咸，性微寒，无毒，肾之谷，解小麦毒，益丹田，开肠胃，利小水，止热痢，去中焦热。"通过这个记载看，小米并不是温燥之品，同时性也并非寒凉，是相对比较平和的养胃之品。红糖我们已经很熟悉了，性温，味甘，入脾经，具有益气补血、健脾暖胃、缓中止痛、活血化瘀的作用。

妙招七

车前子 30g，炒鸡内金 20g，焦三仙各 20g，炒白术 15g，水煎代茶饮，可加红糖调味。

接下来是针对那些脾虚或者消化不良型的腹泻，提供给大家一个代茶饮的方子。具体用法：将车前子 30g、炒鸡内金 20g、焦三仙各 20g、炒白术 15g 水煎代茶饮，可加红糖调味。

在这个方子中，车前子所起的作用依然是"利小便以实大便"。鸡内金味甘，性平，具有健胃消食、涩精止遗、通淋化石的作用。焦三仙即焦麦芽、焦山楂、焦神曲，均有良好的消积化滞功能。具体来说，焦麦芽有很好的消化淀粉类食物的作用，焦山楂善于治疗肉类或油腻过多所致的食滞，焦神曲则利于消化米面食物，因此临床上常将三药合用并称为"焦三仙"。白术味苦、甘，性温，具有健脾益气、燥湿利水、止汗、安胎的作用。这个方子共同起到的作用是健脾利气、燥湿止泻，当脾胃的功能强健了，自然就不容易腹泻了，因为脾胃为后天之本，具有运化水湿的功能，脾胃自身强健了，自然就能运化水湿了。

炒鸡内金

性味归经：甘，平。归脾、胃、小肠、膀胱经。

功　　效：消食健胃，涩精止遗，通淋化石。

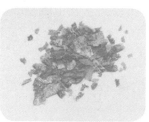

焦麦芽

性味归经：甘，平。归脾、胃、肝经。

功　　效：消食健胃，回乳消胀。

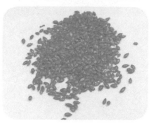

焦山楂

性味归经：酸、甘，微温。归脾、胃、肝经。

功　　效：消食化积，行气散瘀。

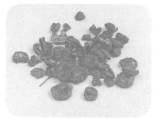

焦神曲

性味归经：甘、辛，温。归脾、胃经。

功　　效：消食和胃。

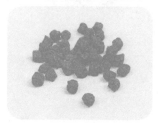

炒白术

性味归经：甘、苦，温。归脾、胃经。

功　　效：益气健脾，燥湿利水，止汗，安胎。

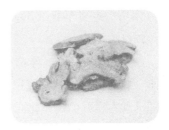

妙招八

山药粥治疗成人腹泻。

接下来给大家介绍一个食疗的方法。具体用法：生山药、芡实、糯米、生白术、薏苡仁、茯苓、莲子肉，各等份，研成细末，每次用30g，煮成粥加冰糖调味，每日当点心服1～2次。

这个方法中的这几味药配在一起具有健脾养胃的功效，用于脾胃虚弱的慢性泄泻及体弱纳少乏力者，可以作为食疗方法长期服用。

山　药

性味归经：甘，平。归脾、肺、肾经。

功　　效：益气养阴，补脾肺肾，固精止带。

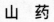

芡　实

性味归经：甘、涩，平。归脾、肾经。

功　　效：益肾固精，健脾止泻，除湿止带。

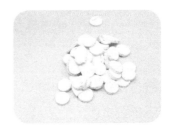

糯　米

性味归经：甘，温。归脾、肺、胃经。

功　　效：补中益气，健脾养胃，止虚汗。

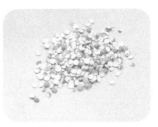

生白术

性味归经：甘、苦，温。归脾、胃经。

功　　效：益气健脾，燥湿利水，止汗，安胎。

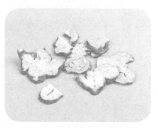

薏苡仁

性味归经：甘、淡、凉。归脾、胃、肺经。

功　　效：利水渗湿，健脾，除痹，清热排脓。

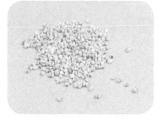

茯　苓

性味归经：甘、淡，平。归心、脾、肾经。

功　　效：利水渗湿，健脾，宁心。

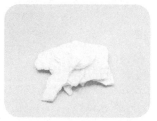

莲子肉

性味归经：甘、涩，平。归脾、肾、心经。

功　　效：益肾固精，补脾止泻，止带，养心
安神。

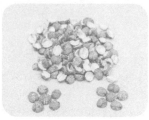

妙招九

外敷法治疗成人腹泻。

接下来讲一个外敷的方法，操作如下：丁香 2g、吴茱萸 20g、白胡椒 20g，共研成细末。每次 2～3g，醋调成糊状，敷于脐部，外用胶布或伤湿止痛膏粘贴固定，每日换药 1 次，每次外敷 10 小时左右。这个方法适用于风寒泻、脾虚泻、脾肾阳虚导致的泄泻，症见形寒肢冷、腰膝酸软、腹中冷痛、久泻久痢、五更泄泻等。

在这个方子中，丁香味辛、性温，具有温中降逆、补肾助阳的功效；吴茱萸味辛、苦，性热，具有散寒止痛、降逆止呕、助阳止泻的功效；胡椒味辛、性热，具有温中散寒、下气消痰的作用。所以这三味药配伍在一起共同的作用就是温中散寒、止痛止泻。

丁 香

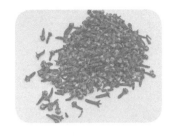

性味归经：辛，温。归脾、胃、肺、肾经。

功　　效：温中降逆，散寒止痛，温肾助阳。

吴茱萸

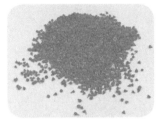

性味归经：辛、苦，热。有小毒。归肝、脾、胃、肾经。

功　　效：散寒止痛，降逆止呕，助阳止泻。

白胡椒

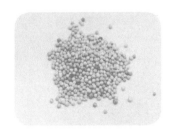

性味归经：辛，热。归胃、大肠经。

功　　效：温中散寒，下气消痰。

妙招十

艾灸天枢穴治疗成人腹泻。

最后给大家分享一个穴位艾灸的方法治疗腹泻，每天艾灸天枢穴 10～15 分钟，天枢穴左右各一，每天共灸约 30 分钟。

天枢穴在人体腹中部，距脐中 2 寸，有调理肠腑、升降气机的作用。古时以人应天地，脐为身之半，脐上应天，脐下应地，穴当脐旁，为人身上下之枢纽。所以本穴居天地之气相交之中点，为人气所从，通于中焦，有分清理浊、职司升降之功，故名天枢，是治疗大肠功能失常的要穴。其实天枢穴是有双向调理的作用，便秘的时候可以用这个穴位，腹泻的时候也可以用这个穴位，总体来说天枢穴的作用就是帮助肠道恢复它本来应该有的正常功能。我在临床中也经常针刺天枢穴，另外除了艾灸，在此穴位按揉、刮痧都会有很好的治疗效果。

天 枢

定　　位：位于腹部，横平脐中，前正中线旁
开 2 寸。

临床应用：疏肠调胃，理气消滞。

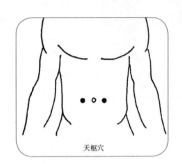

天枢穴

本讲话题我们针对成人腹泻给出了适用的家庭小妙招，每个方法也都有它的适应证，我们必须明白背后的机理是什么，根据这个机理来判断自己究竟应该用哪个方法，相信以上分享的小妙招总有一款适合你。

好了各位，热爱生命的人不孤单，就让他们相遇在《中医祁谈》！本讲话题就到这里，我们下一讲再见！

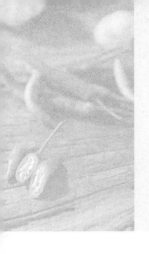

第四十五讲
生了冻疮该怎么办

大家好，我是祁营洲。这里是《一起发现中医之效：祁营洲家庭小妙招讲记》，本讲要给各位讲解的是生了冻疮该怎么办。

冻疮我相信各位肯定不陌生，这是冬季极为常见的皮肤病。什么叫冻疮呢？给大家一个相对文绉绉的定义：冻疮是由于冬季气候寒冷，外露的皮肤长时间受到寒冷的刺激，最终导致皮下小动脉发生了痉挛收缩、血液瘀滞，使局部的组织出现了低氧或缺氧的状态，最终组织细胞损害所导致的病症。你看这个定义比较文绉绉的，说白了就是你被冻着了，自己不耐寒冷，再加上外在的环境又比较冷，于是你局部的皮肤受到了损害。当然这个定义要表明的另一个观点是冻疮并不仅仅只跟外在环境单方面有关，还与患者体质较差、不耐寒冷有关系。

冻疮好发于手、脚、耳朵等不同的部位，一般表现为红、肿、痛等症状，严重的时候还可能会出现水疱、溃烂，甚至可能会出现局部组织的坏死。有人说了，冻疮在我们当今社会中每年冬天还会出现吗？真的还有很多的人可能会生冻疮，不管是农村还是城市，比如说在城市中有室外作业的，天气寒冷，加上自己的体质又不耐寒，就极其容易长冻疮。本讲话题我们就针对冻疮给各位分享一些不同的家庭小妙招。

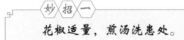

妙招一

花椒适量，煎汤洗患处。

首先讲解的第一个小妙招，使用到我们厨房当中的一味食材，叫作花椒。操作如下：用花椒适量煎汤，洗患处，每天洗的次数越多越好，不限次数。

为什么花椒可以治疗冻疮呢？大家即便不懂医的话，也会知道花椒最大的特点是具有温性。从中医角度说，花椒辛温，归脾经、胃经、肾经，具有温中止痛、杀虫止痒的作用，而此处我们用花椒适量煎汤来泡洗主要就是取其温中止痛的作用。

花　椒

性味归经：辛，温。归脾、胃、肾经。

功　　效：温中止痛，杀虫止痒。

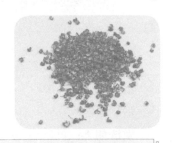

妙招二

> 茄子梗，辣椒梗，荆芥，各适量，煎汤擦洗患处。

给各位讲解的第二个小妙招，如果你身在农村，可以找到两样东西，一个叫茄子梗，一个叫辣椒梗。至于荆芥，可以直接去药房买。

具体做法如下：茄子梗、辣椒梗、荆芥，各适量，把这三样东西煎汤，每天数次来热洗冻疮的患处，比如洗手、晚上泡脚等都是可以的。

为什么这三味药同样可以治疗冻疮呢？茄子梗具有活血化瘀、散血止痛、利尿解毒的功效，在农村似乎显得没有太大用处，直接拔下来之后当柴烧了；辣椒梗具有祛除寒湿、散瘀止痛的功效，同样具有温性，就相当于刚才讲的第一个妙招用的花椒；荆芥具有解表散风、透疹消疮的作用，用荆芥第一取的是它的温性，第二还有解表散寒、消疮的功效。把这三味药放在一起煮水，要比第一个方法单用花椒的力量更强。

荆　芥

性味归经：辛，微温。归肺、肝经。

功　　效：祛风解表，透疹消疮，止血。

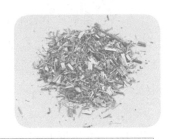

妙招三

> 焦盐水治疗冻疮。

给大家讲解的第三个小妙招，是用焦盐水治疗冻疮。

做法如下：把食盐适量放在锅里炒黑，炒黑之后放在盆里，然后用开水溶解就成了焦盐水汤。用焦盐水汤趁热洗冻疮的患处，洗手、泡脚都可以，每天同样是多次。

我们会发现有些人长冻疮时间长的话，局部有可能还会溃烂，甚至里边还有脓，这个时候焦盐水同样可以用，但是可能会稍稍有点疼痛。

为什么用焦盐水来清洗可以治疗冻疮呢？其实就是因为焦盐水有消炎活血、去腐生肌、收湿敛疮的功效，这个方法更加经济方便。

妙招四

桂枝煎汤清洗以及泡洗冻疮患处。

给各位讲解的第四个小妙招用到一味中药，叫作桂枝，这个方法就是用桂枝煎汤，治疗冻疮。

做法如下：可以买 60～90g 的桂枝，加适量的水煎煮成桂枝汤，水开 5～10 分钟就可以了。然后用桂枝汤来清洗或者泡洗冻疮的患处，同样是次数越多越好，如果说冻疮已经溃破，这个方法同样可以用。

为什么桂枝可以治疗冻疮呢？因为桂枝味辛、甘，性温，具有发散风寒、温通经脉的作用，所以对于冻疮会有不错的疗效。

桂　枝

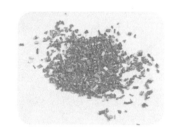

性味归经：辛、甘，温。归心、肺、膀胱经。

功　　效：发汗解肌，温通经脉，助阳化气。

妙招五

云南白药药粉外敷患冻疮的部位。

给各位讲解的第五个小妙招用到的是大家非常熟悉的云南白药。操作如下：用云南白药和白酒各适量，把云南白药药粉用白酒调成糊状，外敷在患冻疮的部位，外敷之后也可以用消毒的纱布包扎一下。如果局部已经破溃了怎么办呢？那就直接用云南白药外敷就可以，就不要用白酒了。

我们已经多次讲过了，云南白药具有活血消肿、止痛止血的功效，所以我们也可以用在治疗冻疮上。

云南白药

功　　效：化瘀止血，活血止痛，解毒消肿。

临床应用：用于跌打损伤，瘀血肿痛，吐血、咳血、便血、痔血、崩漏下血，手术出血，疮疡肿毒及软组织挫伤，闭合性骨折，支气管扩张及肺结核咳血，溃疡病出血，以及皮肤感染性疾病。

妙招六

煅瓦楞子粉末直接外敷在冻疮的患处。

给各位讲解的第六个小妙招，尤其是对于冻疮已经溃烂的人更实用，用到一味药，叫煅瓦楞子，药房中可以买到。

操作如下：煅瓦楞子适量，研成细末，直接外敷在冻疮的患处就可以了。如果说局部脓水比较多，可以多撒几次。

瓦楞子味咸、性平，具有消痰化瘀、软坚散结、制酸止痛的作用，用火煅后的药性就偏温了，它不仅仅可以止痛，还具有一定的收敛功效，所以治疗冻疮的效果会非常好。另外瓦楞子还有制酸止痛的作用，我们曾经讲过胃酸的治疗，治疗胃酸也可以用瓦楞子，我们也讲过一味药叫海螵蛸，我在临床当中治疗反酸烧心的病人，就经常会把这两味药放在一起使用。

煅瓦楞子

性味归经：咸，平。归肺、胃、肝经。

功　　效：消痰软坚，化瘀散结，制酸止痛。

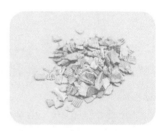

妙招七

冻疮部位消毒后用十滴水涂抹患处。

给各位讲解的第七个小妙招，是用十滴水，十滴水也可以治疗冻疮。

具体用法如下：先用75%的酒精，常规地把冻疮部位进行消毒，之后用无菌针头把冻疮的水疱刺破，刺破后挤出液体。再将十滴水的药液涂在患处，涂上之后可以再用一个无菌的纱布覆盖包扎。

这个方法不管冻疮是破了还是没破都可以用，我相信十滴水大家肯定不陌生，尤其是有孩子的家长对十滴水应该是太熟悉了，但是很多人往往只知道它能够通过口服来治疗一些相应的症状，其实十滴水的外用功效也是相当不错的。

十滴水的主要成分有樟脑、干姜、大黄、小茴香、肉桂、辣椒、桉油。十滴水的气味比较芳香，味道比较辛辣，如果你购买十滴水，说明书上会写具有健脾祛湿的作用，口服的时候主要用于治疗因中暑而引起的头晕恶心、腹痛、胃肠不适等，其实除此之外十滴水还可以外用。我在前面的篇章中也讲过用十滴水治疗痱子，我们可以再来复习一下：很多小孩在夏天长了痱子，这个时候可以用温水先把皮肤清洗一下，擦干之后用十滴水轻轻地涂抹，每天涂抹 1 ～ 2 次，当然你也可以用 10 ～ 30mL 的十滴水加入温水放在孩子的洗澡盆当中，给孩子进行洗浴。除了夏天可以用到十滴水治疗痱子，冬天我们还可以用十滴水来治疗或者缓解冻疮，比如说刚开始发现冻疮的时候，最简单的方法是先用温水将患处洗净擦干，再用十滴水来涂抹冻疮的患处，每天可以多次。

妙招八

生姜 15g，羊肉 50g，肉桂 6g，大枣 15 枚，炖汤，一天可以分 2 ～ 3 次喝汤吃肉。

接下来是一个食疗方法，我们在本讲的开篇就已经讲到，自己的抵抗力差、不耐寒凉的时候，就很容易生冻疮，所以在生活中可以通过食疗来提升自己的抗寒能力，这个食疗的方法就是生姜羊肉汤。

具体做法：生姜 15g、羊肉 50g、肉桂 6g、大枣 15 枚，把这四样东西每日一剂炖汤，一天可以分 2 ～ 3 次，喝汤吃肉，当然你也可以加上一些其他的佐料来调下口味。建议这个方法可以从立冬开始，每天或隔天服用一次，这个方法不仅仅可以预防冻疮，还可从根本上治疗手脚冰凉，所以那些没有冻疮但一到冬天就手脚冰凉的人也可以食用。

在这个方子中，生姜味辛，性温，是解表散寒的；肉桂大辛大热，可以散寒止痛、温通经脉；大枣是补中益气的；至于羊肉，也是性温的，在《增补食物本草备考》一书中对羊肉有详细的记载："羊肉，味甘，性热，无毒。补中益气，安心定惊，治虚乏汗出，益产妇，肥健人。"所以你看这个方子的整体目的只有一个，就是起到温中散寒的功效，这是从根本的角度给大家讲了一个如何让自己的手脚不发凉的方法，预防冬天生冻疮的可能性。

当然我也必须要提醒的是，生姜羊肉汤的性质温热，如果你吃了非常容易上火，那你就减少用量，比如说每天少喝点，或者 2 ～ 3 天吃一次。

生 姜

性味归经：辛，温。归肺、脾、胃经。

功　　效：解表散寒，温中止呕，温肺止咳。

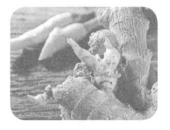

肉 桂

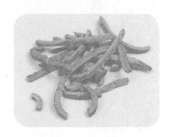

性味归经：辛、甘，大热。归肾、脾、心、肝经。

功　　效：补火助阳，散寒止痛，温经通脉，引
　　　　　火归原。

大 枣

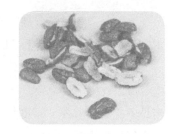

性味归经：甘，温。归脾、胃、心经。

功　　效：补中益气，养血安神。

最后再给各位温馨提示一下，冬天在室外锻炼或者是劳动的时候，要注意做好身体裸露部位的保暖工作，同时应该适量增加手脚的活动，以促进血液循环，不要总是站着。另外，穿鞋子不要过紧，否则会影响到局部血液的循环，反倒容易引发冻疮。还有就是如果能做到一年四季时不时地用冷水洗手、洗脸，在某种意义上也是可以增强身体的抗寒能力的。

好了各位，热爱生命的人不孤单，就让他们相遇在《中医祁谈》！本讲话题就到这里，我们下一讲再见！

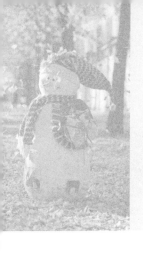

第四十六讲
手足皲裂该怎么办

大家好，我是祁营洲。这里是《一起发现中医之效：祁营洲家庭小妙招讲记》，本讲要给各位讲解的是手足皲裂该怎么办。

从医学角度来考虑，发生在手足部，以皮肤干燥、开裂为主要表现的皮肤病，统统可以称为手足皲裂，该病好发于手掌面、手指尖、手侧缘、足侧缘或足跟等处，多见于工人、农民、家庭妇女或鹅掌风患者，常发于秋末和冬季，至春暖时自愈，但亦有病程缠绵、经久不愈者。手足皲裂的主要临床症状有手足局部皮肤枯槁，缺乏弹性，并有长短、深浅不一的裂口，裂口深者多伴有出血、疼痛等症。

在中医看来，手足皲裂主要有两个原因。一是天气寒冷，人体血液流通缓慢，皮肤失于濡养，手足部皮肤弹力消失或减弱，变得干而脆，进而枯槁而裂；二是血虚也可以导致干裂，因为血虚的人，体内气血不旺，通常表现出面色淡白、面容憔悴、毛发枯萎，这都是由于血虚而导致气血循环不畅、皮肤失润的结果。

本讲话题我们就针对手足皲裂详细给大家讲解若干个不同的家庭小妙招。

> **妙招一**
>
> 维生素 E 胶丸涂患处治疗手足皲裂。

这第一个方法非常简单，就是用维生素 E 胶丸。使用方法：将维生素 E 胶丸用针扎一个眼儿，把油挤在患处涂抹，一个丸可用多次。每次洗手后涂抹，愈合后也要常抹，预防复发。

现代医学认为，维生素 E 能促进生殖，能促进性激素分泌，使男子精子活力和数量增加，也可以使女子雌性激素浓度增高，提高生育能力，预防流产等。在临床上常用维生素 E 治疗先兆流产和习惯性流产，另外对防治男性不育症也有一定帮助。其他功能方面，现代医学研究证明维生素 E 可以保护 T 淋巴细胞、红细胞，抗自由基氧化，抑制血小板聚集，从而降低心肌梗死和脑梗死的危险性。维生素 E 还对烧伤、冻伤、毛细血管出血、更年期综合征、美容等方面有一定的疗效。现代医学研究还发现维生素 E 可抑制眼睛晶状体内的脂质过氧化反应，使末梢血管扩张，改善血液循环。

因为我们的手脚处于四肢的末梢，用维生素 E 第一有了润滑的作用，第二可以促进末梢血管的扩张，改善局部的血液循环，最终可以来帮助治疗手足皲裂。

妙招二

蜂蜜涂抹患处治疗手足皲裂。

接下来的这个方法也很简单，就是用蜂蜜。具体使用方法：先用热水擦洗皲裂的手足部位，然后涂上蜂蜜，每天 2 ～ 3 次，连用几天便可缓解皲裂的疼痛，直至愈合。

中医认为，蜂蜜味甘、性平，可以归脾经、大肠经，具有很好的补中、润燥、止痛、解毒的作用。在《增补食物本草备考》一书中对蜂蜜也同样有详细的记载："蜂蜜，味甘，性平，无毒。和百药，解诸毒，安五脏，润肠胃，除心烦、饮食不下，治肠癖、肌痛、口疮。多食动湿伤脾，不可与生葱、莴苣同食。"

蜂蜜不仅可以内服，也可以外用，外用有很好的美容效果，对皮肤具有一定的修复作用。现代研究也发现，蜂蜜中富含葡萄糖、果糖、氨基酸、矿物质等，直接涂在冻裂的皮肤上，能为细胞提供养分，促使它们分裂、生长、愈合。

蜂　蜜

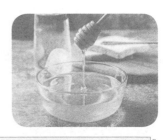

性味归经：甘，平。归脾、大肠经。

功　　效：补中，润燥，止痛，解毒。

妙招三

塑料袋套脚治疗脚部皲裂。

接下来这是一个民间方法，各位也可以尝试，主要可以针对脚部的皲裂。使用方法：每晚临睡前洗净双脚后，用薄塑料袋（食品袋最好）套在脚上再穿上袜子，起床后摘掉只用一周，足跟便可呈现柔软状态，不仅皲裂症状好了，而且脚也不干燥了。这个方法的原理就是因为塑料袋不透气，可以锁住水分，让脚部不干燥，逐渐就可以愈合了。

妙招四

食醋治疗手足皲裂。

接下来的这个方法是用醋。使用方法：每天早晚用食醋 250mL，加适量的开水，泡洗手脚 30 分钟，一般连续进行 7 ～ 8 次即愈。

这是我的一位老年患者提供给我的方法，他患手掌皲裂症，就连夏天双手裂口也不少，用了不少药均未见效，后来就是使用这个方法，10 天左右裂口就愈合了。

这个方法不分醋的颜色，不过越酸的醋应用之后止血效果会越好。中医认为醋味酸涩，能收敛止血，也有一定活血化瘀的作用，在《增补食物本草备考》一书中对醋也有详细的记载："醋，味酸，辛温，无毒。解鱼肉、瓜菜毒，杀邪气，散瘀血坚块、痈肿，敛咽疮，下气除烦。"

妙招五
红霉素软膏治疗手足皲裂。

接下来的这个方法是用红霉素软膏。具体使用方法：将红霉素软膏涂擦在手部或脚跟的裂口处，疼痛往往很快就能止住，局部的老皮逐渐就软化了，每天可以涂擦多次。

红霉素软膏属于西药中的抗生素类药物，临床中经常用于脓疱疮等化脓性皮肤病、小面积烧伤、溃疡面的感染和寻常痤疮。经过实践证明，外用治疗手足皲裂的效果也非常好。

妙招六
甘草白酒液治疗手足皲裂。

接下来的这个方法需要自己制作了，取名甘草白酒液。具体使用方法：取甘草20g，加上250mL白酒，浸泡24小时，即成甘草白酒液，用此涂擦皲裂部位，每天多次。

甘草，大家已经比较熟悉了，具有补脾益气、清热解毒、缓急止痛等作用，中医讲脾主肌肉，甘草可以补脾益气，补益了脾气也就能够加速皮肤的愈合。白酒也具有抗菌消炎的功效，所以此方大家也可以尝试使用。

甘 草

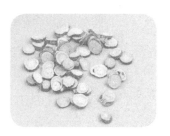

性味归经：甘，平。归心、肺、脾、胃经。

功　　效：补脾益气，祛痰止咳，缓急止痛，清热解毒，调和诸药。

本讲给大家讲解了若干个治疗手足皲裂的方法，有些患者是秋冬季节发病，有些患者不分季节，本讲所介绍的不管是中医的方法还是西医的方法，大家都可以酌情选择适合自己的方法使用。

好了各位，热爱生命的人不孤单，就让他们相遇在《中医祁谈》！本讲话题就到这里，我们下一讲再见！

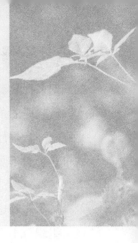

第四十七讲

足跟痛该怎么办

大家好，我是祁营洲。这里是《一起发现中医之效：祁营洲家庭小妙招讲记》，本讲要给各位讲解的是足跟痛该怎么办。

现代医学认为，跟骨底面由于慢性损伤引起的疼痛叫足跟痛，多是因为局部的退变、劳损、久站久行或者外伤而发病，同时足跟痛也往往与跟骨的滑囊炎、趾膜起点膜炎、跟下滑囊炎、跟骨下脂肪炎以及跟骨骨刺等有关。足跟痛是目前骨伤科的常见病，多见于 40 ～ 60 岁的中老年人，近年来也有年轻化的趋势。

很长一段时间内，很多人会认为足跟痛就是因为足跟长了骨刺引起的，但后来发现这是一个误解。我们来解释下什么叫骨刺，骨刺也叫骨质增生，是指在骨关节或脊柱所形成的骨性赘生物。骨质增生是骨关节生理退行性变化的过程，也就是说随着年龄的增长，每一个中老年人都有可能会出现骨质增生，所以才叫生理的退行性改变，这就相当于老人眼睛会老花一样，所以我们不能一概认为骨质增生就是一种疾病，因为骨质增生在中老年人群中是普遍存在的，不见得每一个人都会产生明显的症状。大家明白了这个解释之后就会知道了，只是在少数的中老年人身上出现，可能会因骨质增生产生了疼痛或者是活动不利，这个时候我们才应该去治疗。从这个角度来说，我们所认为的足跟痛并不见得一定是由骨刺所导致的，但骨质增生同样会产生疼痛，因为骨质增生的上方往往会有肌腱附着，在走路的时候肌腱就会被牵拉甚至被撕裂，这就是为什么骨质增生引起症状的病人坐着躺着时不是很痛，但是站着走路的时候就会很疼。明白了这些之后，我们就非常清楚了针对骨刺症状的治疗实际上就是去治筋，这是一个筋病的治疗，如果把筋病给治疗好了，骨刺的症状也就没有了。

再回到足跟痛上，真正的足跟痛究竟是什么原因呢？局部的病理变化是怎么回事？其实足跟痛主要是跟骨周围软组织因为慢性的劳损，产生了无菌性的炎症所引起的，这是一种无菌性的炎症，但导致这种无菌性炎症的根源倒有可能是骨质增生。

在具体治疗上，西医往往会局部注射激素，注射完激素后见效非常快，就是因为激素直接作用于炎症的部位，抑制了炎症的反应。但是在感受神经分布比较密集的局部来打激素针注射，疼痛感一般非常强烈，于是很多人接受不了这种治疗方法。

从中医的角度说，足跟痛属于筋病的范畴。中医认为筋跟两大脏器有关，一个是肝，一个是肾，因为中医说"肝主筋，肾主骨"，于是足跟痛在中医学当中的主要病机是肝肾不足，筋骨失养。因为肝肾不足了，所以筋骨失养，兼以长期的劳损或者外感邪气，最终导致局部经络阻滞、血不荣筋。从中医的治疗角度来说，不管是否具有了骨刺这种物理改变，我们在治疗的过程中只要能从筋伤的角度去改变局部经络组织血不荣筋的状态，那么足跟痛的问题就可以解决了。接下来我们针对足跟痛给各位详细讲解若干个家庭小妙招。

妙招一

醋煮夏枯草、旋覆花泡脚治疗足跟痛。

给各位讲解的第一个小妙招是一个小单方，用到两味药，夏枯草和旋覆花。操作如下：纯粮酿制的陈醋 1000mL，夏枯草和旋覆花各 30g，然后用醋来煮夏枯草和旋覆花，煎煮大概 15 ～ 20 分钟之后趁热外敷疼痛的局部，或者可以再兑些热水直接来泡脚，每次泡 15 ～ 20 分钟。

我们曾经多次讲过醋具有散瘀止血、解毒杀虫的作用，在《增补食物本草备考》一书中对醋也有详细的记载："醋，味酸，辛温，无毒。解鱼肉、瓜菜毒，杀邪气，散瘀血坚块、痈肿，敛咽疮，下气除烦。"因为醋是酸味的，中医讲酸是入肝的，刚才咱们也解释了肝主筋，所以也可以单纯用醋来治疗骨质增生，稍后我会把单纯用醋的治疗方法单列出来再给大家详细来讲。

夏枯草具有清肝泻火明目、散结消肿的作用，我们此处用夏枯草就是取其散结消肿和清热的作用；旋覆花味苦、辛、咸，具有降气消痰、行水止呕的作用。似乎按照中药学当中这个对于旋覆花的定义，它并没有治疗筋伤的功效。其实，我们曾经讲过的名医张锡纯曾经用旋覆花来治疗筋伤，效果非常好。张先生在《医学衷中参西录》当中谈到了接筋，他就是用旋覆花来接筋的。

书中的原文说："方用旋覆花细末五六钱，加白蔗糖两钱，和水半茶杯同熬成膏，透冷，加麝香少许。无麝香亦可。摊布上，缠伤处，至旬日将药揭下。筋之两端皆长一个小疙瘩。再换药一贴，其两端即连为一，而其断者续已。"

我给大家解释一下，张先生用的语言依然还是半文言体，或者我们称之为"民国体"。他说先用旋覆花五六钱打成细末，再加上蔗糖，然后用水把它熬成膏。把这个膏放冷之后加入麝香少许，如果没有麝香的话也可以。你看人家写得多么详细。然后把这个膏摊在布上缠伤处，到第二天的时候将药揭下，就会发现筋之两端皆长一个小疙瘩，再换药一贴，两个疙瘩就连起来了，断的地方也就接上了。

　　这个讲完后大家就可以明白了，张先生认为旋覆花外用可以续筋，我就是受到了这样的启发，后来发现在临床当中用醋来煎煮之后外敷足跟痛的地方，尤其是对于骨质增生、有骨刺的效果会更好。这是一个外用的方法，此处我们是给改良升级了，变成了用醋煎煮夏枯草和旋覆花，供各位来使用。

醋

性味归经：酸、苦，温。归肝、胃经。

功　　效：散瘀，止血，解毒，杀虫。

夏枯草

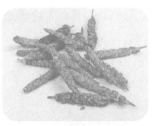

性味归经：苦、辛，寒。归肝、胆经。

功　　效：清热泻火，明目，散结消肿。

旋覆花

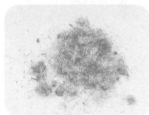

性味归经：苦、辛、咸，微温。归肺、胃经。

功　　效：降气化痰，降逆止呕。

妙招二

> 醋适量，煎煮泡脚。

　　通过刚才讲的第一个小妙招，我们也留下一个小的悬念，这个悬念就是用单纯的一味醋也可以治疗轻症的足跟痛或者骨刺，具体的方法就是用一定量的醋煎煮之后泡脚，或者是直接外敷。

　　至于用醋煎煮泡脚为什么会起作用，刚才咱们从中医的角度已经解释了，我说醋的味道是酸的可以入肝，肝是主筋的。现在我们也可以从西医的角度再解释一下，这个方法一方面通过温热刺激来改善足跟深处的血液循环，起到止痛消炎的作用；另外一方面醋的主要成分是醋酸，它可以消除足跟深处的无菌性炎症，这其实和很多医院使用的醋酸电离子导入的理疗方法是同样的道理。但这个方法相对来说比我刚才讲解的第一个小妙招力量要弱，就看大家足跟痛以及长骨刺的情况的严重程度了。

妙招〈三〉

川芎适量，研成细末，缝成布袋，放在鞋中。

给各位要讲解的第三个小妙招，用到一味中药叫作川芎，我把它叫作川芎外用治疗足跟痛。做法如下：买适量的川芎，研为细末，分装在用薄布缝成的小布袋里，每一个布袋里面放上 8 ～ 10g 的川芎粉。取其中的一个放在鞋里足跟能踩到的地方，也可以先放在足跟部再穿上袜子，然后正常走路就可以了。一个布袋可以用 7 ～ 10 天，然后再换下一个，直到疼痛感彻底消失为止。

这是个非常方便的外用方法，别人看不见的。中医讲"不通则痛"，治疗足跟痛就是要让局部的气血流通起来，而中医认为川芎是善于活血行气、祛风止痛的，于是活血之后血流畅通了，气血通顺了，疼痛自然就消失了，这也就是血活则瘀滞除，风活气血通，闭阻消失。

川 芎

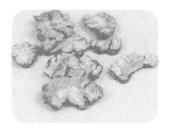

性味归经：辛，温。归肝、胆、心包经。

功　　效：活血行气，祛风止痛。

妙招〈四〉

吴茱萸、五味子，各等份，研成细末外用。

还有一个相似的方法，可以去药店买另外的两味药，吴茱萸和五味子。操作如下：吴茱萸、五味子各等份适量，打成细粉混匀分装在小布袋里，每个布袋里面同样装 8 ～ 10g，取其中的一个放在鞋内足跟能踩到的地方，正常走路就行了。一个布袋用 2 ～ 3 天就行了，因为它的挥发性不如川芎的挥发性好，用 2 ～ 3 天就应该换了。同样这个方子不分疗程，可以长期使用，直至疼痛彻底消失为止。

为什么用这两味药呢？其实吴茱萸就是一味内服外用都非常好的药，我们在前面的篇章中也多次讲到，吴茱萸历来被认为是一个止痛的良药，在古代据说还曾是贡品。从中药药性角度说，吴茱萸味辛、苦，性热，具有散寒止痛、降逆止呕、助阳止泻的功效。另一味药是五味子，味酸、甘，性温，具有收敛固涩、益气生津、补肾宁心的作用，也就是说五味子除了酸味之外，还起到了刚才咱们所说的醋的作用，因为味酸入肝，同时五味子还具有一定的补肾作用，刚才咱们讲"肝主筋，肾主骨"，所以这是一箭双雕。

因为这两味药都是偏温的，所以把吴茱萸和五味子放在一起打成细粉外用，尤其适合受寒引起的足跟痛。

吴茱萸

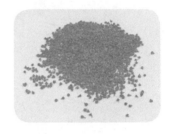

性味归经：辛、苦，热。有小毒。归肝、脾、胃、肾经。

功　　效：散寒止痛，降逆止呕，助阳止泻。

五味子

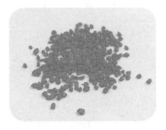

性味归经：酸、甘，温。归肺、心、肾经。

功　　效：收敛固涩，益气生津，补肾宁心。

妙招五

> 生白芍、炒白芍、生赤芍、炒赤芍、生甘草、炙甘草各30克，水煎服。

最后给各位讲解的第五个小妙招是一个内服的方法，咱们既然讲了"肝主筋，肾主骨"，说明足跟痛与体内五脏六腑的失调有关系，所以在使用了以上四个不同的外用方法之外，你还可以采用内服的方法。

方法如下：生白芍、炒白芍、生赤芍、炒赤芍、生甘草、炙甘草各30g，水煎之后分2～3次服用。这个方子具有养血活血、缓急止痛的功效。

这个方子是我踩在前人肩膀上的一个拓展，来自于东汉名医张仲景，他在《伤寒论》当中给后人留下了一首非常简单的名方，叫芍药甘草汤，在原方当中就用到两味药，白芍和甘草，现在我只是把芍药甘草汤又进行了一个拓展而已。芍药是甘寒的，可养血敛阴、柔肝止痛；甘草是甘温的，可以健脾益气、缓急止痛。甘草和芍药相配伍，可以酸甘化阴、调和肝脾，起到柔筋止痛的功效。

生白芍、炒白芍

性味归经：苦、酸，微寒。归肝、脾经。

功　　效：养血敛阴，柔肝止痛，平抑肝阳。

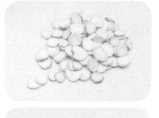

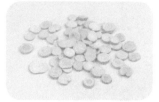

生赤芍

性味归经：苦、酸，微寒。归肝、脾经。

功　　效：清热凉血，活血散瘀，清泄肝火。

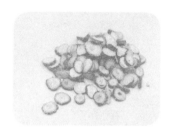

生甘草、炙甘草

性味归经：甘，平。归心、肺、脾、胃经。

功　　效：补脾益气，祛痰止咳，缓急止痛，清
　　　　　热解毒，调和诸药。

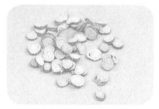

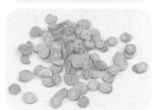

　　在本讲话题当中，我们是针对足跟痛给各位详细讲解了五个不同的家庭小妙招，但必须还要提醒的是，足跟痛并不是一朝一夕形成的，所以在治疗的过程中也不要操之过急，一定要细水长流，要有耐心地治疗。清代名医陈士铎有一句话说得非常好："盖病之成原非一日，则病之愈岂非一朝。"就是说疾病并不是一天就形成的，所以要想把病给治愈岂是一朝一夕所能够达到的？

　　好了各位，热爱生命的人不孤单，就让他们相遇在《中医祁谈》！本讲话题就到这里，我们下一讲再见！

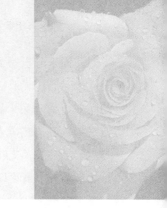

第四十八讲
产后恶露不净该怎么办

大家好，我是祁营洲。这里是《一起发现中医之效：祁营洲家庭小妙招讲记》，本讲要给各位讲解的是产后恶露不净该怎么办。

每个女人产后都要经历一个特殊时期，就是恶露排出期。"恶露"这个词听起来有点可怕，其实是一种产后的正常生理现象。妇女分娩或流产后，由于子宫肌肉收缩和细胞自体分解，阴道内可陆续排出少量暗红色的液体，即恶露。从具体的成分看，恶露为宫腔内积血、坏死的胎膜组织和宫颈黏液等。正常恶露有血腥味，产后3～4天内为红色，量多，含有较多的血液、血块及坏死的胎膜等，以后逐渐变为淡红色，在产后2周左右逐渐变为黄色。一般产后3周恶露应净，如果超过3周仍淋沥不止者，叫作恶露不绝。恶露不绝者多伴有腰痛、小腹下坠胀急等症状，有时可引起产后感染、晕厥等严重后果，甚至还可以诱发大出血休克，因此不可轻视。

从中医的角度说，恶露不净的原因大体可以分为气虚、血热和血瘀。接下来我们就一一来进行讲解并分享不同的家庭小妙招。

妙招一

针对气虚型恶露不净，黄芪20g，党参20g，艾叶炭10g，芦根15g，水煎服。

中医认为气能摄血，如果气不足，血就会像脱了缰的野马，不受控制，随意妄行。而女人在生产时是要大量耗气伤血的，如果产后调养不当，比如吃了太多油腻的食物，或者操劳过早，损伤了脾气，则很容易气虚。所以气虚往往是造成产妇恶露不净的一个重要原因，这类患者除了恶露过期不止，还有一个特点就是量多、色淡、质稀、无臭味，并常伴有小腹空坠、面色苍白、头晕目眩、少气懒言、神疲乏力、嗜睡甚至晕厥等症状。

按照中医的治病原则，"虚则补之，实则泻之"，所以气虚型恶露不净患者当以补气为主，气足了才能固摄血液。针对这种情况，给大家分享的是一个小方子，取黄芪20g，党参20g，艾叶炭10g，芦根15g，水煎服，一天分2～3次喝完。

我们来分析一下这个方子，黄芪味甘，性微温，具有补气健脾、升阳举陷、益卫固表、利尿消肿、托毒生肌等功效；党参味甘，性平，具有补中益气、生津养血的功效；艾叶炭味苦、辛，性温，具有温经止血、散寒调经的作用；芦根味甘，性稍寒，具有清热泻火、生津止渴、除烦止呕的作用。所以这个小方子中的黄芪和党参主要是补气，艾叶炭来止血，芦根来反佐方子的温性，同时还有除烦止呕的作用，总之这个方子虽然只有四味药，但可谓补气、摄血、止血同步进行。

黄 芪

性味归经：甘，微温。归脾、肺经。

功　　效：补气健脾，升阳举陷，益卫固表，利尿消肿，托毒生肌。

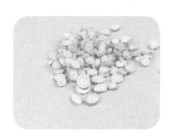

党 参

性味归经：甘，平。归脾、肺经。

功　　效：补脾肺气，补血，生津。

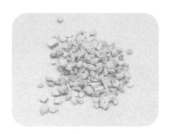

艾叶炭

性味归经：辛、苦，温。有小毒。归肝、脾、肾经。

功　　效：温经止血，散寒调经。

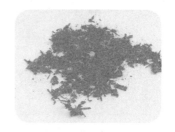

芦 根

性味归经：甘，寒。归肺、胃经。

功　　效：清热泻火，生津止渴，除烦，止呕，利尿。

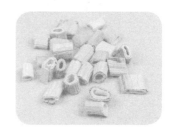

针对血热型恶露不净，用藕汁芦根饮。

《景岳全书》说："产后气血俱去，诚多虚证，然有虚者，有不虚者，有全实者，凡此三者，但当随证随人，辨其虚实，以常法治疗。"所以除了气虚，造成恶露不净的还有两种情况，也就是血热和血瘀。

血热型恶露不净多因产妇身体素来阴虚，或产后经不住水煮鱼、麻辣香锅、羊肉串等辛辣温燥之物的诱惑，或情绪不佳导致肝气郁结，郁而化火，迫血妄行所致。此类患者一般恶露的量较多、色深红、质稠黏、有臭气，并伴有面色潮红、口燥咽干、失眠多梦等症状。

针对这种血热型的恶露不净，给大家分享的是一个代茶饮方子，具体做法：取鲜藕 1000g，芦根 15g，水煎代茶饮，加入白糖适量调味，当饮料日常饮用。

鲜藕具有清热生津、凉血止血、散瘀血的作用，由于一般情况下大多人认为藕是性寒之品，为了避免寒凝血瘀，都不太敢给产妇食用，其实这种担心完全是多余的，因为藕虽属寒凉之物，却有一个重要功效，就是散瘀，这就使它与其他生冷之物有了本质上的区别。所以，藕不但不在产妇的忌食之列，相反还常被拿来治疗产妇血瘀、血热、虚渴、烦热等症。在《增补食物本草备考》一书中对藕也同样有详细的记载："藕，味甘，性微寒，无毒。伏硫黄，杀疫气，解蟹毒。开胃醒酒，散血、止烦渴。生食多令冷中；蒸熟食补五脏；同蜜食，令腹脏肥，不生虫。《物类相感志》云：少和盐食，益人齿；同油、米、面、果食无渣。产妇忌生冷，唯藕不忌，以其能散血也。"

芦根的作用我们刚才已经讲过了，具有清热泻火、生津止渴、除烦止呕的作用。同时这两味药再与具有一定润肺生津、补中益气作用的白糖同用，不但有清热生津、凉血止血之功，而且味道清甜可口，也成了非常好的一道饮品。

藕

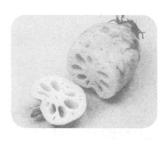

性味归经：甘、凉。归肝、肺、胃经。

功　　效：生用清热生津，凉血止血，散瘀血。
　　　　　　熟用微温，能补益脾胃，止泻，益血，生肌。

妙招三

针对血瘀型恶露不净，用生化汤治疗。

接下来将要讲解的是血瘀型恶露不净，这多半与产后调理不当有关，因为女人产后，胞脉是空虚的，这时候起居稍有不慎，比如恣意吹空调、淋雨、穿衣不注意保暖等，寒邪就会乘虚而入，然后血被寒凝，使得血不归经而引起恶露淋漓不净。此外，产后情绪不佳，导致气滞血瘀也是引起此类恶露不净的一个重要原因。与前两种类型相比，血瘀型患者的恶露量比较少，颜色比较暗，还夹有血块，并且小腹胀痛，怕按。

对于血瘀型的恶露不净，治疗法则就要以活血化瘀为主了，推荐给大家的方法是来自妇科名医傅青主的一张名方——生化汤。

傅青主创立了很多女科的名方，今天我们着重讲一首在当下已经非常流行的方子——生化汤，这张方子被称为"产后第一方"，就是针对产后小腹疼痛、恶露不净的，目前在民间甚至有人不辨证型自行购买生化汤在产后自主服用，其实这种做法是不妥的，因为生化汤主要针对血瘀型的恶露不净。

生化汤之所以如此流行，源于其乃产后腹中瘀血恶露不尽之神方，原方中是用当归、川芎、桃仁、炮姜、炙甘草这五味药，用黄酒、童便各半煎服。这是傅青主的原方服用方法，但目前用黄酒、童便来煎服不太现实，所以对于生化汤，我个人的推荐服用方法是：当归 30g，川芎 10g，桃仁 10g，炮姜 10g，炙甘草 10g，水煎服，分 2 ~ 3 次服完，在此毫无保留地给各位分享了具体参考用量。

本方针对的是三个要点：血虚、寒凝、瘀阻。对于血虚、寒凝、瘀阻，有三个途径：一是要补血，二是要活血化瘀，三是要温中散寒。于是该方的用药就相当精妙了，重用当归来补血活血，化瘀生新；然后用川芎、桃仁活血行气化瘀，这三味药共同来解决虚和瘀的问题；用炮姜温经散寒止痛来解决寒的问题；用炙甘草来调和诸药。另外在傅青主的年代，原方中还加入了黄酒和童便，黄酒性温，童便性凉，二者同用具有调阴阳的作用，同时黄酒性温可以助炮姜的药力，童便性凉可以益阴化瘀，并有引败血下行的功效。但在今天的处方当中，童便和黄酒都基本不用了，直接用水煎服了。总之产后血虚本来应该去补，但是瘀血不去，新血不生，所以治疗应该养血化瘀，让新血生、瘀血化，所以叫生化汤。

在《傅青主女科》的原著中，本方被傅青主称为"血块圣药"，用于治疗产后瘀血所致的腹痛，但一定要以恶露不行、小腹冷痛或刺痛、舌质淡、苔薄白、脉细涩等为主要表现。所以并非所有产后恶露不绝者都可以用本方，如果是产后血热而有瘀滞，比如患者发热明显，恶露黏稠，腥臭异常，伴随口渴、便秘、尿黄、舌红苔黄等一派热象者都不适合服用。

所以很多人盲目听信传言或者是药店的广告，或者是某位大师的忽悠而不加诊断辨证自行购买服用，在我看来是不可取的，任何一张名方也都有它的适应证候，岂能一概而论？另外用药除了药量之外，在临床当中经常会根据病人的具体情况在本方的基础之上加减变化，临床应用也并不限于恶露，比如产后子宫复旧不良、产后子宫收缩疼痛、人流后出血不止、子宫肌瘤、子宫内膜异位症等在病机上符合虚、寒、瘀者都可灵活使用。

另外，除了不见得所有的产妇都适合生化汤之外，傅青主也在原著中提到了产后是不能一味大补的，现在很多人产后是各种营养品全上，傅青主认为产后体虚、饮食不节往往会伤及脾胃，受这个启发，在临床当中我也经常会告诫那些产妇病人们，这养身体就像给炉子添火，你刚点火，用点草枝树叶就可以慢慢把火燃旺，可你一下子塞进大量木柴，你想想会怎么样？这叫欲速则不达，你想要暴饮暴食来进补，身体消化不过来，反而会伤了脾胃元气，倒不如还是以粗茶淡饭为开始，适度增加营养，养护肠胃细水长流，这才是产后身心恢复之道。试问在当下社会，有几个产妇是营养不良的？在傅青主所处的物质相对匮乏的古代尚且如此，更何况是现在呢？所以大家不要一味地在产后大量进补，结果可能适得其反。

当 归

性味归经：甘、辛，温。归肝、心、脾经。
功　　效：补血调经，活血止痛，润肠通便。

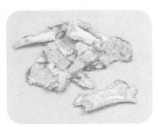

川 芎

性味归经：辛，温。归肝、胆、心包经。
功　　效：活血行气，祛风止痛。

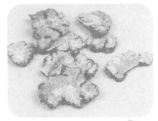

桃 仁

性味归经：苦、甘，平。有小毒。归心、肝、大肠经。
功　　效：活血祛瘀，润肠通便，止咳平喘。

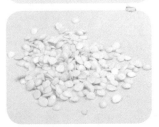

炮 姜

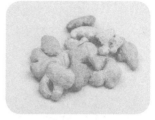

性味归经：苦、涩，温。归脾、肝经。

功　　效：温经止血，温中止痛

炙甘草

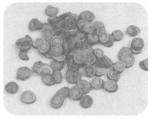

性味归经：甘，平。归心、肺、脾、胃经。

功　　效：补脾益气，祛痰止咳，缓急止痛，清
　　　　　热解毒，调和诸药。

　　本讲话题重点给大家讲解如何治疗产后的恶露不净，中国有句古话："与其病后能求药，不若病前能自防。"防病总是大于治病的，女人新产过后，身体还很虚弱，这时候如果能多加注意，不过分进补，不过分操劳，起居谨慎，避免着凉，保持心情舒畅，那么恶露不净自然会离你远远的。

　　好了各位，热爱生命的人不孤单，就让他们相遇在《中医祁谈》！本讲话题就到这里，我们下一讲再见！

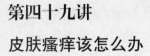

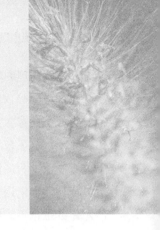

第四十九讲
皮肤瘙痒该怎么办

大家好，我是祁营洲。这里是《一起发现中医之效：祁营洲家庭小妙招讲记》，本讲要给各位讲解的是皮肤瘙痒该怎么办。

皮肤瘙痒严格来说不能算是一种病，只能说是一种症状，所以医学上把它叫作皮肤瘙痒症。在临床当中本病可分为全身性瘙痒和局限性瘙痒，好发于中老年人，冬季多发。全身性的瘙痒，往往是最初瘙痒依然仅限于一处，进而逐渐扩展至身体大部分或者是全身，瘙痒也是时发时止，同时以夜间为甚。局限性瘙痒，就是多局限在局部出现的瘙痒症状而已。

从中医的角度来考虑，中医把皮肤瘙痒又称为风瘙痒，或者把它叫作风痒或痒风。关于发病的病因病机，中医认为它是湿热蕴阻肌肤，导致风热或者是血热不得宣泄，或者是血虚肝旺，生风生燥，最终导致肌肤失养而出现了皮肤瘙痒。

本讲话题我们就是要站在家庭防病治病的角度给各位详细讲解一些不同的小妙招。

荆芥穗研末外擦治疗皮肤瘙痒症。

给各位分享的第一个小妙招用到一味药叫荆芥穗，把荆芥穗研末外搽可治疗皮肤瘙痒症。荆芥穗在中药店当中都可以买得着，提醒一下，大家去中药店买荆芥的时候，能买到全荆芥以及荆芥穗两种不同的药材，此处我们用的是荆芥穗。

具体方法如下：荆芥穗适量打成粉，也就是研成细末，然后装在用白布缝成的小布袋里备用，布袋最好薄一点。皮肤上哪个地方痒就擦哪个地方，也就是用布袋去擦皮肤痒的地方，不分次数和时间，只要痒了擦就可以了。这个方法不仅简单明快，效果往往也是立竿见影，很多时候擦上不一会儿，马上就能缓解症状。

刚才我讲了荆芥穗在中药店里都有卖的，基本上也没有什么假药，只有新和陈的区别。如果你能买来新鲜的荆芥穗是最好不过，因为荆芥穗有一定的挥发性，存放时间太久的话药性有一部分可能就挥发掉了。

　　从中药药理的角度说，荆芥穗味辛、性微温，具有祛风解表、透疹消疮的作用，这味药能够去除皮里膜外及血中的风邪，所以用荆芥穗对于皮肤瘙痒症、荨麻疹等都有很好的治疗效果。在这里我再点一下荨麻疹这个词，荨麻疹就是我们常说的风团、风疙瘩、风疹块等，是一种常见的皮肤病。急性荨麻疹往往起病比较急，皮损常突然发生，为局限性大小不等的风团，皮损大多可以持续半个小时，甚至数小时后可能自然会消退，病人会感觉到瘙痒甚至是剧烈的瘙痒，并伴有一些灼热感，它的发作部位也不确定，可以是全身出现，也可以是局部发作。慢性荨麻疹是风团的反复发生，时多时少，病程往往会持续很长时间，比如说两个月以上者我们就把它称为慢性荨麻疹。我们讲的这个用荆芥穗的方法，不管对于急性荨麻疹还是慢性荨麻疹都是可以用的，方便简单。

　　我必须要提醒的是，这个方法只能止痒，不能够去除病因。从中医专业的角度来说，皮肤上的问题往往是"有其外必有其内"。为什么皮肤上会发生瘙痒的情况呢？这往往跟体内五脏六腑的失调有关系，所以你要想去治本的话，最好是找专业的大夫看诊来辨证论治，此处我们所讲的方法是仅针对这个瘙痒的症状来治疗的。

荆芥穗

性味归经：辛，微温。归肺、肝经。

功　　效：祛风解表，透疹消疮。

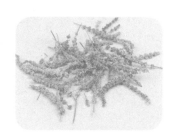

妙招二

用橘皮（刚剥好的较好）的内面擦拭治疗瘙痒症。

　　给各位分享的第二个小妙招也非常方便快捷，就看你是否是在适当的季节。具体操作如下：用我们当季常见的橘子皮，如果是刚剥下来的橘子皮就更好了。用橘子皮的内面来擦拭瘙痒部位的皮肤，可以很快消除瘙痒的症状，这个方法往往也是立竿见影，而且没有副作用。

　　我们去药房都买过陈皮，陈皮大致上说就是放的时间陈久的橘皮，在中药中，陈皮味苦、辛，性温，具有理气健脾、燥湿化痰的作用，在临床中陈皮往往是内服的，就是作汤剂来用，但橘子皮外用却有很好的止痒作用，这点大家要学会。

陈 皮

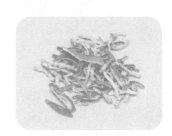

性味归经：辛、苦，温。归肺、脾经。

功　　效：理气健脾，燥湿化痰。

妙招三

苦冰酊剂擦拭患处治疗瘙痒。

给各位讲解的第三个小妙招叫作苦冰酊，中医中有丸剂、散剂、酊剂、膏剂等不同的剂型，简单地讲，酊剂就是用酒精泡出来的药。苦冰酊具体用了两味药，苦参和冰片。

具体操作如下：苦参10g、冰片3g，把这两味药泡在100mL的75%酒精当中，浸泡两天直到整个药液色黄透明即可使用。建议经常出现皮肤瘙痒的人应该提前备好放在家里。使用的时候用棉签蘸取苦冰酊，直接涂抹在患处就可以了，每天可以视情况涂抹数次。

这个方法并不局限于皮肤瘙痒，比如说像异位性皮炎、蚊虫叮咬，甚至是肛门瘙痒等多种疾病引起的瘙痒，只要没有皮肤的破损都可以用，因为这个药里有酒精，如果皮肤有破损的话，抹上去是比较疼的。

我们来分析一下这两味药：苦参味苦、性寒，具有清热燥湿、杀虫止痒、利尿的作用；冰片味辛、苦，性微寒，是清香宣散的，具有清热止痛、开窍醒神、清热散毒、消肿生肌、明目退翳的功效。我们在前面的篇章中也多次提到冰片，此处用冰片，用到的就是它的清香宣散，因为中医认为痒往往跟风有关，这个时候用冰片可以把风邪宣散出去，另外它还有清热散毒的作用。最后，我们是把这两味药放在酒精当中了，酒精大家都非常熟悉，具有消毒的作用，所以最终做成的酊剂具有不错的治疗效果。

苦 参

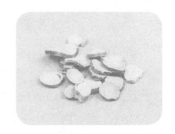

性味归经：苦，寒。归心、肝、胃、大肠、膀胱经。

功　　效：清热燥湿，杀虫，利尿。

冰 片

性味归经：辛、苦，微寒。归心、脾、肺经。

功　　效：开窍醒神，清热止痛，清热解毒，消
　　　　　肿生肌，明目退翳。

 妙招四

扑尔敏外用治皮肤瘙痒。

要给各位讲解的第四个小妙招，用到了一个西药扑尔敏，这个药外用比单纯内服的效果好。扑尔敏的学名是马来酸氯苯那敏片，是一个白色片剂，适用于皮肤过敏症，比如说像荨麻疹、湿疹、药疹、皮肤瘙痒、神经性皮炎、蚊虫叮咬、日光性皮炎等，也可用于过敏性鼻炎、药物及食物的过敏等不同情况。总之，扑尔敏对于很多人来说，是一个抗过敏药。

那现在我们该如何使用扑尔敏外用来治疗皮肤瘙痒呢？操作如下：把扑尔敏研成粉末，按10片扑尔敏兑5mL的水来进行配制之后就可以使用了。用棉签或者是棉棒蘸配制好的药液，涂抹皮肤瘙痒处就可以了，同样视情况可以涂抹数次。这个方法并不仅仅可以治疗皮肤瘙痒，对于小儿的蚊虫叮咬，咬完之后皮肤红、肿、疼，这个方法也非常好。

只要疗效好，西药同样可以为我们所用，我曾经给大家讲过，我虽然是中医大夫，但是从来不排斥西医，不仅仅不排斥西医，也不排斥任何的其他医学，西医也可以为中医所用。

妙招五

三子方治疗皮肤瘙痒。

给大家讲解的第五个小妙招，应该说是踩在前辈的肩膀上给各位来分享的，所以我们要非常感谢先师前辈们留下来的非常宝贵的经验。这个经验是叶新清老前辈留下来的一个治疗皮肤瘙痒的小偏方，是叶老的弟子沈绍功先生整理并公布于众的。我们来看一下叶老治疗皮肤瘙痒的时候，有一个小绝招用到三子，哪三子呢？蛇床子、地肤子、苍耳子，这三味药在药店当中都可以买得着。

沈先生介绍自己的先师叶新清留下的治疗皮肤瘙痒的经验方时说："皮肤瘙痒症常常得之于湿热内蕴，外不能通达，内不得疏泄，郁于皮毛腠理之间，发有丘疹，奇痒难忍，渗出黄水，时有痛感。"什么意思呢？就是说我们的皮肤是人体的内脏与外

界之间进行沟通和交流的一道屏障，就相当于一道篱笆，这个时候如果"外不能通达、内不得疏泄"，病邪就会郁于皮毛腠理之间，于是最终出现了皮肤瘙痒的症状。

治疗时具体的做法如下：如果是内服，这三味药各 10g 水煎服，一天 2～3 次。如果是外用，这三味药各 15g，同时也可以再加上一味黄柏 20g，把这四味药放在一起煮水或者是打粉来外用，即煮水外洗或打粉外涂。

我们来分析一下这几味药，蛇床子具有燥湿祛风、杀虫止痒、温肾壮阳的作用，这味药在男科疾病的治疗上也会经常使用，同时在皮科经常会用来燥湿祛风、杀虫止痒。地肤子具有利尿通淋、清热利湿、止痒的作用，也就是说地肤子本身也是可以止痒的。苍耳子具有通窍止痒、发散风寒、祛湿止痛的功效。大家会发现这三味药就是一环扣一环，力量不断增强。沈老先生说："凡是皮肤瘙痒，务以三子内服外洗，确可祛风止痒。"什么意思？也就是说不管什么类型的皮肤瘙痒，这三子既可以内服也可以外洗。

我本人在临床中也经常会用这三味药，内服或外用。给大家举一个例子，比如说妇科的阴道炎、下部的瘙痒等，我会开这几味药让患者水煎之后外洗，效果也非常好。有时我也会再加一味黄柏，因为黄柏味苦、性寒，具有清热燥湿、泻火解毒、除骨蒸的功效，也就是说黄柏本身就具有清热燥湿的功效，既然清热燥湿，它就具有了一定的止痒效果。

蛇床子
性味归经：辛、苦，温。有小毒。归肾经。
功　　效：杀虫止痒，燥湿祛风，温肾壮阳。
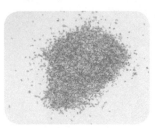

地肤子
性味归经：辛、苦，寒。归肾、膀胱经。
功　　效：利尿通淋，清热利湿，止痒。
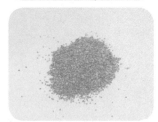

苍耳子
性味归经：辛、苦，温；有毒。归肺经。
功　　效：发散风寒，通鼻窍，祛风湿，止痛。
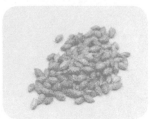

黄 柏

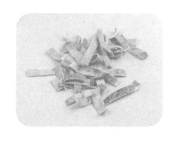

性味归经：苦，寒。归肾、膀胱、大肠经。

功　　效：清热燥湿，泻火解毒，除骨蒸。

本讲话题我们主要讲解的是皮肤瘙痒，一开篇我也说了皮肤瘙痒并不是一种病，只能说是一种症状，它是多种疾病所导致的一个症状，我们以上所讲的方法是站在家庭救急的角度来去除皮肤瘙痒的症状，但如同刚才我所分析过的，有诸外必有其内，究竟是什么原因所导致的皮肤瘙痒，就需要找医生具体看诊了。

好了各位，热爱生命的人不孤单，就让他们相遇在《中医祁谈》！本讲话题就到这里，我们下一讲再见！

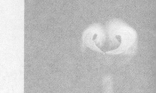

第五十讲

阴囊潮湿或阴囊湿疹该怎么办

大家好，我是祁营洲。这里是《一起发现中医之效：祁营洲家庭小妙招讲记》，本讲要给各位讲解的是阴囊潮湿或阴囊湿疹该怎么办。

男性的阴囊具有一定的舒缩功能，局部皮肤中有大量的汗腺，可以调节局部的温度，如果阴囊分泌出的汗液不能及时散发，局部温度升高，汗液分泌增加，这时就会感到阴囊潮湿了。再进一步发展，长期多汗潮湿的阴囊就很容易发生阴囊湿疹等病症，得了阴囊湿疹，会出现痛苦难耐的"痒"，越痒越抓，越抓越痒，同时局部皮肤越受伤变厚，湿疹就会越重，湿疹越重也就越痒，反反复复就形成了恶性循环。

由于现在的"久坐族"增多，故而阴囊潮湿、阴囊湿疹便成了男性的多发病、常见病，同时中医认为这大多跟肝经湿热有关，多由外感湿热之邪，或嗜酒，过食肥甘辛辣，湿邪内生，郁久化热所致；或脾胃运化失常，湿浊内生，蕴而化热，阻遏肝胆气机疏泄而成。临床主要表现为湿热上冲的口苦、咽干、眼红、严重时黄疸，而当湿热下注时，则会有下阴潮湿、瘙痒，女性白带增多等情况。

为什么肝经湿热下注的时候，往往会损害男女的生殖器部位呢？从经络循行的角度来说，足厥阴肝经的循行路线是"绕阴器"的，所以往往会表现为生殖器部位的病变。本讲话题我们就针对男性的阴囊潮湿或阴囊湿疹给大家讲解若干个家庭小妙招。

滑石粉外用治疗阴囊潮湿。

给大家分享的第一个小妙招用到一味药——滑石粉，在中药店都可以买到。操作方法：取滑石粉适量，外用涂搽于潮湿的地方就可以了，每天 3 ～ 5 次，或视情况多次使用。

滑石从中药的药性角度说，具有利尿通淋、清热解毒、收湿敛疮的功效，既可以内服也可以外用，我们此处是用滑石粉来外用达到清热、收湿的效果。

滑 石

性味归经：甘、淡、寒。归膀胱、肺、胃经。

功　　效：利尿通淋，清热解毒，收湿敛疮。

妙招二

苍术30g，马勃15g，共研细粉，外用治疗阴囊潮湿以及阴囊湿疹。

接下来要讲解的第二个方法，力量要比单纯的滑石粉更强大。方法如下：苍术30g、马勃15g，共研细粉，外用涂搽于潮湿的地方，每日3～5次，或视情况多次使用。

在这个方子中，苍术味辛、苦，性温，具有燥湿健脾、祛风散寒的功效；马勃味辛，性平，内服具有清肺利咽的作用，外用可以止血、收湿敛疮。把这两味药放在一起外用，可以用于阴囊潮湿以及阴囊湿疹。

苍 术

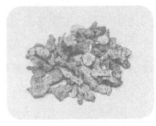

性味归经：辛、苦，温。归脾、胃、肝经。

功　　效：燥湿健脾，祛风散寒。

马 勃

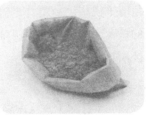

性味归经：辛，平。归肺经。

功　　效：清热解毒，利咽。外用止血，收湿
　　　　　敛疮。

妙招三

龙胆泻肝丸或者四妙丸治疗阴囊潮湿以及阴囊湿疹。

关于皮肤问题，我多次强调"有诸外必有其内"，很多时候不能仅仅只盯着皮肤的局部去考虑，应该想到这往往都是因为体内五脏六腑的某些功能失调所导致的，刚才我们也分析了，阴囊潮湿以及阴囊湿疹大多跟肝经有关系，所以从真正的治疗角度说，就应该清利肝胆湿热，下面给大家介绍两款内服的中成药，龙胆泻肝丸或者四妙丸，这两款中成药可以任选其一。

龙胆泻肝丸具有清肝胆、利湿热的作用，推荐的服用量是口服一次 3～6 克，一日 2 次。四妙丸为祛湿剂，具有清热利湿的功效，推荐的服用量是口服一次 3～6 克，一日 2 次。值得提醒的是，大家买来四妙丸的时候，会看到药品说明书上写的是治疗下肢的红肿疼痛等，似乎并未提及阴囊潮湿的症状，其实我们看中成药的时候，不能仅仅看说明书上治疗什么症状，而是要看这个药的成分都是什么药性，四妙丸由四味药组成，分别是黄柏、苍术、薏苡仁、川牛膝，这四味药组合在一起共同起到的作用是清热利湿，药物的趋向性是向下，所以对于阴囊潮湿以及阴囊湿疹同样可以治疗。

龙胆泻肝丸

功　　效：清肝胆，利湿热。

临床应用：用于肝胆湿热，头晕目赤，耳鸣耳聋，胁痛口苦，尿赤，湿热带下。

四妙丸

功　　效：清热利湿。

临床应用：用于湿热下注所致的痹病，症见足膝红肿，筋骨疼痛。

妙招四

水煎药液治疗阴囊潮湿以及阴囊湿疹。

接下来要讲解的是一个小方子，方法如下：蛇床子 30g，苦参、黄柏各 20g，明矾 6g，水煎，取药液洗患部。每日 1～2 次，或视情况多次使用。每次 15～20 分钟。

在这个方子中，蛇床子具有燥湿祛风、杀虫止痒、温肾壮阳的作用；苦参具有清热燥湿、杀虫止痒、利尿的作用；黄柏具有清热燥湿、泻火解毒、除骨蒸的功效。这三味药我们在前面的篇章中已经讲过了。最后一味药明矾性寒、味酸涩，具有解毒杀虫、燥湿止痒的功效，西医也认为明矾具有明显的抗菌消炎、收敛固脱的作用。所以用这个方子水煎外洗治疗阴囊潮湿以及阴囊湿疹是完全合拍的。

蛇床子

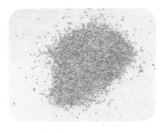

性味归经：辛、苦，温。有小毒。归肾经。

功　　效：杀虫止痒，燥湿祛风，温肾壮阳。

苦　参

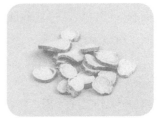

性味归经：苦，寒。归心、肝、胃、大肠、膀
　　　　　胱经。

功　　效：清热燥湿，杀虫止痒，利尿。

黄　柏

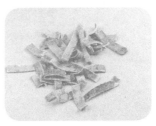

性味归经：苦，寒。归肾、膀胱、大肠经。

功　　效：清热燥湿，泻火解毒，除骨蒸。

明　矾

性味归经：酸、涩、辛，寒。有毒。归肝、胆经。

功　　效：涌吐痰涎，解毒收湿，祛腐蚀疮。

妙招五

藿香正气水外搽患处治疗阴囊潮湿以及阴囊湿疹。

接下来要分享的方法用到我们很熟悉的中成药藿香正气水。方法如下：用消毒棉签蘸藿香正气水外搽患处，每日 3 ～ 5 次，或视情况多次使用。

前面的篇章中我们讲过藿香正气水具有解表化湿、理气和中的功效，常态情况下我们都是内服的，但其实藿香正气水也是可以外用的，此处拿它外用就是用它的解表化湿功效来治疗阴囊潮湿以及阴囊湿疹，所以我要再次提醒，我们用中成药的时候，不能仅看说明书说治疗什么症状，而要看其本质上的功效。

藿香正气水

功　　效：解表化湿，理气和中。

临床应用：用于外感风寒、内伤湿滞或夏伤暑湿所致的感冒，症见头痛昏重、
胸膈痞闷、脘腹胀痛、呕吐泄泻；肠胃型感冒见上述症候者。

妙招六

透骨草 30g，生艾叶 15g，花椒 10g，水煎熏洗患处治疗阴囊湿疹。

接下来要讲解的方法也是一个水洗方。方法如下：取透骨草 30g、生艾叶 15g、
花椒 10g，水煎熏洗患处，日洗 2～3 次，或视情况多次使用，每次 15～20 分钟。

这个方子中，透骨草味辛、性温，具有祛风除湿、舒筋活络、活血止痛、解毒
化疹的功效；艾叶味辛、苦，性温，具有温经止血、散寒止痛的作用，外用又可以
祛湿止痒；花椒味辛，性温，具有温中止痛、杀虫止痒的作用。此方于患处清洗用
于男性阴囊湿疹，非常舒服也有很好的疗效，很多男性患阴囊湿疹不好意思去看病，
学完本讲方法后完全可以自己在家中操作。

透骨草

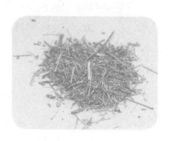

性味归经：甘、辛，温。归肺、肝经。

功　　效：祛风除湿，舒筋活络，活血止痛，解
毒化疹。

艾　叶

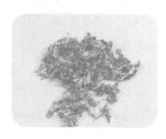

性味归经：辛、苦，温。有小毒。归肝、脾、
肾经。

功　　效：温经止血，散寒调经，安胎。外用祛
湿止痒。

花　椒

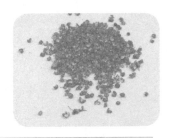

性味归经：辛、温。归脾、胃、肾经。

功　　效：温中止痛，杀虫止痒。

妙招七

鱼腥草水煎外洗治疗阴囊潮湿以及阴囊湿疹。

接下来的这个方法其实是一个民间小偏方，用到一味药，就是鱼腥草。方法如下：鱼腥草 30g，水煎煮 3 ～ 5 分钟，待凉后用纱布蘸药液洗阴囊（注意不要烫破皮）。每天可以多次，连续 5 ～ 7 天。

鱼腥草味辛，微寒，具有清热解毒、消痈排脓、利尿通淋的作用。此处我们用鱼腥草外用是取它可以清热、利湿的作用来治疗阴囊潮湿以及阴囊湿疹。

鱼腥草

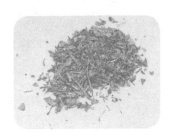

性味归经：味辛，微寒。归肺经。

功　　效：清热解毒，消痈排脓，利尿通淋。

本讲给大家讲解的小妙招，可以单独使用，也可以两两结合使用。另外必须要提醒的是，阴囊潮湿和瘙痒这两个症状同时出现往往是慢性前列腺炎的典型临床表现，通常是因慢性前列腺炎导致的自主神经功能紊乱所造成的，虽然以上方法能很好地针对阴囊潮湿、阴囊湿疹，但是如果前列腺炎治疗不当或不彻底，阴囊潮湿和瘙痒还是会复发，所以如果判断是前列腺炎所导致的，就应该从治病必求其本的角度去找专业靠谱的大夫从根本上进行调治。

好了各位，热爱生命的人不孤单，就让他们相遇在《中医祁谈》！本讲话题就到这里，我们下一讲再见！

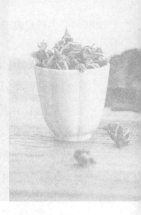

第五十一讲
乳腺增生该怎么办

大家好，我是祁营洲。这里是《一起发现中医之效：祁营洲家庭小妙招讲记》，本讲要给各位讲解的是乳腺增生了该怎么办。

平时在例行的身体检查中，很多女性会被医生提醒有乳腺增生了。这让很多女性非常紧张，生怕和乳腺癌联系在一起，其实，这是完全没有必要的。患者只要调节好自己的情绪，舒缓压力，再配合一些合理的治疗，乳腺增生演变成癌症的概率其实是非常小的。

以上给各位一个定心丸之后，我们依然针对乳腺增生给大家一个现代医学版的定义。乳腺增生也叫乳腺小叶增生病，又叫乳腺囊性增生病，它是一种既非炎症也非肿瘤的良性乳腺组织增生性疾病。请注意这个关键词叫良性增生，可发生于腺管周围并伴有大小不等的囊肿形成，也可发生于腺管内而表现为上皮乳头样增生、乳管囊性增生。本病多发于中青年妇女，发病率占乳房疾病的首位，是临床上最常见的乳房疾病。乳腺增生主要的临床表现往往是单侧或双侧乳房疼痛并出现肿块，疼痛和肿块还和月经周期及情志变化有密切关系。

中医和西医有一个共同的观点，就是女子的身体有经、孕、胎、产、乳等不同的特点。从中医角度来看，这些特点是以血为本的，而肝主藏血，所以中医理论有句话叫作"女子以肝为先天"。而现代女性在生活和家庭当中扮演着双重或者多重的角色，压力大，操心的事比较多，于是肝气就容易郁结，容易急躁生气等，最终导致出现临床上常见的三联征。三联征是一个西医的名词，是指甲状腺、乳腺、卵巢这三个地方同时发生病变，我们在临床上会发现，女性在这三个地方的一处出现结节、囊肿或肿块，其他两个地方往往也会伴随有症状。比如说有甲状腺结节的患者，往往连带检查发现有乳腺增生和卵巢囊肿。

我们再重新回到中医的角度，中医没有乳腺增生这个名词，乳腺增生在古代被称为乳癖。中医认为乳癖是忧郁伤肝、思虑伤脾、积想在心、所愿不得志者，经络闭塞，最终导致聚结成核。从经络的角度来，乳房和肝、胃两个经络的关系最为密切，所以肝气瘀滞就会影响消化系统，导致胃功能失调，肝胃出现不和，表现为胃酸、胃痛、消化不良等。而肝和胃一旦"疲劳作战"，就会"痰阻乳络"，使与肝胃密切相连的乳房经络受阻，于是乳腺增生就产生了。

　　从治疗角度说，针对乳腺增生治疗的总原则就是疏肝解郁、活血消癥。生活中我发现很多病人经常服用一些不同的中成药，比如小金丸、加味逍遥丸、乳癖消等，那结果到底如何呢？我只能说，如果这些药非常管用的话，那就不会有这么多的病人去求医了。所以本讲话题将会站在实战实效的角度给各位分享不同的家庭小妙招。

妙招一

> 生麦芽80g，生山楂50g，丹参50g，水煎服，每天2～3次服完。

　　给各位介绍的第一个小妙招用到了三味中药，生麦芽、生山楂和丹参。这个方子可以针对常态下的乳腺增生，尤其对于因工作压力和精神长期不愉快而引起的乳腺增生、乳房肿块或者肿胀有很好的效果。具体操作：生麦芽80g，生山楂50g，丹参50g，水煎服，每天2～3次服完。

　　我们来分析一下这个方子。生麦芽性平，具有行气消食、健脾和胃、退乳消胀的作用，我们此处用生麦芽就是为了行气消胀、健脾和胃；生山楂味酸、甘，微温，具有消食健胃、行气化瘀、化浊降脂的作用，在临床上经常用生山楂来健脾消食，其实山楂还具有很强悍的行气散瘀的作用，现代医学中经常会用生山楂的主要成分做一些降脂药，因为山楂具有化浊降脂的作用；丹参味苦、微寒，具有活血调经、祛瘀止痛、凉血消痈、除烦安神的作用。

　　把这三味药放在一起我们会发现，生山楂微温，丹参微寒，生麦芽性平，所以这个方子是非常平和的，这是一个通用的方子，任何体质的人群都可以拿来尝试。

生麦芽

性味归经：甘，平。归脾、胃、肝经。

功　　效：行气消食，健脾和胃，退乳消胀。

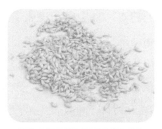

生山楂

性味归经：酸、甘，微温。归脾、胃、肝经。

功　　效：消食化积，行气散瘀。

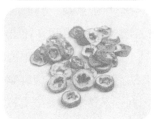

丹 参

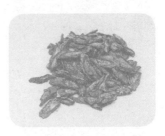

性味归经：苦，微寒。归心、心包、肝经。

功　　效：活血调经，祛瘀止痛，凉血消痈，除烦安神。

妙招二

> 芒硝 60g，天南星 20g，蜂房 20g，共研细末，用凡士林调成糊状敷在乳腺增生处。

　　除了内服中药外，乳腺增生还有一个极具特色的治疗方法就是外治贴敷疗法。外治贴敷几乎没有创伤性，对于胃肠也没有直接的刺激作用，不良反应很少，同时可以使中药直接作用在病灶部位，治疗持续时间相对更持久一些。在临床上我们也会发现，针对乳腺增生，在内服药物的同时，用中药局部外敷可以使药物直达病所，促进增生消失，效果会更好。接下来给各位讲解的第二个小妙招就是外敷的方法，用法如下：取芒硝 60g、天南星 20g、蜂房 20g，共研细末，用凡士林调成糊状敷在乳腺增生处，敷上后可以用纱布覆盖，用胸罩固定，每次视皮肤的耐受情况可以外敷 6 小时左右，每天换药一次，直至肿块消失。

　　在这个方子中，芒硝味咸、苦，性寒，具有泻下通便、润燥软坚、清热消肿的作用，此处我们就是用到了芒硝软坚散结、清火消肿的作用；天南星味苦、辛，性温，外用具有散结消肿的功效，可以帮助芒硝发挥更大的威力；蜂房味甘，性平，具有攻毒杀虫、祛风止痛作用。芒硝有一个特点就是味咸，它不仅可以清热消肿，还可以软坚，因此中医在治疗乳房红肿结块等病症的时候，经常会用到这味药；天南星具有化坚散结的功效，它能化痰液，能使乳房被阻滞的经络变得畅通，能使乳房的肿块消散，然后再加上能够祛风止痛的蜂房，就可以最终有效地消除乳腺增生。最后要提醒大家的是，这个方子是外用方，不能内服，因为天南星是有毒的，这个用量只能外用。

芒 硝

性味归经：咸、苦，寒。归胃、大肠经。

功　　效：泻下攻积，润燥软坚，清热消肿。

天南星

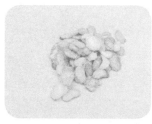

性味归经：苦、辛，温。有毒。归肺、肝、脾经。

功　　效：燥湿化痰，祛风解痉；外用散结消肿。

蜂　房

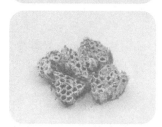

性味归经：甘，平。归胃经。

功　　效：攻毒杀虫，祛风止痛。

妙招三

金黄散适量，研成细末，用凡士林调成糊状，外敷于乳腺增生处。

如果大家觉得上一个方法有些麻烦的话，接下来的这个外用的方法直接用一个中成药就可以了，这款中成药的名字叫金黄散。

具体做法如下：把金黄散适量研成细末，用凡士林调成糊状，外敷于乳腺增生处，敷上后可以用纱布覆盖，用胸罩固定，每次视皮肤的耐受情况可以外敷6小时左右，每天换药一次，直至肿块消失。

金黄散是一款中成药，最主要的作用就是活血通络、消肿散结，这个方法更加简洁明快，但我个人认为金黄散的威力没有刚才讲到的第二个小妙招大，所以对于那些症状比较轻又不愿意去买中药打粉的人群来说，这个倒是一个不错的选择。

金黄散

功　　效：消肿止痛。

临床应用：外用于痈疖肿痛，暑湿流注，跌仆扭挫伤，急性淋巴结炎，乳腺炎。

妙招四

藕节60g，荔枝核30g，陈皮20g，橘叶8g，水煎代茶饮。

以上给各位讲解的两个外用的方法，一些爱美的女性可能会嫌弃，会觉得药物有味道，还担心弄脏衣服等，不愿意采用，接下来给各位分享的第四个小妙招是一个内服的方子。

这个方子用到了四味药，分别是藕节、荔枝核、陈皮、橘叶，水煎代茶饮，或者水煎服，每天分 2～3 次喝完。这个方子非常平和，所有患乳腺增生的人群都可以拿来使用。

在这个方子中，藕节味甘、涩，性平，具有收敛、止血、化瘀的功效，此处我们是用到藕节化瘀消肿的作用；荔枝核味辛、微苦，性温，具有行气散结、祛寒止痛的作用，此处我们就是用到它很强的行气散结的功效；陈皮大家已经比较熟悉了，具有理气健脾、燥湿化痰的功效；最后一味药是橘叶，味苦、辛，性平，归肝经，具有疏肝行气、散结消肿的功效，当下社会中橘叶往往是治疗乳腺增生的中成药中的主要成分之一。

以上四味药放在一起水煎代茶饮或者水煎服都是可以的，我们刚才也讲到了，乳腺增生主要是由于肝郁气滞、痰阻乳络所导致的，而这个方子的作用就是疏肝理气、散结通络。

藕 节

性味归经：甘、涩，平。归肝、肺、胃经。

功　　效：收敛，止血，化瘀。

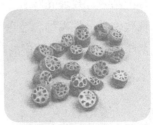

荔枝核

性味归经：辛、微苦，温。归肝、胃经。

功　　效：行气散结，散寒止痛。

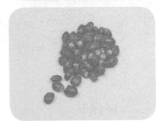

陈 皮

性味归经：辛、苦，温。归脾、肺经。

功　　效：理气健脾，燥湿化痰。

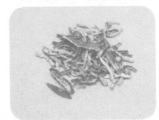

橘　叶

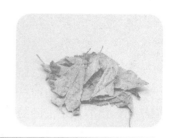

性味归经：辛、苦，平。归肝经。

功　　效：疏肝行气，散结消肿。

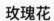

> 益母草30g，玫瑰花8g，泡水或者煎汤代茶饮。

接下来给各位分享的第五个小妙招是一个代茶饮。在家庭保健中，如果你想预防或者治疗乳腺增生，可以随时拿来饮用。也就是说，在生活中用益母草和玫瑰花来泡水或者煎汤代茶饮可以起到一定的防治乳腺增生作用，我一般推荐的剂量是益母草30g、玫瑰花8g。

在这个方子中，益母草味苦、辛，性微寒，具有活血调经、利尿消肿、清热解毒的功效；玫瑰花味甘、微苦，性温，具有行气解郁、活血止痛的作用。各位会发现玫瑰花是性温的，益母草是微寒的，这两味药综合在一起后药效很平和。另外这两味药都具有活血化瘀的功效，叠加起来可以使药效最大化。

益母草

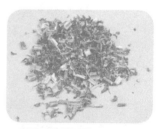

性味归经：辛、苦，微寒。归心、肝、膀胱经。

功　　效：活血调经，利水消肿，清热解毒。

玫瑰花

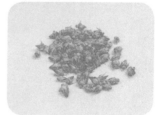

性味归经：甘、微苦，温。归肝、脾经。

功　　效：疏肝解郁，活血止痛。

本讲话题我们针对很多女性都非常困惑的乳腺增生进行了详细的讲解，我们做一个小结：在中医看来乳腺增生叫做乳癖，乳癖的形成不外乎是情志内伤、肝气郁结、乳络不通、经血不畅，或者是忧思伤脾、恼怒伤肝，总之最终导致气滞痰凝而发生了乳癖。当明白了发病的机理后，要提醒大家的就是必须要保持心情舒畅。另外，很多人往往一发现乳腺增生或者摸到肿块就感觉非常害怕，然后去看西医，大夫说先不用管，等长大了可以手术治疗，这是很多人最常见的治疗经过，但是我们发现非手术治疗乳腺增生痊愈者并不少见，而手术治疗复发者也不少见，所以说即便你选择了手术，在我看来你依然应该去进行术后的化痰开郁、疏肝理气的治疗，否则还是容易复发。当然除了治疗之外，我刚才也反复讲到了一定要注意让自己心情舒畅，其实养生的一大要素就是心态平和不发怒，不管是治疗还是保健，调整好情绪都是重要的，否则再好的大夫、再好的药也是不行的。

最后我不得不再次提醒的是，对于女性来说，一些定期的检查我认为是很有必要的，比如乳腺、子宫、甲状腺的定期检查。因为许多的疾病在早期是没有任何症状的，比如说宫颈，它在女性体内被称为没有痛觉的危险地带，但是等到疾病发展到一定程度的时候，治疗的难度也会增加很多，甚至有些人无法治愈。所以我也反复讲过，作为中医大夫我不排斥任何医学，医生应该努力为自己的病人找到一个最佳的治疗方案，中医是中医的，西医也可以为中医所用，所以说像妇科的内诊、阴道分泌物的检查、乳腺检查、盆腔 B 超检查、宫颈细胞学检查等都是有效的检查手段。

好了各位，热爱生命的人不孤单，就让他们相遇在《中医祁谈》！本讲话题就到这里，我们下一讲再见！

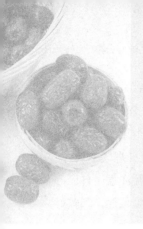

第五十二讲
得了更年期综合征该怎么办

大家好，我是祁营洲。这里是《一起发现中医之效：祁营洲家庭小妙招讲记》，本讲要给各位讲解的是得了更年期综合征该怎么办。

更年期综合征是由雌性激素水平下降而引起的一系列症状。更年期妇女由于卵巢功能减退，垂体功能亢进，分泌过多的促性腺激素，引起自主神经功能紊乱，从而出现一系列程度不同的症状，如月经变化、面色潮红、心悸、失眠、乏力、抑郁、多虑、情绪不稳定、易激动、注意力难以集中等症候，医学上称为更年期综合征。

女人的一生有两个重要的过渡时期。一是青春期，它是从幼年过渡到成年的转折阶段，青春期以后，性成熟获得生殖能力；二是更年期，它是从成年过渡到老年的转折阶段，女人在这个阶段，由于卵巢功能减退，垂体功能亢进，分泌了过多的促性腺激素，所以很容易引起自主神经功能紊乱，出现心烦、面红、出汗、焦躁不安、抑郁失眠、喜怒无常、无端哭笑等症状，也就是我们通常所说的更年期综合征。

我们很多人一般都认为更年期综合征是女人的专属，但其实男人同样可以出现更年期综合征，从中医的角度考虑，男子以八计，女子以七计，也就是当男子八八六十四岁、女子七七四十九岁这个节点的时候，就要意识到人要进入更年期了。更年期会出现一系列不同的不适症状，当然也有到更年期后没有什么不良症状的人群，也就是说，这些更年期症状，并不一定都集中表现在一个人身上，而且出现的早晚、程度的轻重、持续时间的长短也因人而异。事实上，的确有很多人由于身体调节功能和代谢能力非常好，比如女人卵巢功能衰退后能适应更年期变化，所以更年期的各种症状表现并不明显。相反，那些调节能力比较差的人群，就会有比较大的反应。

中医学中无此病名记载，其症状散见于"年老血崩""老年经断复来""脏躁""百合病"等病证中，目前一般认为属于中医的"经断前后诸证"范畴。从中医的病机角度分析，本病以肾虚为本，肾的阴阳平衡失调，影响到了心、肝，从而发生一系列的病理变化，出现诸多不同的证候。本讲话题我们就站在中医的角度来分析在家庭生活中可以采用的不同小妙招。

针对肝肾阴虚型的更年期综合征，用浮小麦30g，大枣5枚，甘草10g，水煎代茶饮。

从中医的角度细分的话，更年期综合征可以分为以下两大类型：肝肾阴虚型和心脾两虚型。

首先我们来讲肝肾阴虚型，人到更年期的时候，各个脏器开始逐渐出现功能衰退，尤其开始出现了肝肾不足的现象。因肝藏血，肾主水，所以肝肾不足最明显的特点就是肝肾会出现阴虚的情况，阴虚就会显得相对阳亢，于是才会出现烦躁、失眠、情绪不稳定、出汗等症状，所以更年期综合征首先要考虑的就是肝肾阴虚型。

针对这个类型，给大家一个辨证的要点：头晕耳鸣、五心烦热、盗汗潮热、腰膝酸软。更年期综合征经常有一个非常明显的特点是出汗很邪乎，汗一阵一阵的，说来就来，说走就走，没有什么征兆。此处的腰膝酸软说明肝肾功能不足。此处的五心烦热是因为阴虚相对阳亢。

针对肝肾阴虚型的更年期综合征，治疗的重点应该着重补阴、滋补肝肾，推荐给大家的代茶饮是浮小麦30g、大枣5枚、甘草10g，水煎代茶饮。

这个方子出自东汉名医张仲景《金匮要略》一书中的甘麦大枣汤，这是一个千古名方，味道也非常好。方中的浮小麦就是那些瘪瘦轻浮的小麦，一般在夏至果实成熟时采收，取瘪瘦轻浮与未脱净皮的麦粒，拣取杂质，筛去灰屑，用水漂洗，晒干即得。在中药的药理中，浮小麦味甘，性凉，具有敛汗、益气、除烦的功效，而且还是药食两用，最善散皮肤腠理之热，所以止汗退热的效果比较好；大枣具有补中益气、养血安神的作用，更年期的很多人都有睡眠质量不好的问题，大枣此处还有安神的功效；生甘草味甘、性平，可调和诸药，很多方子中都会放一味生甘草，同时生甘草还具有一定的清热解毒作用，还可以补中益气、缓急止痛。甘草素有"国老"之称，古代著名医家李杲认为，甘草"生用则气平，补脾胃不足，而大泻心火；炙之则气温，补三焦元气，而散表寒，除邪热，去咽痛，缓正气，养阴血"。

刚才咱们讲了女人到了更年期容易出虚汗、心悸、失眠、多梦等，很大一部分是由于肾气不足导致精血不足造成的，所以本方用了能补元气、养阴血兼除热的甘草与浮小麦搭配，并加入了补中益气、养血安神的"百果之王"——大枣，使全方不仅能清热止汗除烦，还能养血安神，可有效缓解虚汗淋漓、心烦不寐、哭笑无常、心悸多梦等症状。

最后要提醒的是，浮小麦要去药店买，如果不想用浮小麦，杂粮店买大麦仁也可以。用大麦仁、大枣和甘草（甘草去药店买后用纱布包上），放入锅里一起煮。煮好之后，把纱布包拿走，然后喝汤，吃枣和麦仁，这个方子可以长期喝。

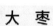

浮小麦

性味归经：甘，凉。归心经。

功　　效：固表止汗，益气，除热。

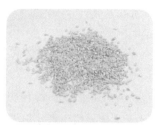

大　枣

性味归经：甘，温。归脾、胃、心经。

功　　效：补中益气，养血安神。

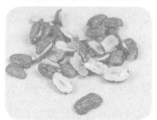

生甘草

性味归经：甘，平。归心、肺、脾、胃经。

功　　效：补脾益气，祛痰止咳，缓急止痛，清
热解毒，调和诸药。

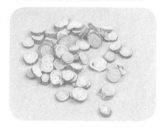

> 妙招 二
>
> 针对肝肾阴虚型的更年期综合征，坤宝丸，一次50粒，一日2次。

给大家分享的第二个小妙招是中成药，叫坤宝丸。这款中成药的主要功效是滋补肝肾、镇静安神、养血通络，在临床上直接用于妇女绝经前后肝肾阴虚引起的月经紊乱、潮热多汗、失眠健忘、心烦易怒、头晕耳鸣等一系列症状。

要提醒大家的是，女人有更年期，男人同样也有更年期，对于男性来说，只要辨证符合，同样可以拿来服用。

坤宝丸

功　　效：滋补肝肾，镇静安神，养血通络。

临床应用：用于妇女绝经前后、肝肾阴虚引起的月经紊乱，潮热多汗，失眠健
忘，心烦易怒，头晕耳鸣，咽干口渴，四肢酸楚，关节疼痛。

妙招三

针对心脾两虚型的更年期综合征，用仙鹤草30g，当归15g，合欢皮20g，酸枣仁20g，水煎代茶饮。

更年期综合征的第二个类型是心脾两虚型，这些人在年轻时一般就体质偏虚偏弱，更年期之后每天没有精力，干活也没力气，干什么都懒得动，话也不想说，感觉已到了老年状态。关于这个类型同样给大家一个辨证要点：头晕目眩、神疲体倦、食少懒言。

针对心脾两虚型的更年期综合征，治疗的重点就是要去补养心和脾，因为心主血，脾化生气血。此处给大家推荐的是一个代茶饮的方子，用仙鹤草30g、当归15g、合欢皮20g、酸枣仁20g，水煎代茶饮。

在这个方子中，仙鹤草具有收敛止血、止痢、截疟、补虚的功效，我们此处是用到仙鹤草的补虚功效，这一味药很多人认为只是一个止血药，其实仙鹤草还有很强大的补虚作用，在民间很多地方也把仙鹤草叫作脱力草，顾名思义，人没有力气了就可以用仙鹤草来补补；当归具有补血活血、调经止痛、润肠通便的功效，我们已经不陌生了；合欢皮味甘，性平，具有安神解郁、活血消肿的功效；最后酸枣仁味甘、酸，性平，具有养心益肝、安神、敛汗、生津的功效。总之这个方子是补虚补血，又宁心安神，所以对于心脾两虚型的更年期综合征非常合拍。

推荐给大家的这款代茶饮其实也是一个可以治疗失眠的方子，我们用仙鹤草来补虚，用当归补血，同时合欢皮能有效帮助入睡，因为合欢的叶子到了晚上就合上了，中医取象类比就把合欢皮用于治疗失眠。合欢入药部位既有合欢皮也有合欢花，合欢花还挺漂亮的，但不是太好喝，味道比较涩，所以我在临床中经常会开合欢皮；酸枣仁养血又安神，所以这个方子也完全可以用于心脾两虚所导致的失眠。

仙鹤草

性味归经：苦、涩，平。归心、肝经。

功　　效：收敛止血，止痢，截疟，补虚。

当　归

性味归经：甘、辛，温。归肝、心、脾经。

功　　效：补血调经，活血止痛，润肠通便。

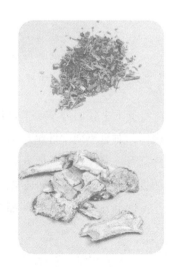

合欢皮

性味归经：甘，平。归心、肝、肺经。

功　　效：解郁安神，活血消肿。

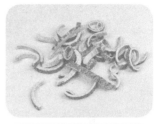

酸枣仁

性味归经：甘、酸，平。归心、肝、胆经。

功　　效：养心益肝，安神，敛汗，生津。

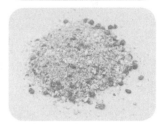

> 妙招四
>
> 针对心脾两虚型的更年期综合征，人参归脾丸，一次1丸，一日2次。

针对心脾两虚型的更年期综合征，还有一款中成药推荐给大家，就是人参归脾丸。这款中成药的主要功效就是益气补血、健脾养心，可以补养心脾，同样可以治疗更年期综合征属于心脾两虚型的。

人参归脾丸

功　　效：益气补血，健脾养心。

临床应用：用于气血不足、心悸、失眠、食少乏力、面色萎黄、月经量少、色淡。

> 妙招五
>
> 更年期综合征通用食疗方，用莲子、百合、芡实各30g，荷叶10g，洗净后与适量糯米煮粥，亦可加适量砂糖服食。

接下来我们分享一个食疗方，这个方法不管是什么类型的更年期综合征都可以服用，对更年期女性绝经前后出现的心悸不寐、心慌健忘、肢体疲乏、皮肤粗糙等症都有一定疗效。具体方法如下：用莲子、百合、芡实各30g，荷叶10g，洗净后与适量糯米煮粥，亦可加适量砂糖服食。这个方子可以作为每天的食疗方，长期服用。

这个方子中的四味药都是药食同源的，其中莲子具有补脾止泻、养心安神的功效，百合具有养阴润肺、清心安神的功效，芡实具有益肾固精、补脾止泻的功效，荷叶具有清暑化湿、升发清阳的功效。同时莲子、芡实性平，百合、荷叶稍寒，这四味药放在一起，可治疗更年期综合征的心烦、失眠等症状。

莲 子

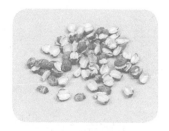

性味归经：甘、涩，平。归脾、肾、心经。

功　　效：益肾固精，补脾止泻，止带，养心安神。

百 合

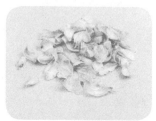

性味归经：肝，微寒。归肺、心、胃经。

功　　效：养阴润肺，清心安神。

芡 实

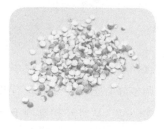

性味归经：甘、涩，平。归脾、肾经。

功　　效：益肾固精，健脾止泻，除湿止带。

荷 叶

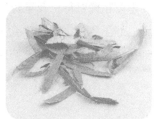

性味归经：苦、涩，平。归肝、脾、胃经。

功　　效：清暑化湿，升发清阳，凉血止血。

〈妙〉〈招〉〈五〉
白萝卜合欢皮夜交藤泡脚法治疗更年期综合征。

最后再给大家分享一个泡脚的方子，同样也适用于所有类型的更年期综合征。具体方法如下：白萝卜250g，合欢皮、夜交藤各50g，将白萝卜切片，与另两味药材同入药锅，加清水适量，煎煮30分钟，去渣取汁，倒入盆中，再兑入一定量的温水，待水温适宜时泡洗双脚，每日1～2次，每次20分钟。

这个方法是一个通用方，可以作为泡脚方每天使用。在这个方子中，白萝卜是宽中下气、消食化痰的，合欢皮是安神解郁、活血消肿的，夜交藤是养心安神、祛风通络的，所以这三味药放在一起就共同起到了养心安神、清解郁热的作用。

白萝卜

性味归经：辛、甘，凉。归肝、胃、肺、大肠经。

功　　效：清热生津、凉血止血、下气宽中、消食化滞、开胃健脾、顺气化痰。

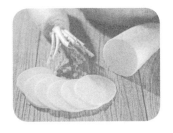

夜交藤

性味归经：甘，平。归心、肝经。

功　　效：养血安神，祛风通络。

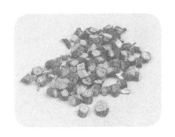

本讲话题我们详细讲解了针对更年期综合征的不同方法，大家可以量力而行，选择适合自己的方法使用。其实对于更年期人群来说，除了治疗，最主要的就是要调整好心态，要知道花有开谢，时有春秋，人生也是如此，更年期乃人生旅程的必然一站，从月经初潮到绝经，虽然意味着生育的结束，但并不等于彻底老去。所以一定要正确对待，及早防治，这样才会迎来女性的第二个春天。

好了各位，热爱生命的人不孤单，就让他们相遇在《中医祁谈》！本讲话题就到这里，我们下一讲再见！

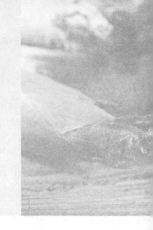

第五十三讲
小儿遗尿该怎么办

大家好，我是祁营洲。这里是《一起发现中医之效：祁营洲家庭小妙招讲记》，本讲要给各位讲解的是小儿遗尿该怎么办。

小儿遗尿，医学上又叫作遗尿症，俗称尿床。医学上的定义是指三周岁以上的小儿，睡眠当中小便自遗或者白天不自主排尿的一种病症。那三周岁以下呢？三岁以下因为智力发育不完善，排尿习惯尚未养成，或者贪玩少睡，疲劳，可能会引起暂时的遗尿，这种情况不属于病态，不在我们今天分析的范畴。

遗尿的特点是什么呢？遗尿的特点往往是不自主的排尿，常发生在夜间熟睡时，有些时候会在梦中排尿。轻的患者数夜一次，重者一夜数次。遗尿可以是阶段性的，比如时消时现，也可能是经常性的，每天晚上都会有。如果长期不愈的话，很多孩子也会产生自卑的感觉，觉得自己经常尿床不好意思，会觉得丢人，进一步也会影响到智力和体格发育等。遗尿症常见于现代医学当中的神经性膀胱功能障碍、先天性大脑发育不全、泌尿系统炎症等不同的疾病。

从中医的角度来说，遗尿症和肺、脾、肾这三脏的失调有密切关系，因为这三脏共同主宰着人体的水液代谢，其次还跟肝密切相关，因为肝是主气机疏泄的，如果肝气疏泄不利，也会影响到水液代谢。于是在临床当中我们经常会把小儿遗尿分为三个类型：肾气不固型、脾肺气虚型、肝经郁热型，接下来我们就针对不同的情况给大家详细讲解不同的家庭小妙招。

妙招一

针对肾气不固型的小儿遗尿，用五倍子、五味子各等份，共研细末，醋调外敷肚脐。

首先给大家讲解的是肾气不固型。当肾气不固时，膀胱就会失去约束，从而导致遗尿的发生。它的机理是什么呢？中医认为肾主闭藏，与膀胱相表里，开窍于二阴。二阴就是前后阴，前阴是指男女的外生殖器及尿道，后阴是指肛门。肾阳气足了，就可以温热膀胱，膀胱就可以很好地行气化水，也就是说膀胱储藏和排泄尿液的功能要依赖于肾阳的温煦气化的作用。那么如果肾气不足，膀胱得不到温煦就会虚寒，气化功能也跟着失调，从而失去制约的作用，于是就导致了遗尿的发生。

这种类型的小孩儿有什么样的特性呢？肾气不固型的遗尿经常表现为尿量多而清长，每晚遗尿多次，平时可能会伴有怕冷、手脚冰凉等现象。同时相比其他的孩子来说，也有精神不够活泼、智力可能会稍差等不同的特点。

针对肾气不固型的小儿遗尿，推荐给大家的是一个外用方，具体操作如下：用五倍子、五味子各等份，共研细末，用醋调成糊状。每天晚上临睡前取适量放置于小儿肚脐当中，再用纱布外敷。每天晚上临睡前用一次，第二天早上起来取出。

在这个方法中，五倍子味酸涩，主要作用是敛肺降火、涩肠止泻、敛汗止血、收湿敛疮，它最大的特点就是有收敛之性，你看它所有的功效都围绕着"收"，所以当肾气不能固摄的时候，就可以用具有收敛之性的五倍子来治疗。五味子也是味酸的，也具有收敛之性，具有收敛固涩、益气生津、补肾宁心的作用。所以这两味药一起使用，收敛的作用就会比较强，同时五倍子的药性偏寒，而五味子药性偏温，这样寒热平调，使这个方子非常平和。

最后，我们是把这两味药用醋来调，我们也多次讲过醋的作用了，首先醋味酸，中医认为酸性可以收敛，也就可以帮助五倍了和五味子增强了收敛作用，同时醋有收还有散，它可以散瘀血，这样一来这个外用的方子就可以更好地发挥药效了。

五倍子

性味归经：酸、涩，寒。归肺、大肠、肾经。

功　　效：敛肺降火，止咳止汗，涩肠止泻，固精止遗，收敛止血，收湿敛疮。

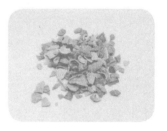

五味子

性味归经：酸、甘，温。归肺、心、肾经。

功　　效：收敛固涩，益气生津，补肾宁心。

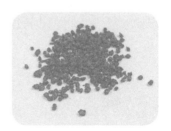

醋

性味归经：酸、苦，温。归肝、胃经。

功　　效：消食开胃，散瘀止血，收敛止泻，解毒杀虫。

妙招二

> 针对肾气不固型的小儿遗尿，补骨脂用铁锅炒黄后研成细末，用醋调外敷肚脐。

针对肾气不固型的小儿遗尿，还有一个外敷的方法是用到一味中药补骨脂。具体操作如下：取补骨脂适量用铁锅干炒，炒黄后研成细末装瓶备用。用的时候用醋调成糊状，每天晚上临睡前取适量放在小儿肚脐当中，外面同样用纱布外敷。每天1次，第二天早上起来取出。在使用这个方法的同时，也可以在临睡前内服补骨脂粉3g，这样也就是内服和外用一起上。

补骨脂味苦、辛，性温，具有补肾固阳、固精缩尿、温脾止泻、纳气平喘的作用。我们再进一步解释下，就是说补骨脂可以补命门的真火，来治疗脾肾阳衰的疾病，临床当中经常用于像命门火衰、膀胱虚寒所导致的遗尿、尿频、腰痛或者是火不暖土所导致的久泻久痢等症状。

什么是"火不暖土"？我相信很多人可能不太理解，我来解释一下，火和土的关系是火生土，肾阳为火，脾胃为土。如果肾阳不足，火不暖土，就会导致脾胃虚寒，出现诸如水泻、久泻久痢等症状。这个时候我们用药性偏温的补骨脂来补肾壮阳、温脾止泻，同样可以治疗刚才咱们解释的肾和膀胱功能的失调所导致的遗尿、尿频、腰痛等症状。

这个方法大人和孩子都可以使用，主要适用于那些膀胱虚寒、夜间遗尿或者小便失禁，又可以用于肾气不固导致的小儿腹泻、经常流口水等情况。

最后要提醒的是，补骨脂好，但是它的药性是偏温的，用量如果过大或者服药时间较长，会出现类似于口干舌燥、咽痛等热象。如果真的出现了热象，一般不需要处理，停药后就会好，或者是同时把内服的用量减少。另外，既然药性是偏温的，当小儿有发热的时候就不能使用了，或者阴虚火旺者也不要使用了。

补骨脂

性味归经：苦、辛，温。归肾、脾经。

功　　效：补肾壮阳，固精缩尿，温脾止泻，纳气平喘。

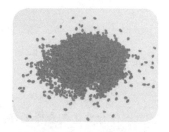

妙招三

> 针对脾肺气虚型的小儿遗尿，用鸡蛋胡椒食疗方。

接下来要讲解的就是脾肺气虚型的小儿遗尿，我们先来解释一下病理。中医认为肺主一身之气，同时是主行水的，可以通调水道。因为肺处于人体的上部，所以也叫水之上源，也就是说肺气在上，肺气要通过肃降的作用来保证水液的运行，并可以使水液下达膀胱，从小便而出。大家明白了这个机理之后，肺气虚的话就有可能导致水液泛滥，膀胱失去约束，最终导致遗尿，这是从肺的角度的解释。从脾的角度来说，如果脾气虚的话也会导致遗尿，因为在中医看来，脾具有运化水湿和制水的作用，所以说脾气虚的小儿也就有可能出现遗尿的现象。

关于脾肺气虚型的小儿遗尿，给大家几个判断的标准，这样的小孩儿一般情况下表现为气短乏力，或者是四肢乏力，不太爱说话，时不时干咳几声，食欲减退，大便经常出现便稀偏薄等特点。

针对这种情况，给大家讲解一个食疗的方法，方法如下：生鸡蛋1个，白胡椒6～7粒。将生鸡蛋的一端敲破一个小孔，放入胡椒，用纸把孔糊住后蒸熟食用。根据孩子的岁数大小，一天吃半个或者整个鸡蛋。这个方法有补脾益气的功效，可以主治脾肺气虚型的小儿遗尿，同时兼有的四肢乏力等症状也可以得到缓解。

关于鸡蛋，其实我们不需要过多地讲解，是一种营养丰富、价格相对低廉的常用食品。鸡蛋被大众认为可以补充优质蛋白，的确有实验表明，鸡蛋的优质蛋白含量仅次于母乳，一个鸡蛋中大约含有7克蛋白质，其中包括人体所必需的多种氨基酸。另外鸡蛋还有健脑益智的功效，鸡蛋对神经系统和身体发育有很大的作用，其中含的胆碱可改善各个年龄组的记忆力。这个方法除了鸡蛋之外，我们还用到了白胡椒。白胡椒除了作为一个调味品之外，在临床当中的药理特点是味辛、性温，具有温中散寒、下气消痰的作用。总之这个小妙招起到了补脾益气的功效，可以从根源上去调治脾肺气虚的情况，于是小儿遗尿就会得到缓解和治疗。

白胡椒

性味归经：辛，热。归胃、大肠经。

功　　效：温中散寒，下气消痰。

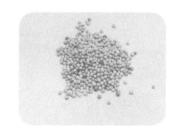

妙招四

　　针对脾肺气虚型的小儿遗尿，鸡内金研粉，每日2次，每次3～5克，开水冲服。

针对脾肺气虚型的小儿遗尿，还有一个食疗的方法，就是用到大家并不陌生的一味药，叫鸡内金。具体方法如下：鸡内金适量，研成细末内服就可以了，每天 2 次，每次 3 ~ 5g。

我们在前面的篇章中详细讲过鸡内金，就是鸡的干燥砂囊内壁。从中药的药理角度讲，鸡内金味甘、性平，具有健脾消食、涩精止遗、通淋化石的功效。我们可以再具体解释一下，大家都知道鸡每天吃很多食物，也会吃到一些石子什么的，这些石子在鸡的砂囊中都可以被打磨碎了，所以鸡内金被认为具有很强的健胃消食的作用。同时大家可以想一想，石子到了鸡的砂囊中是怎么被打磨碎的，其实就是被磨碎的，是靠砂囊的收敛收缩的力量从外围往中心去挤压打磨，所以中医取象比类就会认为鸡内金具有收敛之性，可以涩精止遗。于是针对小儿遗尿，鸡内金可以一举两得，不仅可以健脾消食，还可以收敛。最后也正是因为鸡内金能把石头给打磨掉，所以它也具有了通淋化石的作用，比如当身体中长结石的时候，如胆结石、肾结石等，就可以用鸡内金来治疗。

针对小儿遗尿，鸡内金研粉内服的这个方法其实小儿可以用，成人同样可以用。如果成人经常出现遗尿，也可以用这个方法，当然你可以把量增大一些，比如小儿的推荐用量是 3 ~ 5g，成人可以一次内服 10 ~ 15g。

既然现在说到了成人遗尿，临床当中也会发现很多老人经常性地尿频，这已经不仅仅是晚上遗尿那么简单了，因为白天还经常会出现尿频，一会儿就得去厕所，一整天要去很多次。我们今天额外分享一个针对老人尿频的方法，方法如下：用白果 10g，大枣 10 枚，每日一剂水煎服。一般一周就可以见效。

白果味甘、苦涩，性平，有小毒，归肺经、肾经，具有敛肺化痰定喘、止带缩尿的作用。白果有非常好的收敛功效，我在临床中也经常会用于呼吸系统疾病，比如经常出现的支气管炎、哮喘等，因为它具有敛肺定喘的作用；大枣味甘、性温，具有补中益气、养血安神的作用。所以把白果和大枣放在一起，针对老年人的尿频会非常有效，在此也一并分享给大家。但这个方法需要提醒的是，白果是有小毒的，所以见好就收，没有必要太长时间服用。

鸡内金

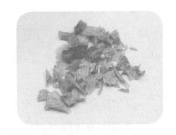

性味归经：甘，平。归脾、胃、小肠、膀胱经。

功　　效：消食健胃，涩精止遗，通淋化石。

白 果

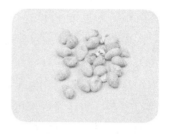

性味归经：甘、苦、涩，平。有小毒。归肺、
　　　　　肾经。

功　　效：敛肺化痰定喘，止带缩尿。

大 枣

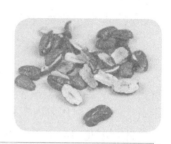

性味归经：甘，温。归脾、胃、心经。

功　　效：补中益气，养血安神。

> **妙招五**
>
> 　　针对肝经郁热型的小儿遗尿，干玉米须15g（新鲜的加倍）水煎，加适量白糖代茶饮。

　　我们讲完了肾气不固型和脾肺气虚型的小儿遗尿，再继续讲肝经郁热型。该怎么理解肝经郁热呢？中医讲肝主疏泄，可以调畅气机，如果说肝经湿热郁结，热郁化火，下注膀胱的话，也可能会导致遗尿。因为从经络循行的角度说，足厥阴肝经的循行路线是"绕阴器"，也就是绕了男女生殖器，所以一些男科疾病或者妇科疾病和肝经都有关系。

　　肝经郁热导致的遗尿都有什么样的症状呢？一般情况下的症状是尿量不多，但味道腥臊，颜色偏黄。这样的孩子性情偏急躁，或者经常说梦话。如果看舌苔的话，往往舌苔也是发黄的，这都是一派热象的表现。宋代名医钱乙曾经总结小儿的体质特点是"肝常有余，脾常不足"，也就是说小儿正常的生理特点是经常容易上火，那如果说上了肝火，又没有好好治疗，这个热下注膀胱的话，就有可能导致遗尿。

　　针对这种情况，我们治疗的重点就应该是平肝清热，给大家讲解的小妙招用到一味药，叫玉米须。玉米须你可以去药房当中买干品，如果恰巧在适合的季节也可以去田地里找。玉米须可以治疗因肝经郁热导致的小儿遗尿，也可以治疗白天的尿频。

　　具体操作如下：用干玉米须15g，如果用鲜的玉米须要用到至少30g，水煎后加适量白糖代茶饮就可以了。这个方法非常经济、简便，小儿也容易接受。

　　从中药药理角度说，玉米须味甘、淡，性平，具有利水消肿、利湿退黄的功效。

所以用玉米须就是在釜底抽薪，从根本上来清肝利胆，最终达到平肝清热的目的，况且这味药性平，并不寒凉，所以也可以长期服用。

玉米须

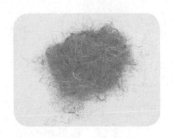

性味归经：甘、淡，平。归膀胱、肝、胆经。

功　　效：利水消肿，利湿退黄。

本讲话题我们针对的是小儿遗尿进行讲解，最后还要提醒的是，对于遗尿的预防，在明确诊断，排除其他的器质性病变以后，家长们千万不能用打骂或者强制命令来制止小儿的尿频情况。首先应该耐心地教育，消除孩子紧张、怕羞、不安、自卑、恐惧等精神因素，来帮助小儿建立起战胜疾病的信心。另外要教育孩子白天不宜过度玩耍，以免疲劳贪睡导致尿床。每日晚饭后也要注意控制饮水量，并在临睡前提醒孩子排尿。睡后也可以每隔3～4个小时把孩子叫醒去排尿，长此以往可以逐渐养成让孩子自行排尿的习惯。当我们积极去治疗的同时，再努力去培养孩子良好的生活习惯，遗尿的问题才将会慢慢得到改善和彻底治愈。

好了各位，热爱生命的人不孤单，就让他们相遇在《中医祁谈》！本讲话题就到这里，我们下一讲再见！

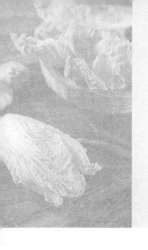

第五十四讲
小儿腮腺炎该怎么办

大家好，我是祁营洲。这里是《一起发现中医之效：祁营洲家庭小妙招讲记》，本讲要给各位讲解的是小儿腮腺炎该怎么办。

从西医的角度认为腮腺炎是由腮腺炎病毒引起的一种急性传染病，古称"痄腮"，西医称"流行性腮腺炎"。本病发病急骤，以发热、腮部肿胀疼痛为特征，容易在人群聚集的地方通过飞沫传播，或与患者接触后传染。一年四季均可发生，冬春两季易于流行，同时学龄儿童发病率高，一般预后良好。另外患本病后，一般可获终身免疫。

针对小儿腮腺炎，多数患儿在发病前无特殊感觉，少数患儿有发热、食欲减退、咽痛等先兆症状，重者有恶寒、高热、头痛、呕吐等全身不适。一般腮肿先见于一侧，也有两侧同时发病者。肿胀以耳垂为中心，然后向前、后、下蔓延，边缘不清，触之有弹性感及触痛，表面皮肤不红，但往往会有张口和咀嚼困难，进食酸性食物时疼痛加剧。一般情况下，腮肿在 3～5 天达高峰，病程可持续 10 天左右。

虽然刚才我讲了一般人患腮腺炎后可有终身免疫，但发病期间无疑会给孩子造成很大的痛苦，另外如果治疗不及时，还有可能引起如脑膜炎等并发症，所以还是要引起足够的重视才对。

中医学认为本病为感受风温时邪所致。风温时邪从口鼻而入，侵犯足少阳胆经，因为耳朵这个位置跟足少阳胆经息息相关，胆经是经过耳朵的，邪毒壅阻于足少阳经脉，与气血相搏，凝结于耳下腮部最终导致小儿腮腺炎。所以中医认为治疗腮腺炎宜采用疏风清热、解毒消痈和散结消肿的治疗原则，同时患病期间也应该多食用具有清热解毒作用的食物，如绿豆、赤小豆、藕、白菜、萝卜、黄花菜、马齿苋、苦瓜、黄瓜等。但如果真得了小儿腮腺炎，单靠吃一些食物效果还是比较弱的，于是本讲话题就给大家讲解若干不同的家庭小妙招。

妙招一

绿豆、白菜心食疗方治疗小儿腮腺炎。

要给各位讲解的第一个小妙招是一个食疗的方法，做法如下：绿豆50g，白菜心2～3个（切碎）。将绿豆洗净，在清水中浸泡1小时后煎煮，待绿豆将熟，加入白菜心，再煮20分钟即可。每天1剂，取汁可多次饮服。

在这个方法中，绿豆味甘，性凉，清热解毒的效果非常明显，在《增补食物本草备考》一书中对绿豆也同样有详细的记载："绿豆，味甘，性凉，无毒。能行十二经络气。解酒，制金石、草木、砒毒。"也就是说，绿豆从古到今都被认为可以解毒，比如人们在夏天喝绿豆汤，也正是因为它的寒凉之性可以消暑败火。大白菜味甘，性微寒，有清热除烦的作用，其实不仅是大白菜的菜心，白菜根的清热效果也是很好的。所以这个食疗方可起到清热、解毒、消肿的作用。除了煮汤喝之外也可以用绿豆和白菜心做粥来食用，绿豆和白菜心还是取上述用量，只是先用绿豆和适量粳米煮粥，煮好前加入白菜心，再煮20分钟，佐餐食用。

这个方法力量稍缓，但作为食疗确实非常安全，家长可以放心使用，尤其是针对那些腮腺炎的早期效果明显。

绿 豆

性味归经：甘，凉。归心、胃经。

功　　效：清热解毒，利尿，消暑除烦。

大白菜

性味归经：甘，凉。归胃、大肠经。

功　　效：消食下气，清热除烦。

妙招二

仙人掌、白萝卜、白菜根外敷治疗小儿腮腺炎。

接下来要讲解的第二个小妙招是一个外敷的方法，做法如下：取仙人掌、白萝卜、白菜根各适量，仙人掌去刺去皮后洗净，和白萝卜、白菜根同切细碎后捣烂，敷在腮上，然后用无菌纱布固定好。药干即换，药外也可放一塑料薄膜以防药物水分蒸发过快变干。

在这个方法中，仙人掌味淡，性寒，具有清热解毒、散瘀消肿、健胃止痛、镇咳等作用，可内服、外用治疗多种疾病，此处用仙人掌外敷于腮腺炎患处，可有效缓解红、肿、热、痛等症状；白萝卜可清热生津、凉血止血、下气宽中，可以使热从小便而行；大白菜，刚才我们已经讲过，味甘，性凉，有清热除烦的作用。所以用这个方法外敷直接作用于局部，可有效治疗腮腺炎。但这个方法也是属于比较平缓的方法，因为治疗对象毕竟是小儿，尽量要在不伤害小儿的前提下把疾病拿下，不建议一上来就用比较猛烈的方法，当平缓的方法效果不佳时，再选择较为猛烈的方法。

仙人掌

性味归经： 淡、涩，寒。归心、肺、胃经。

功　　效： 清热解毒，散瘀消肿，健胃止痛，镇咳。

白萝卜

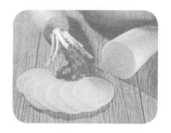

性味归经： 辛、甘，凉。归肝、胃、肺、大肠经。

功　　效： 清热生津，凉血止血，下气宽中，消食化滞，开胃健脾，顺气化痰。

妙招三

仙人掌、生石膏、明矾外敷治疗小儿腮腺炎。

接下来要讲解的第三个小妙招也是一个外敷的方法，但力量就要比前两个方法强很多了。做法如下：取仙人掌适量，生石膏50g，明矾10g。仙人掌去刺去皮后洗净，将生石膏和明矾研为细末，然后与仙人掌混合捣成泥状，摊于纱布上敷于患处。药干即换，药外也可放一塑料薄膜以防因药物水分蒸发过快变干，一般3～4日症状可明显减轻并逐渐痊愈。

在这个方法中，仙人掌不再赘述了；生石膏味辛，性寒，具有非常好的清热泻火、除烦止渴的作用，也就是说具有非常好的退热功效；明矾性寒、味酸涩，具有较强的收敛作用，中医认为明矾有解毒收湿、祛腐蚀疮的功效，西医也认为它具有明显的抗菌消炎、收敛固脱的作用。所以这个方法的共同作用就是清热解毒、消肿散结。

生石膏

性味归经：甘、辛，寒。归肺、胃经。

功　　效：清热泻火，除烦止渴。

明 矾

性味归经：酸、涩、辛，寒。有毒。归肝、胆经。

功　　效：涌吐痰涎，解毒收湿，祛腐蚀疮。

妙招四

苦硝、青黛、冰片外敷治疗小儿腮腺炎。

接下来要讲解的第四个小妙招也是一个药力相对比较大的外敷方法，做法如下：取芒硝10g、青黛10g、冰片2g，共研细末，用鸡蛋清调成糊状，外敷患处。药干即换，药外也可放一塑料薄膜以防因药物水分蒸发过快变干。

在这个方法中，芒硝味咸、苦，性寒，具有润燥软坚、清热消肿的作用；青黛味咸，性寒，具有清热解毒、凉血消斑的作用；冰片我们已经见过了，是清香宣散的，具有清热止痛、消肿生肌等功效。最后用蛋清调敷，因为蛋清性稍凉，有润肺利咽、清热解毒的功效。总之本方可以清热解毒、软坚消肿，对于腮腺炎来说非常合拍，同时也可以治疗腮腺炎引起的高热、头痛、烦躁口渴等。

芒 硝

性味归经：咸、苦，寒。归胃、大肠经。

功　　效：泻下攻积，润燥软坚，清热消肿。

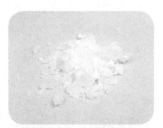

青 黛

性味归经：咸，寒。归肝、肺经。

功　　效：清热解毒，凉血消斑，清肝泻火，
　　　　　定惊。

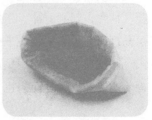

冰 片

性味归经：辛、苦，微寒。归心、脾、肺经。
功　　效：开窍醒神，清热止痛，消肿生肌。

蛋 清

性味归经：甘，凉。归心、脾、肺经。
功　　效：润肺利咽，清热解毒。

生栀子、大黄外敷治疗小儿腮腺炎。

接下来要讲解的这个小妙招同样是一个外敷方法，做法如下：生栀子20g、大黄10g，共研细末，用米醋或凡士林调敷患处。药干即换，一般用药1～2日即可肿消痛止。

在这个方法中，栀子味苦，性寒，有非常好的泻火除烦、清热利湿、凉血解毒、消肿止痛的作用，可内服亦可外用；大黄味苦，性寒，具有泻下攻积、清热泻火、凉血解毒、逐瘀通经的作用，是大家非常熟悉的一味泻下药。所以这两味药配在一起共同的作用就是清热解毒、消肿止痛。

说到这儿再介绍一个生栀子粉的用途，这味药外用具有很好的消肿止痛的效果。在治疗一些运动伤科疾病时，常有患者因创伤而引发局部肿痛前来就诊，除了对病患进行一些常规的治疗外，我有时还会让患者用生栀子粉外敷来消肿止痛，只要是没有伤口的都可以用，调制方法也很简单，用法如下：将生栀子粉碎成粉末，与面粉按1∶1比例混匀，再加米醋适量拌至糨糊状，敷于肿痛处即可。敷药厚度约1～2毫米，边缘超过肿痛范围约2毫米，然后用保鲜膜包扎，同时适当抬高患肢。每12小时更换药物1次。一般治疗一天后，肿胀疼痛明显缓解，这是一个非常实战实效的方法，在此不愿私藏，一并分享给大家。这个方法的原理就是生栀子味苦、性寒，归心、肺、三焦经，《本草纲目》中就认为其能治"损伤瘀血"，现代西医药理研究也表明，栀子中的乙醇提取物——栀子总苷可抑制炎症早期的水肿和渗出，其抗炎、镇痛作用呈剂量相关趋势。同时米醋性温，能消痈肿、散水气、杀邪毒、调诸药。另外面粉也具有一定的散血止痛作用。因此，生栀子、米醋、面粉三者合用，具有明显的消肿止痛作用。

生栀子

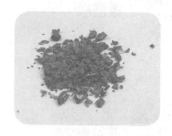

性味归经：苦，寒。归心、肺、三焦经。

功　　效：泻火除烦，清热利湿，凉血解毒。外用消肿止痛。

大　黄

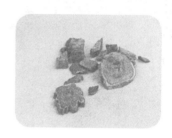

性味归经：苦，寒。归脾、胃、大肠、肝、心包经。

功　　效：泻下攻积，清热泻火，凉血解毒，逐瘀通经。

妙招六

内服汤剂治疗小儿腮腺炎，用板蓝根15g，蒲公英15g，柴胡8g，夏枯草8g，陈皮8g，水煎服，每日一剂，一日总量可以少量多次服用。

最后再给大家讲解一个可供内服的中药汤剂，取板蓝根15g、蒲公英15g、柴胡8g、夏枯草8g、陈皮8g，水煎服，每日一剂，可以少量多次服用。这个方子具有很好的清热解表、消肿解毒作用。

在这个方子中，板蓝根味苦，性寒，具有清热解毒、凉血利咽的作用，现代医学研究证明板蓝根具有很好的抗病毒作用；蒲公英味甘、微苦，性寒，具有很好的清热解毒、消肿散结的作用，比如对治疗乳腺炎也十分有效，也正是因为如此，在很多地方会有用单味蒲公英煮水喝，并同时将蒲公英捣烂敷于患处来治疗乳腺炎的习惯；柴胡味辛、稍苦，性稍寒，具有解表退热、疏肝解郁、升举阳气的作用；夏枯草味辛、苦，性寒，具有清肝泻火、明目、散结消肿的作用；陈皮味苦、辛，性温，具有理气健脾、燥湿化痰的作用。所以这个方子共同起到了清热解表、消肿解毒的作用，针对腮腺炎可以作为一个内服的方子。

板蓝根

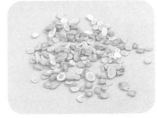

性味归经：苦，寒。归心、胃经。

功　　效：清热解毒，凉血，利咽。

蒲公英

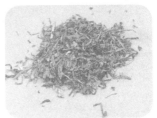

性味归经：苦、甘，寒。归肝、胃经。

功　　效：清热解毒，消肿散结，利湿通淋。

柴　胡

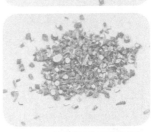

性味归经：苦、辛，微寒。归肝、胆经。

功　　效：解表退热，疏肝解郁，升举阳气。

夏枯草

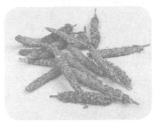

性味归经：苦、辛，寒。归肝、胆经。

功　　效：清热泻火，明目，散结消肿。

陈　皮

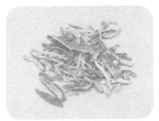

性味归经：辛、苦，温。归脾、肺经。

功　　效：理气健脾，燥湿化痰。

　　本讲话题我们详细讲解的是小儿腮腺炎的治疗，大家可以量力而行，选择内服和外用方法一起使用。当然如果孩子的腮腺炎比较严重，并伴随高热等症状，建议及时找医生具体看诊。

　　好了各位，热爱生命的人不孤单，就让他们相遇在《中医祁谈》！本讲话题就到这里，我们下一讲再见！

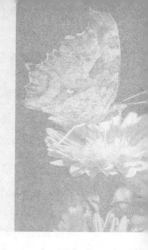

第五十五讲
失眠了该怎么办

大家好，我是祁营洲。这里是《一起发现中医之效：祁营洲家庭小妙招讲记》，本讲要给各位讲解的是失眠了该怎么办。

失眠是指以不能经常获得正常睡眠为特征的病症。睡觉的专业术语叫作寐，失眠也就是不寐。现在越来越多的人受到了失眠的困扰，我也相信很多人有过失眠的经历，但是并不是每个人每一次的失眠都需要治疗，比如说生活当中因为兴奋的事儿睡不着了，暂时性的失眠就不在我们的讨论范围内。今天我们要讲的失眠是相对时间较长的单纯性失眠，有些人觉得自己睡觉质量非常不好，或者是感觉自己入睡非常困难，有些人躺在床上翻来覆去一两个小时才能入睡，还有些人睡后易醒，醒来后难以入睡，这些都属于我们今天讲解的失眠的范畴。遇到失眠的时候，很多人最容易做的，也最容易想到的就是吃安眠药，其实安眠药是通过抑制中枢神经来达到使人入眠的目的，安眠药的效果虽然很快，但也容易让人产生依赖性。不但如此，由于中枢神经受到抑制，还容易导致心脑血管、肠胃方面的问题发生，比如很多人长期服用安眠药之后，还会出现恶心、食欲减退、腹胀、便秘等不良的反应，原因就在于此。此外安眠药还有一个特点，就是代谢时间长。也就是说，如果长期服用安眠药，也有可能导致中毒，所以对于肝肾功能不好的人，更是要选择副作用小的安眠药。总之，安眠药并非治疗睡眠障碍的最佳选择。

从中医的角度说，能睡觉就是一种心神安宁的状态。说到睡觉，睡觉的睡字很有意思，睡字左边一个目，右边一个垂，什么意思呢？睡觉的本意就是眼睛要往下垂，就是双目下垂进入睡眠状态。与之相反的是另一种病态，就是经常翻白眼，眼睛往上翻，还有可能伴随口吐白沫等，比如癫狂的表现，这种人就是心神不宁的。

因为能睡觉是心神安宁的状态，所以中医还有一种说法，说睡觉就是阳入于阴。白天为阳，晚上为阴，阳入于阴，人就自然能安然入睡。但是具体到现在这个时代，我们会发现很多人失眠的原因往往是焦躁，比如当生活、工作、感情不如意了就失眠了，或者说发生在自己身上的一些事情引起了焦躁最终导致失眠。其实从大的方面说，当下整个社会的大环境也让很多人变得很焦躁，在工作生活中每个人都匆匆忙忙的，活得非常着急，匆匆上班、匆匆下班、匆匆吃饭、匆匆睡觉，导致了很多人虚火上炎，我们经常说这个世界很浮躁，所以虚火上炎这个词用到这个时代也是非常合拍的，接下来本讲话题就给大家详细讲解治疗失眠的不同的家庭小妙招。

妙招一

> 生栀子和淡豆豉各10～15g，水煎代茶饮。

首先给大家讲解的第一个小妙招用到两味中药，分别是生栀子和淡豆豉。用生栀子和淡豆豉各10～15g，水煎代茶饮。这两味药主治的就是刚才咱们讲的虚火上炎型的失眠，就是热扰胸膈所导致的心烦不得眠，这种人经常觉得心烦睡不着觉，可能还会兼见发热、尿黄、舌红、舌苔薄黄或黄腻等上火的症状。这个方子也适用于更年期的失眠、糖尿病合并的失眠、神经衰弱及抑郁症等病症导致的失眠等。

我们来分析一下这个方子，栀子味苦、性寒，具有泻火除烦、清热利湿的作用，很多人睡不着觉会很烦躁，栀子就起到了泻火除烦的作用。在《本草纲目》当中也说到了栀子"泻三焦火、解热郁、行结气、疗胸中烦闷，治心烦懊恼不得眠"。淡豆豉味辛、微温，具有解表除烦的作用，它不仅可以解表，还可以除烦。

这两味药并不是我的独创，而是我踩着前人的肩膀给各位来分享的方法。这个方子就是著名的栀子豉汤，来自东汉名医张仲景。在《伤寒论》中，栀子豉汤原是用于太阳病经汗、吐、下等方法治疗后出现烦躁不安而导致失眠的一个经典名方。栀子清热除烦，淡豆豉宣泄胸中的余热，这两味药合用，共同达到清热除烦的目的。

生栀子

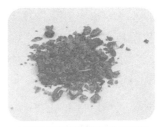

性味归经：苦，寒。归心、肺、三焦经。

功　　效：泻火除烦，清热利湿，凉血解毒。

淡豆豉

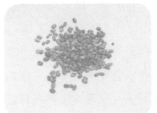

性味归经：辛，微温。归肺、胃经。

功　　效：解表，除烦。

妙招二

炒酸枣仁 20 ~ 30g，竹叶 10g，水煎，睡前服。

给各位分享的第二个家庭小妙招来自我在临床中独创的一个小方子，这个小方子同样是两味药，用炒酸枣仁 20 ~ 30g，竹叶 10g，水煎，睡前服。

刚才咱们讲的栀子豉汤是让大家水煎之后代茶饮，一天之间都可以喝，因为它可以治疗胸中之烦躁，而很多人并不见得只有晚上烦躁，白天也会烦躁。这第二个小妙招是要求大家水煎后睡前服，因为这个方子主治的是胆虚不眠、心悸怔忡，适用于紧张性的失眠，甚至是更年期综合征。

我们来解释一下什么是胆虚不眠，就是失眠的同时害怕黑暗，不敢独处，一个人夜里不敢睡觉，还经常会有心烦，没人的时候害怕，人多了反而烦躁，这种情况就是胆虚不眠的状态。

中医认为心藏神，主情志，而胆主决断，心与胆是相通的。我一说这个理论可能很多人不懂了，通俗地讲其实就是胆气通于心，如果说胆气不足，或者是胆气虚，就是我们俗话所说的胆儿小了，这个时候对外界的反应就会变得过于敏感，于是心神就不得安宁了，这就叫作胆虚不眠。本身胆气虚了，但是还有虚火出现，所以导致了刚才咱们解释的一个人不敢独处、人多还烦的表现。

我们再来解释一下心悸怔忡，就是时不时地出现胸口憋闷、心慌，甚至悸动不安，总是有心里边不落忍的感觉。

在这个方子中，酸枣仁味甘、酸，性平，具有宁心安神、养肝敛汗的作用；竹叶味甘、辛，淡，性稍寒，具有清热除烦、生津利尿的功效。把酸枣仁和竹叶这两味药相配伍之后，既能补心胆之虚，又能除烦热，从而达到宁心安神的功效。

酸枣仁

性味归经：甘、酸，平。归心、肝、胆经。

功　　效：养心益肝，安神，敛汗，生津。

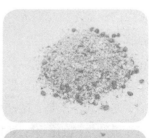

竹　叶

性味归经：甘、辛、淡，寒。归心、胃、小肠经。

功　　效：清热泻火，除烦，生津，利尿。

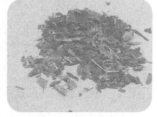

妙招三

地黄100～150g，肉桂5～10g，水煎，睡前服。

接下来给大家讲解的第三个小妙招是我在杂志上看到的一个小偏方，后来我在临床当中进行过实验，同时又进行了改良，发现效果还是不错的，在此也一并分享给大家。

方法如下：用地黄100～150g、肉桂5～10g，肉桂也可以后下，也就是关火前的5～10分钟再下锅，水煎之后临睡前半个小时顿服。什么是顿服？就是一次性喝完。

这个方法要提醒大家五点：

第一，如果看自己的舌头是发红的，要用生地黄。药店里的地黄分为生地黄和熟地黄两种，如果发现自己的舌头发红，不管发红的程度如何，都要用生地黄；如果舌头不发红而是发白，就要用熟地黄。注意，这里舌头的红和白指的是舌质，而不是上面的舌苔，也就是说你舌头本身的颜色。

第二，肉桂最好是后下，因为肉桂的有效成分易于挥发，如果煎煮的时间过长，有效成分就挥发掉了，最终的治疗效果就会大打折扣。

第三，病重的时候可以使用大剂量，病轻的时候用小剂量。所以刚才我提到了地黄100～150g，你可以量力而行。

第四，胃不和则卧不安，这是中医的一个观点。有人煎煮中药的时候加的水太多，以至于熬出来的药有两大碗，一次性喝完胃里有点撑有点胀的感觉，撑胀得反而更睡不着觉了，所以煎煮的时候加水的量要适当。

第五，用药之后大便可能会稍稀，颜色也会发黑，这是非常正常的用药反应，停药之后大便即可恢复正常。从这个角度说，这个方法只可暂用，不可久用，因为地黄的用量毕竟比较大，可能会导致有些人便溏。所以用这个方子治疗的时候见好就收，不建议久用。

我们来解释一下地黄和肉桂。生地黄是玄参科植物地黄的块根，味甘、苦，性寒，归心经、肝经和肾经，具有清热凉血、养阴生津的作用。熟地黄就是生地黄加工蒸晒而成，于是它的药性也发生了改变，药性微温，归肝经、肾经，具有养血补阴、填精生髓的作用。所以说生地黄偏清热，熟地黄偏补，这两味药来自于同一个原料，但经过不同的炮制方法后药性发生了改变。肉桂味辛、甘，性热，具有补火助阳、散寒止痛、温经通脉的作用，属于大辛大热之品。现在我们把地黄和肉桂放在一起，要么寒热并用，要么偏热一些，刚才我们讲了具体用生地黄还是熟地黄是根据自己的舌头来判断的。

本书的读者中，有些人可能本身是中医专业的，或者本身就是大夫，于是最担心的是地黄究竟能不能用这么大量？到底有没有不良反应呢？其实我最初在得到这个方子的时候也有这样的顾虑，但后来随着临床的使用我发现几乎没有任何问题。咱们举个例子，明代著名的医家张景岳用熟地黄经常用到1两、2两，甚至3两，比如滋阴补肾的左归饮中熟地黄的用量是1～2两，温补肾阳的右归饮中熟地黄的用量是1～2两，再比如张景岳创立的大补气血的两仪膏中，熟地黄用到了1斤，所以只要你用药配伍得当，地黄大剂量使用也是没有问题的。当然，如果你本身就非常脾虚，经常拉肚子，那这个方法还是不要作为首选了。

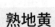

生地黄

性味归经：甘、苦，寒。归心、肝、肾经。

功　　效：清热凉血，养阴生津。

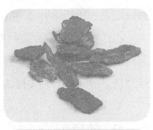

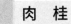

熟地黄

性味归经：甘，微温。归肝、肾经。

功　　效：养血补阴，填精生髓。

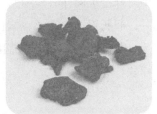

肉　桂

性味归经：辛、甘，大热。归肾、脾、心、肝经。

功　　效：补火助阳，散寒止痛，温经通脉，引
　　　　　火归原。

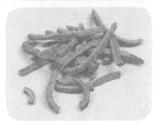

妙招四

　五味子膏冲服治疗失眠。

　　给各位要讲解的第四个小妙招叫作五味子膏，做法很简单，但就是需要有耐性。具体做法如下：用250g五味子，蜂蜜适量。将五味子用清水泡2～3个小时，然后加水大火煎开之后改成小火熬，将汤汁浓缩，然后加入蜂蜜不断搅拌，直至最后浓缩成膏，收好密封放在冰箱保存即可，这就是五味子膏。将做成的五味子膏每次取1～2小勺冲服，早晚各一次，空腹服用。连续服几个月，失眠症状就会大大改善。

在这个方子中，五味子的味道比较酸，所以大家是要根据自己的口味需求掌握加入蜂蜜的量，如果你加蜂蜜少的话，味道就会酸一些。

从中药的药性角度讲，五味子味甘、酸，性温，归肺经、心经和肾经，具有收敛固涩、益气生津、补肾宁心的功效，也就是说五味子具有收敛之性。我们在前面讲过了，失眠也就是阳不入于阴，所以用五味子让阳能收敛，同时五味子本身就具有宁心安神的作用。

这个方子其实出自宋代寇宗奭的《本草衍义》，方中虽然只有一味五味子，但效果却很好。为何称为"五味子"呢？因为它的确有五种味道，据《新修本草》记载："其果实五味，皮肉甘、酸，核中辛、苦，都有咸味。此则五味俱也。"中医学又有五味入五脏之说，所以五味子对五脏都有补益的作用。五脏安，人自然也就能安然入睡了。

不过，五味子因其产地的不同，又有南、北之分，入药的多为北五味子。《本草纲目》就说："五味子今有南北之分。南产者色红，北产者色黑，入滋补药必用北产者乃良。"所以，在选择购买五味子时，一定要分辨清楚，以免影响疗效。

至于蜂蜜，我们在前面的篇章中也多次提到过，在《增补食物本草备考》一书中对蜂蜜也同样有详细的记载："蜂蜜，味甘，性平，无毒。和百药，解诸毒，安五脏，润肠胃，除心烦、饮食不下，治肠澼、肌痛、口疮。多食动湿伤脾，不可与生葱、莴苣同食。"所以我们用蜂蜜来调五味子，并不仅仅是为了调味，更是为了增强疗效。

五味子

性味归经：酸、甘，温。归肺、心、肾经。

功　　效：收敛固涩，益气生津，补肾宁心。

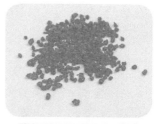

蜂　蜜

性味归经：甘，平。归肺、脾、大肠经。

功　　效：补中，润燥，止痛，解毒。

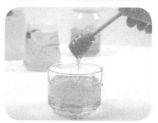

妙招五

吴茱萸适量，研成细末，米醋调成糊，每天晚上临睡前敷于涌泉穴上，盖以纱布，胶布固定。

接下来给大家讲解的第五个小妙招是一个外用的方法，用吴茱萸来贴足心。操作如下：取吴茱萸适量，研成细末，用米醋调成糊，每天晚上临睡前敷在双足的涌泉穴，盖以纱布，用胶布固定，这个方法同样可以治疗失眠。

用吴茱萸外用贴足心治疗多种疾病，我们其实在前面的篇章中也多次讲过。此处吴茱萸醋调贴足心也就是因为吴茱萸性温，有散寒止痛、降逆止呕、助阳止泻的功效，同时贴足心就是取其引火归原、上病下取之意，针对那些心火上炎，虚烦不得眠的人群非常适合。另外我们用吴茱萸贴足心，贴的其实是足少阴肾经的涌泉穴，但具体贴的时候只要贴在足心的区域就可以了。原理是，人体上面是心，下面是肾，用醋和吴茱萸调和之后贴在足心，作用就是把心火往下引，让人体的心肾相交，心肾相交了人自然就能安。

吴茱萸

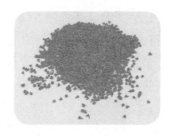

性味归经：辛、苦，热。有小毒。归肝、脾、胃、肾经。

功　　效：散寒止痛，降逆止呕，助阳止泻。

涌　泉

定　　位：在足底部，屈足卷趾时前部凹陷处，约当足底（去趾）前1/3凹陷处。

临床应用：开窍醒神，泻火滋阴。

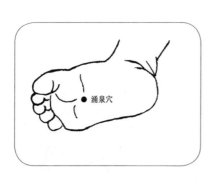

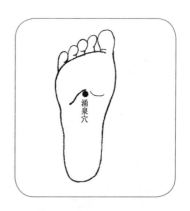

本讲话题重在讲解失眠，同时我们也分析了当代很多人失眠的原因。其实在治

病的过程中必须要考虑时代性，我们要考虑的不是某一个人的病，而是一个生病的人，要把人放在一个特定的社会环境、心理环境、工作环境等所有的综合影响下。所以我在本讲的讲解中并没有讲解偏滋补的方法，也就是要针对当下很多人失眠的原因来进行有效的调治。

最后不得不提醒的是，从中医的角度说，心主神明，治疗失眠应该属于治神的范畴。治身和治神其实是完全不同的层次，往往是治身容易治神难，所以有一些失眠成为了医学当中很难解决的难题。在我看来，对某些失眠病人的治疗，已经不能把治疗手段仅仅放在药物上，而是要整体把握身心的同治，于是这里所说的治神也就对医生提出了更高的要求，更需要因人而异具体治疗。所以，大家在尝试了我本讲中所推荐的方法之后依然很难解决问题，那就请继续寻找真正的良医进行面诊调治。另外，关于失眠的话题，我同样建议大家再去阅读我的另外一本《中医祁谈：热爱生命的人不孤单》，书中有专题讲解治疗失眠的中成药，以及《祁营洲家庭小药箱讲记：一起发现中医之美》，书中也有专一针对失眠的代茶饮处方讲解。

好了各位，热爱生命的人不孤单，就让他们相遇在《中医祁谈》！本讲话题就到这里，我们下一讲再见！

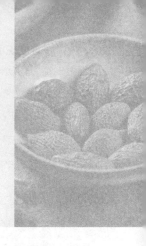

第五十六讲
急、慢性咽炎该怎么办

大家好，我是祁营洲。这里是《一起发现中医之效：祁营洲家庭小妙招讲记》，本讲要给各位讲解的是急、慢性咽炎该怎么办。

"咽喉要塞，乃兵家必争之地"，这句话形象地说明了咽部的重要性。它不仅要承受很多外部刺激，还要时刻抵御外部细菌的"入侵"。所以，人一旦伤风感冒，或情绪不佳，或长期受粉尘刺激等，使得咽部抵抗力减弱，便很容易引发炎症，最后发展为咽炎。

从现代医学角度来说，咽炎是一种常见的上呼吸道炎症，可分为急性和慢性两种，多与过度使用声带，吸入烟尘及有害气体，过度吸烟、饮酒等因素有关。主要表现为咽干、发痒、灼热，甚至有咽痛、声音嘶哑、咳嗽、发热等症状。

急性咽炎常因感染病毒、细菌或受烟尘、气体刺激所致，起病急，初起咽部往往干燥、灼热，继而出现疼痛，同时可伴发热、头痛、声音嘶哑、咳嗽等表现。慢性咽炎常常因急性咽炎未彻底治愈而成，慢性咽炎虽然是一种局限于咽部的慢性疾病，不伴有明显的全身症状，但是患者长期会有咽部干痛、不适、有异物感，严重者还容易引起恶心呕吐，同样对生活、工作带来诸多不利，加之病程很长，不容易痊愈，所以慢性咽炎是一种颇令人烦恼的疾病。另外，慢性咽炎不仅与炎症感染有关，还与生活环境、生活习惯、精神因素、咽部周围慢性炎症等都有密切联系。所以患有咽炎，尤其是慢性咽炎的患者，一定要养成良好的生活习惯，少抽烟喝酒，少吃辛辣刺激食物，多锻炼，保持足够的睡眠和良好的心态，这样才能减少咽炎复发的概率。

中医学认为，急性咽炎多由风热邪毒引起，慢性咽炎多因肺脏阴虚，津液不足，咽喉失于濡养，兼之虚火循经上炎所致。同时急性咽炎多以实证为主，慢性咽炎多以虚证为主。

咽喉是人体的一个非常重要的部位，是说话、吃饭、喝水都要动用的一个器官。很多人患了咽炎后消炎药、润喉药一顿乱吃，但效果却往往不尽如人意，尤其是慢性咽炎，由于它并不是直接的细菌感染所致，所以滥用消炎药不但无效，还可能导致咽喉部正常菌群失调，引起二重感染。所以我试图通过本讲话题的讲解，给大家一个相对清晰的认知，同时分享若干个不同的家庭小妙招。

> **妙招一**
>
> 　　如果属于急性咽炎，并伴有发热恶寒、头疼脑热等情况，推荐胖大海青果蜂蜜茶。

给大家分享的第一个小妙招是针对急性咽炎的，叫作胖大海青果蜂蜜茶。具体做法：胖大海 3 枚，青果 3 枚，蜂蜜 1 小勺。先将青果放入清水中煎沸片刻，然后冲泡胖大海，盖盖稍闷片刻，调入蜂蜜，代茶频饮。

在这个方子中，胖大海味甘、性寒，可清肺化痰、利咽开音，临床上经常用于治疗声音突然嘶哑并伴咳嗽及口渴、咽病等，尤其适合因风热邪毒引起的声音嘶哑、咽喉肿痛等症；青果又名橄榄，味甘、酸，有清热解毒、利咽生津的功效；蜂蜜味甘、性平，具有滋阴润燥、补虚润肺、解毒的作用。总之这个方子是治疗感染风热邪毒咽炎患者的最佳选择，不过这个方子药性偏寒，所以此茶不宜长期饮用，最好是见效就收。

胖大海

性味归经：甘，寒。归肺、大肠经。

功　　效：清肺化痰，利咽开音，润肠通便。

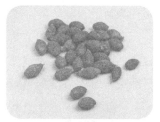

青　果

性味归经：甘、酸，平。归肺、胃经。

功　　效：清热解毒，利咽生津。

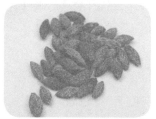

蜂　蜜

性味归经：甘，平。归肺、脾、大肠经。

功　　效：补中，润燥，止痛，解毒。

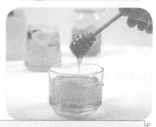

> **妙招二**
>
> 伤湿止痛膏外敷法治疗急性咽炎。

给大家分享的第二个小妙招同时针对急性咽炎，是一个外用的方法。具体做法：把伤湿止痛膏剪成四方块或者是小圆片，外贴于天突穴（位于胸骨上窝凹陷正中）处，每天换药1次，连用3～5天。这个方法的主要功效就是清热解毒。

其实这个方法我们在前面讲解治疗咳嗽篇章的时候讲过，同样可以治疗咳嗽。伤湿止痛膏除了用于我们大家都非常熟知的肌肉关节麻木酸痛、跌打扭伤、风湿肿痛外，还有很多新的用途。此处我们外用伤湿止痛膏在具体的穴位上也是因为它的气味比较浓烈，具有芳香走窜、开窍的特点，可以更好地达到疏通经络、调理气血、调整脏腑功能的效果。

天突穴非常好找，在我们的任脉上，也就是在我们的前正中线上，胸骨上窝中央的凹陷处就是天突穴。这个穴位能够降逆化痰、清利咽喉、通利肺胃，是临床上治疗肺胃疾患的常用穴，更是治疗咽喉疾病的要穴。

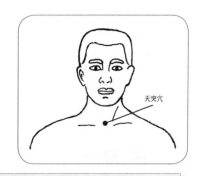

天突

定　　位：在颈部，当前正中线上，胸骨上窝中央。

临床应用：降逆化痰、清利咽喉、通利肺胃。

天突穴

妙招三

少商穴、商阳穴，牙签尖头点按或者用血糖针放血治疗急性咽炎。

接下来要讲解的第三个小妙招，用到两个穴位，就是少商穴和商阳穴。具体的方法是用一根牙签的尖头去点按少商、商阳这两个穴位，或者用采血针放血。很多人在家里不太容易操作放血或者不太敢放血，那就用牙签。牙签分两头，一头为尖头，一头为钝头，尖头比较尖，可以打磨稍钝后再去点按。因为这两个穴位左右手各一，一共就是四个点，有些人需要点按两只手，有些人可能仅点按一只手就有效果了。点按的时间没有限制，点按到不疼了为止。

如果是放血，要先去将一将病患的双手，把血往指尖方向将，让指肚开始充血后再去扎，只用快速地扎一下后，就开始往外挤血。如果没有将手指就去扎，出血就会很少，这样意义也不大。所以在扎手指前要从指根方向向指尖将一将，再扎针往外挤血，可以挤20滴血左右，放血相对于点按的效果更佳。

少商穴在手拇指末节桡侧，距指甲角0.1寸处。此穴可解表清热、通利咽喉、苏厥开窍，在临床上是治疗神志突变、意识昏迷等阳实郁闭之证的急救常用穴和喉科要穴之一，其疏通、条达、开泄之作用较强，善清肺泻火，驱邪外出。

商阳穴在手食指末节桡侧，距指甲角 0.1 寸。此穴可清泻阳明、宣肺利咽、开窍醒神，在临床上是治疗阳热实闭之神志疾患和热邪上攻咽喉疾患之常用穴和急救要穴之一，临床上对此穴施以点刺出血法。本穴与少商功用大致相同，但少商偏于清肺，商阳则重在清泻大肠，二穴常相配伍应用，以相辅相成。

什么是桡侧，此处再给大家普及一下，在解剖学中有"里尺外桡"的说法，是说小指的一侧为尺骨，拇指的一侧为桡骨，大家可以再详细看一下下方的附图。

少 商

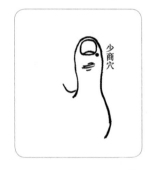

定　　位：在手拇指末节桡侧，距指甲角 0.1 寸。或侧掌，激握掌，拇指上翘，手拇指爪甲桡侧缘和基底部各作一线，相交处取穴。

临床应用：清肺利咽，开窍醒神。

商 阳

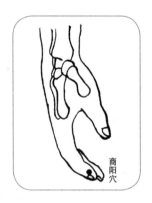

定　　位：在食指桡侧，距指甲根角 0.1 寸处。或激握掌，食指前伸，手食指爪甲桡侧与基底部各作一线，相交处取穴。

临床应用：清热利咽，开窍醒神。

妙招四

针对慢性咽炎，用罗汉果一个，冰糖或者白糖适量。将 1 个罗汉果切碎，用沸水冲泡 10 分钟加入冰糖或者白糖后代茶饮。

接下来给大家分享的这个方法是针对慢性咽炎的，用的是罗汉果。罗汉果味甘、性凉，能清肺利咽、化痰止咳，有"神仙果"之美誉。具体方法如下：罗汉果一个，冰糖或者白糖适量。将 1 个罗汉果切碎，用沸水冲泡 10 分钟加入冰糖或者白糖后代茶饮。这个代茶饮不但清肺养阴，而且口感清甜，特别适合慢性咽炎患者饮用。如果未患咽炎，只想保护嗓子，也可以用这个代茶饮，比如咽炎患病率较高的演员、教师、播音员等。

罗汉果

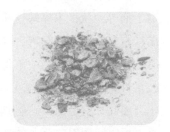

性味归经：甘，凉。归肺、大肠经。

功　　效：清肺利咽，化痰止咳，润肠通便。

妙招五

甘桔汤代茶饮治疗慢性咽炎。

接下来的这个小妙招也是个代茶饮，针对慢性咽炎。具体方法如下：取桔梗10g、生甘草10g直接用沸水浸泡，代茶频饮。也可以将桔梗、甘草碾为粗末共置杯中，以沸水浸泡，温浸片刻代茶频饮。这个方法可以清肺生津、利咽，很适合慢性咽炎的人群。

这个方子也非常平和，桔梗是性平的，有宣肺利咽、祛痰排脓的功效；甘草也是性平的，有清热解毒、祛痰止咳、缓急止痛的功效。

桔　梗

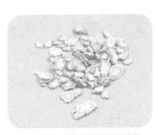

性味归经：苦、辛，平。归肺经。

功　　效：宣肺，祛痰，利咽，排脓。

甘　草

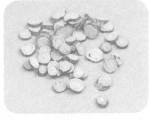

性味归经：甘，平。归心、肺、脾、胃经。

功　　效：补脾益气，祛痰止咳，缓急止痛，清
　　　　　热解毒，调和诸药。

妙招六

针对慢性咽炎，用胖大海2～3个，木蝴蝶5～8克，石斛10～15克，水煎代茶饮。

接下来要讲解的这个小方子也是一个代茶饮，可以治疗咽炎、音哑甚至是失声，也是一首适合相对较长时间服用的代茶饮方子，药性比较平和。具体方法：胖大海

2～3个，木蝴蝶5～8g，石斛10～15g，水煎代茶饮。

在这个方子中，胖大海具有清肺化痰、利咽开音的作用，可用于肺热声哑，咽喉干痛等症状；木蝴蝶这味药，又叫千张纸，具有利咽润肺、疏肝和胃的功效；石斛味甘，性微寒，归胃、肾经，它的作用是滋阴清热、益肾壮骨。这三味药的配伍有什么特点呢？我们就不得不说一下石斛的好处了，如果说胖大海和木蝴蝶是专业技术性选手，那么石斛就是一个全能型选手。为什么近几年石斛的价格居高不下，水涨船高，就是因为石斛是一味非常有个性的中药，它补中有清，以养胃肾之阴为长，可以起到双向调节的作用，所以这个方子就比较平和了。另外，虽然石斛现在炒作得比较火爆，价格也是越来越高，但我建议大家只要去买最便宜的那种就可以了，效果同样不差。中医治病不在药的贵贱，能治病的药都是好药。

胖大海

性味归经：甘，寒。归肺、大肠经。

功　　效：清肺化痰，利咽开音，润肠通便。

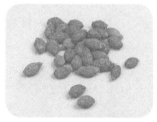

木蝴蝶

性味归经：苦、甘，凉。归肺、肝、胃经。

功　　效：清肺利咽，疏肝和胃。

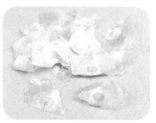

石　斛

性味归经：甘，微寒。归胃、肾经。

功　　效：养阴清热，益胃生津，益肾壮骨。

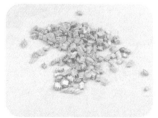

妙招七

吴茱萸外敷足心治疗急、慢性咽炎。

接下来要讲解的这个方法，对于急、慢性咽炎都适合，这个方法也是我们大家比较熟悉的了，就是用吴茱萸外敷足心，具体做法如下：吴茱萸适量，盐水适量。将吴茱萸研为细末，盐水适量调为稀糊状，外敷双足涌泉穴（足底掌心前面正中凹陷处），每日1次，可以每天晚上临睡前敷于涌泉穴上，盖以纱布，胶布固定。这个方法适用于急、慢性咽炎。

吴茱萸具有散寒止痛、降逆止呕、助阳止泻的功效。外敷足心，也就是涌泉穴，取其"引火归原""上病下取"之意，因为中医很多时候把咽炎称为"虚火喉痹"，一般的治疗就是要滋阴降火，清利咽喉。

吴茱萸

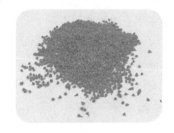

性味归经：辛、苦，热。有小毒。归肝、脾、胃、肾经。

功　　效：散寒止痛，降逆止呕，助阳止泻。

涌　泉

定　　位：在足底部，屈足卷趾时前部凹陷处，约当足底（去趾）前1/3凹陷处。

临床应用：开窍醒神，泻火滋阴。

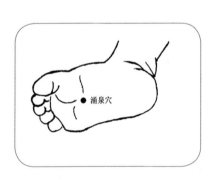

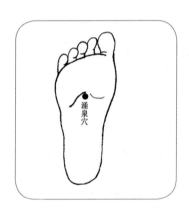

妙招八

蝉蜕代茶饮治疗声音嘶哑。

既然今天我们讲到了咽喉，针对声音嘶哑不妨再讲几个小妙招。喉是发声的主要器官，声音嘶哑是喉部病变的特有症状，病变轻时声音失去清亮圆润的音质，音调变低或变粗，严重时声音嘶哑，甚至只能像耳语一样，完全失音。引起声音嘶哑的主要疾病有急性或慢性喉炎、声带结节、声带或喉息肉、喉良性肿瘤、喉神经麻痹等不同的情况。

于是接下来要给大家分享的这个方法就是一个针对声音嘶哑的代茶饮方子，做法如下：蝉蜕 15g，冰糖少许。将蝉蜕与冰糖一起开水冲泡代茶饮，每日 1 剂。这个方法可以治疗因外感、上火、郁怒等所致的卒然失音或声音嘶哑。

蝉蜕又名蝉衣，味甘、性寒，其功能为疏散风热、利咽开音、透疹、明目退翳、息风止痉。现代医学研究表明，蝉蜕含甲壳质、蛋白质、氨基酸、有机酸、酚类化合物及多种微量元素，具有镇静、镇痛、抗惊厥、抗过敏、抗病毒、抗肿瘤等作用。同时我们用冰糖，一是为了调味，二是因为冰糖本身也具有一定的清热作用。

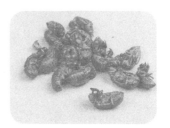

蝉　蜕

性味归经：甘，寒。归肺、肝经。

功　　效：疏散风热，利咽开音，透疹，明目退翳，息风止痉。

妙招九

罗汉果代茶饮治疗声音嘶哑。

针对声音嘶哑，还有一个比较简单的方法，就是用罗汉果，具体做法如下：罗汉果一个，冰糖或者白糖适量。将 1 个罗汉果切碎，用沸水冲泡 10 分钟加入冰糖或者白糖后代茶饮。

罗汉果前面我们已经讲过了，不再赘述，本方可宣肺化痰、利咽喉，适用于声音嘶哑。

妙招十

牛黄解毒丸治疗急性化脓性扁桃体炎。

最后我们再讲一个针对急性化脓性扁桃体炎的小妙招，方法如下：取牛黄解毒丸 2 ～ 4 粒，研为细末，用 75% 乙醇或普通的高度酒调为糊状，外敷于双侧扁桃体处，外用胶布固定，一般用药 1 ～ 3 次即可获得明显效果。

牛黄解毒丸具有清热解毒、清痈散结、止痛生肌的功效，可治各种急性疮毒，对急性化脓性扁桃体炎外用同样有疗效。

好了各位，热爱生命的人不孤单，就让他们相遇在《中医祁谈》！本讲话题就到这里，我们下一讲再见！

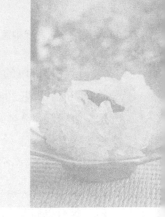

第五十七讲

眼结膜炎及日常护眼该怎么办

大家好，我是祁营洲。这里是《一起发现中医之效：祁营洲家庭小妙招讲记》，本讲要给各位讲解的是眼结膜炎及日常护眼该怎么办。

结膜炎是结膜组织在外界和机体自身因素的作用下而发生的炎性反应的统称，这是一种眼科的常见病。人体的眼结膜和外界是直接接触的，因此很容易受到周围环境中感染性和非感染性因素的刺激。进一步解释一下，这里的感染性因素主要包括细菌、病毒以及衣原体等刺激，非感染性因素主要包括外伤、化学物质以及物理因素等。另外，结膜的血管和淋巴比较丰富，所以也就很容易发炎过敏。虽然结膜炎本身对视力的影响并不大，但是如果当炎症波及到角膜或者是引起其他并发症的时候，也会产生视力损伤。

结膜炎尤其是急性结膜炎，发病急，容易互相传染，甚至广泛流行，本病在中医当中类似于"天行赤眼"或者是"暴风客热"。最常见的说法是"天行赤眼"，在民间一般也叫做"红眼病"，这是生活中非常常见的流行性眼科疾病。初期的时候眼睛又痛又痒，像进了沙子一样不舒服，眼睛分泌物增多，特别是清晨起床的时候，经常感觉到眼睛被糊住了，且怕光流泪，患者的眼结膜呈现红色或火红色，所以民间经常叫做"红眼"。

关于该病的起因，宋代医家托名孙思邈所著的《银海精微》曾有过精确的论述："天地流行毒气，能传染于人，一人害眼传于一家，不论大小皆传一遍，是谓天行赤眼。"这里的"流行毒气"指的是"疠气"，这是中医当中固有的名词，是具有较强传染性的外来致病因素，一般认为是风热邪毒。刚才咱们讲了红眼病虽不会影响视力，但是少数合并角膜炎者可使视力下降，另外它的传染性极强，通常是一人患病全家感染，所以对红眼病切不可大意，接下来我们就针对结膜炎给大家详细讲解若干个不同的家庭小妙招。

妙招一

桑叶 30g，菊花 20g，蒲公英 30g，陈皮 15g，水煎服，每日 1 剂，分 2 ~ 3 次服用。

　　给各位讲解的第一个小妙招是我本人在临床中经常使用的基础方，方法如下：桑叶 30g、菊花 20g、蒲公英 30g、陈皮 15g，水煎服，每日 1 剂，分 2 ～ 3 次服用。这个方子我本人在临床工作中经常用于风热邪毒导致的红眼病，不愿藏私，一并分享给大家。

　　在这个方子中，桑叶味苦、甘，性寒，具有疏散风热、清肺润燥、平肝明目、凉血止血的作用。桑叶是我本人在临床当中治疗红眼病的必用药，如果条件不允许，没有其他的任何药物，单用一味桑叶也可以。如果用一味桑叶的话，一般用 40 ～ 50g 甚至 50 ～ 60g 煮水喝。在我看来桑叶是治疗红眼病的必用药，就是取它平肝明目的功效。菊花味辛、苦、甘，性微寒，具有疏散风寒、平抑肝阳、清肝明目、清热解毒的作用。菊花性微寒，有清热解毒的功效，再加上菊花入肝经，中医认为肝开窍于目，眼睛是肝之窍，所以菊花尤善清肝明目，对于红眼病有很好的治疗效果。蒲公英味苦、甘，性寒，具有清热解毒、消痈散结、利湿通淋的作用。蒲公英在生活当中随处可见，是药食两用的一味药，有些地区会把蒲公英的嫩苗当菜吃，又名黄花地丁，可以治疗疔毒疮肿、目赤肿痛、感冒发热等，所以蒲公英清热的功效很好。

　　我们会发现这三味药的药性都偏寒，于是我最后用了一味陈皮。陈皮这味药并不能直接治疗红眼病，用在这个地方是为了反佐一下前面三味药的寒凉之性，同时陈皮又具有理气健脾的功效，所以这个方子的药性相对来说也是比较平和的，可以放心地直接拿去使用。

桑　叶

性味归经：甘、苦，寒。归肺、肝经。

功　　效：疏散风寒，清肺润燥，平抑肝阳，清肝明目。

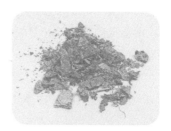

菊　花

性味归经：辛、甘、苦、微寒。归肺、肝经。

功　　效：疏散风寒，平抑肝阳，清肝明目，清热解毒。

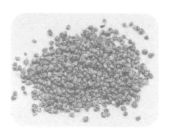

蒲公英

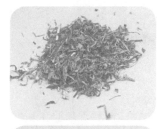

性味归经：苦、甘，寒。归肝、胃经。

功　　效：清热解毒，消肿散结，利湿通淋。

陈　皮

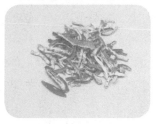

性味归经：辛、苦，温。归脾、肺经。

功　　效：理气健脾，燥湿化痰。

妙招二

桑叶 30g，木贼草 15g，野菊花 15g，菊花 15g，水煎，用药液外敷双眼。

给大家要讲解的第二个小妙招是一个外用的方法，可以用药物外敷或者熏洗双眼。做法如下：取桑叶 30g、木贼草 15g、野菊花 15g、菊花 15g，水煎后，用纱布蘸药液外敷双眼，可同时用纱布蘸着轻轻擦拭双目。得了红眼病之后眼屎较多，可以将分泌物擦拭干净。每日多次，一般 3 天左右红眼病就可以治愈。

这个方子中的桑叶和菊花我们就不再赘述了，木贼草具有疏散风热、明目退翳的作用，也就是说木贼是中医大夫治疗眼科疾病时的常用药；野菊花具有清热解毒的作用，此处野菊花外用的目的就是协助桑叶、木贼、菊花来清热解毒、明目退翳。特别要提示的是，野菊花和菊花是两种不同的药材，和菊花相比，野菊花的味道会苦很多。

木贼草

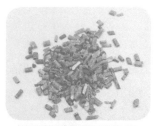

性味归经：甘、苦，平。归肺、肝经。

功　　效：疏散风热，明目退翳。

野菊花

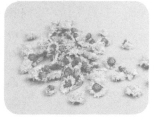

性味归经：苦、辛，寒。归肝、心经。

功　　效：清热解毒。

妙招三

内服六神丸治疗眼结膜炎。

第三个小妙招是一个非常简洁明快的方法，服用六神丸这款中成药就可以了。用法如下：六神丸，每次 10 粒，每日 3 次，可迅速控制炎症吸收，多数患者 1～2 天就可以痊愈。

六神丸，我们在前面的篇章中也已经讲过，主要由牛黄、麝香、蟾酥、雄黄、冰片、珍珠等六味药组成，具有清热解毒、消肿止痛功能，在临床中多用于治疗咽喉肿痛、单双乳蛾、烂喉丹痧、口舌糜烂及皮肤病，效果卓著。临床上对于眼结膜炎以及麦粒肿，可以立即内服六神丸 10 粒，每日 3 次，可迅速控制炎症吸收，多数患者 1～2 天痊愈。如果麦粒肿的病程 1～3 天，炎症明显，局部红、肿、痛、热，可触到硬结，有压痛，但尚未形成脓点，连续服药 3～4 天，每日 3 次，每次 10 粒，可促使硬结吸收而愈。若已形成脓点或脓点成熟破溃，亦可服药，可加速愈合。

六神丸

功　　效：清凉解毒，消炎止痛。

临床应用：用于烂喉丹痧，咽喉肿痛，喉风喉痛，单双乳蛾，小儿热疖，痈疡疔疮，乳痈发背，无名肿毒。

妙招四

板蓝根、白茅根各 30g，陈皮 15g，水煎服，每日 1 剂，分 2～3 次服用。

要给大家讲解的第四个小妙招是内服的方法，方法如下：用板蓝根、白茅根各 30g，陈皮 15g，水煎服，每日 1 剂，分 2～3 次服用。

在这个方子中，板蓝根味苦，性寒，具有清热解毒、凉血利咽的作用。现代医学研究证明板蓝根具有很强的抗病毒的作用，当病毒感染比较流行的时候，服用板蓝根颗粒就可以起到预防的作用。白茅根味甘，性寒，具有凉血止血、清热利尿、清肺胃热的作用，临床上经常会用于胃气上逆、胃热呕吐，甚至是下部的尿血等情况。因为白茅根可以清热利尿，所以它的药性是趋下行的，能入膀胱经，让热从小便而走。这个治疗思路和刚才咱们讲的就不太一样了，蒲公英等药物是让热从上面来疏散，而现在我们用板蓝根和白茅根这样的搭配是让热从小便而行。也就是说邪热的出路不同，一个是往上行，一个是往下行。在治病的时候，不同的医生各有各的方法，但我们力求殊途同归，只要能够达到共同目的，方法都是好的。在这里陈皮的作用还是为了反佐板蓝根和白茅根的寒性，并不是直接来治疗眼结膜炎的，因为板蓝根和白茅根都性寒。

板蓝根

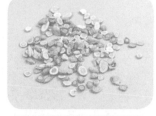

性味归经：苦，寒。归心、胃经。

功　　效：清热解毒，凉血，利咽。

白茅根

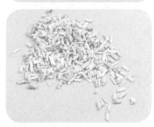

性味归经：甘，寒。归肺、胃、膀胱经。

功　　效：凉血止血，清热利尿，清肺胃热。

妙招五

护眼小妙招——杞菊茶。

今天我们既然讲到了眼睛的问题，我就非常想讲一讲护眼。对于上班族来说，护眼是一个重要话题，因为即便再好的眼睛，每天盯着电脑七八个小时，它也会抗议的。所以眼干眼涩几乎成了上班族的通病，虽然还没有得眼结膜炎，但是我们要未病先防，保护自己的眼睛。给大家推荐个小偏方，可不费丝毫力气，在不知不觉中达到了护眼明目的目的。方法如下：从药店买一些枸杞和菊花，然后每天取枸杞子 10g、菊花 8g，用开水冲泡代茶饮用即可，如果希望味道更好些，可以再加入适量的冰糖。

在这个方子中，菊花具有散风清热、平肝明目的作用。中医认为目为肝之窍，视力有赖于肝气的疏泄和肝血的滋养，所以要想明目，养肝很重要。而菊花就是入肝经的，能平肝火、养肝血，对肝火旺、用眼过度导致的双眼干涩有很好的疗效。现代药理学研究还发现，菊花含有丰富的维生素 A，是维护眼睛健康的重要物质。枸杞子具有补肝肾、明目的作用，这是我们日常生活中经常用到的滋补品，它除了能养肝，还有一个重要功效就是补肾益精。从中医学的角度讲，肾主精，精能生髓，脑为髓之海，而眼睛"上属于脑，后出于颈中"，与大脑有着直接的关系。所以当肾精充沛、髓海丰满时，人的目光就会格外敏捷，反之则视物模糊不清。所以枸杞子与菊花同用，一补一清，标本兼顾，对眼睛有明显的保护作用。

如果是秋冬季节，我还建议气血虚弱的女性再换个花样，就是在枸杞子、菊花的基础上再加几枚补血的大枣和两小片补气的黄芪，如此一来，这道"加味杞菊茶"就成了为女性特设的兼补气血、养肝肾、清热明目为一体的饮品了，最适合皮肤蜡黄没有血色，嘴唇、指尖容易干裂的"办公室女郎"。

枸杞子

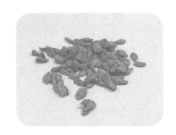

性味归经：甘，平。归肝、肾经。

功　　效：滋补肝肾，益精明目。

最后，对于"红眼病"还需要提醒的是，在治疗的过程中，应做好隔离工作，以免传染给他人。患者的毛巾、脸盆等要严格消毒，避免与健康人共用。勤洗手，不要用脏手揉眼睛。尽量少到公共场所，更不要去泳池游泳。治疗期间要避免光和热，出门时可以戴太阳镜，避免强光和风尘的刺激。同时，减少用眼，少看书、手机或电视。当然如果在使用上述若干办法治疗后病情仍不见好转，或出现明显的全身不适症状，应立即去医院就诊。

好了各位，热爱生命的人不孤单，就让他们相遇在《中医祁谈》！本讲话题就到这里，我们下一讲再见！

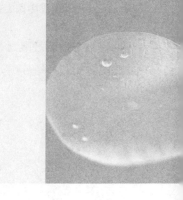

第五十八讲
鱼刺卡喉该怎么办

大家好，我是祁营洲。这里是《一起发现中医之效：祁营洲家庭小妙招讲记》，本讲要给各位讲解的是鱼刺卡喉该怎么办。

鱼刺卡喉相信很多人都经历过，咽喉表浅部位的鱼刺，如果能由五官科医师及时取出当然最好，但取出的过程也常常使人很是痛苦，很多人并不愿意去找医生，但如果就医不方便，有没有自助的办法呢？比如卡鱼刺时很多人先采用塞馒头、喝醋等土方法。塞馒头是为了把鱼刺给生生地噎下去，喝醋是企图使鱼刺软化、溶解，以消除痛苦。其实这两个方法效果未必很好，甚至对有的人根本没效，因为鱼刺的成分不全是碳酸钙，不能被醋酸完全溶解，对细软的鱼刺还可能有用，喝点醋把鱼刺软化后将其推入胃内，但大而坚硬的鱼刺却会因此越扎越深，甚至可能会刺破食管或大血管，带来更大的危险。另外，醋呈酸性，虽可软化钙质，但需要较长时间。很多人一喝就咽了，与鱼刺接触时间短，也几乎达不到效果，所以其实这招对很多人根本不起作用，纯属徒劳。不过紧急时可以喝几口含在嘴里，并赶紧去医院。

当鱼刺的位置卡得比较深，尤其是卡在黏膜下，间接喉镜下见不到鱼刺头部外露，也无法直接取出，那就更不好办了。所以本讲话题我们就来分享几个实战实效的小妙招。

妙招一
中药威灵仙治疗鱼刺卡喉。

首先要讲解的第一个小妙招，用到一味中药叫威灵仙。方法如下：威灵仙 50g 水煎后，像喝茶一样，慢慢咽下，随着药汤下肚，很多时候鱼刺也就被清除掉了。既不使人感到痛苦，效果又很好。

威灵仙味辛、咸，性温，有祛风湿、通经络、消骨鲠的功效，很多人都会用到它治疗关节疼痛等，殊不知这味药也可以很好地消骨鲠。从动物实验与临床研究来看，威灵仙对骨鲠的作用，在于它能使食管平滑肌兴奋性增强，由节律性收缩变成蠕动，并使局部松弛，蠕动改变，使鱼刺易于松脱。所以家中也可以常备一些威灵仙，当有鱼刺鲠喉时，及时煎汤服下，既能及时解除刺痛，也可节约开支，省去去医院看病的车马劳顿。

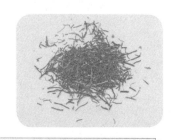

威灵仙

性味归经：辛、咸，温。归膀胱经。

功　　效：祛风湿，通络止痛，消骨鲠。

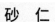

威灵仙，草果，砂仁，煎汤治疗鱼刺卡喉。

如果单纯地用一味威灵仙疗效还是不够好的话，给大家分享第二个小妙招。方法如下：用威灵仙、草果各40g，砂仁20g，将上述草药加水两碗，文火煎熬，当熬至约有一大茶杯时即可。等待放凉后，在20～30分钟内慢慢饮完，往往鱼刺即可被软化，顺流而下。

在这个方子中，威灵仙不讲了，草果味辛，性温，可以燥湿温中，又可以化痰；砂仁味辛，性温，有化湿开胃、理气的功效。所以用到草果和砂仁其实就是为了增强威灵仙的药效。

草　果

性味归经：辛，温。归脾、胃经。

功　　效：燥湿温中，除痰截疟。

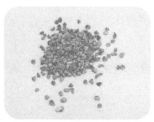

砂　仁

性味归经：辛，温。归脾、胃、肾经。

功　　效：化湿行气，温中止泻，安胎。

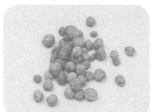

生龙骨治疗鱼刺卡喉。

最后再给大家分享一个方法，用生龙骨治疗鱼刺卡喉。方法如下：选择色白质佳的生龙骨块，研成细末。成人每次用量 20 ～ 30g，小儿减半。把药末倒在一张小纸上，然后折纸一次性倒入咽部，用事先准备好的温开水吞冲咽下。轻者即刻痊愈，重者可连服 1 次，或入睡前再服 1 次。

　　生龙骨在临床中经常用于镇惊安神、平肝潜阳、收敛固涩等，其实这味药同样有消骨鲠的作用。

生龙骨

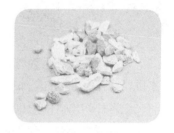

性味归经：甘、涩，平。归心、肝、肾经。

功　　效：镇惊安神，平肝潜阳，收敛固涩。

　　本讲话题作为觖决家庭常见问题的小妙招，在满足大家享受美食过程的同时，不用再担心鱼刺卡喉的时候手足无措了。

　　好了各位，热爱生命的人不孤单，就让他们相遇在《中医祁谈》！本讲话题就到这里，我们下一讲再见！

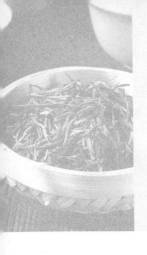

第五十九讲
外伤出血、急救该怎么办

大家好，我是祁营洲。这里是《一起发现中医之效：祁营洲家庭小妙招讲记》，本讲要给各位讲解的是外伤出血、急救该怎么办。

说到外伤出血以及急救的话题，我们真的不得不承认，在家庭生活当中难免会出现一些磕磕碰碰，比如说常会有一些外伤出血的情况发生。如果是小伤口的话，我相信很多人可能首先想到的是用创可贴，也是因为创可贴太深入人心了。创可贴又叫止血膏布，有止血护创的作用，经常用于损伤较浅、出血不多，而又不需要缝合的小伤口。在使用创可贴的时候，人们也喜欢直接把它敷在伤口上，这样做其实也有可能导致伤口的感染，所以今天一并教给大家正确使用创可贴的方法。正确的方法是在贴敷伤口之前，一定要注意先用消毒棉把伤口清洗干净。如果贴在伤口上的创可贴被水浸湿了要立刻更换，因为潮湿的环境最利于细菌的滋生，如果置之不理的话，伤口就可能会感染。

但毕竟创可贴只适用于一些小的伤口，如果伤口稍严重的话，我们又该怎么办呢？伤口如果稍大一点的话，创可贴可能就止不住血了。另外一种情况，如果伤口已经继续扩大，需要我们赶快去医院急救的时候，去医院之前以及在去医院的路途中，家庭救急的小妙招同样可以帮助你来赢得宝贵的救治时机。于是本讲话题就针对外伤出血以及急救给各位来分享几个不同的家庭小妙招。

妙招一

三七粉适量撒在伤口，再用纱布包扎，可有效止血。

首先给各位讲解的第一个小妙招是三七粉外用可以有效止血。我相信大家对三七粉并不陌生，因为当今社会很多人疯狂夸大三七粉的功效，甚至认为三七粉可以保健养生、长生不老。于是很多中老年人每天都吃三七粉，那究竟三七粉是否真的具有长生不老的功效，我们暂且不论，但是三七粉外用却可以有效止血是我今天重点要讲解的。

我把三七粉称为止血的神药，因为三七粉的功效是散瘀止血、消肿止痛。三七既能活血又可以止血，还有一定的补益作用。也正是因为有一定的补益作用，很多人盲目地每天都吃三七粉，觉得就可以起到补益、长生、保健的作用，但究竟是否如此还是有待商榷的。不过，我倒是建议各位家里必须准备一些三七粉以备外用。因为炒作，三七粉的价格也比较贵了，但是如果你把内服的三七粉用作外用来准备的话，每次用那么一点就够了，所以你的花费也不会高。

咱们举个例子，比如说伤口出血的时候，你用少量的三七粉倒在伤口上，伤口也不会疼，再用纱布包扎一下，往往血就止住了，再过几天伤口就可以痊愈了。

说到这里，有人问，能不能选择云南白药呢？我的答案是当然可以。云南白药是国家保密的一个配方，也是一个家庭的常备药，对外伤同样有用，我同样建议大家可以在家中常备云南白药。但是就止血而言，在我看来三七的效果要比云南白药的效果更好。云南白药的成分之一就是三七，但是云南白药中肯定不是百分之百的纯三七，而现在我们用的纯三七粉止血的效果一定会更好一些。

再举个例子，有些人的鼻子经常容易出血，鼻子出血的时候，你可以在纱布上撒上少许的三七粉，进行鼻腔填塞，鼻血就可以止住了。

总之在家庭生活当中，我建议大家可以备一些三七粉，但并不是极力推荐大家一定要每天去内服，而是作为家庭常备的外用药。

三　七

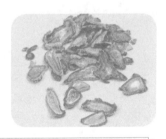

性味归经：甘、微苦，温。归肝、胃经。

功　　效：化瘀止血，活血定痛。

妙招二

生石灰120g，生大黄30g，或者按照4∶1的比例同炒，共研细末，外用。

给各位讲解的第二个小妙招同样是针对外伤出血的，尤其适用于外伤急救。这个小妙招用到两味药，生石灰和生大黄。生石灰越陈久越好，如果你在农村的话很容易找到，在城市的药店当中一般没有卖的，因为在城市生石灰一般被用作建筑材料。

具体方法如下：用生石灰120g、生大黄30g，或者按照4∶1的比例将这两味药同炒，炒到石灰粉呈粉红色，大黄呈焦褐色就成了，把这两样东西共研成细末备用。使用时根据外伤创口的大小取适量药粉撒在患处，在上面覆盖消毒的纱布，再用胶布来固定就可以了。这个方法针对一切的外伤出血，尤其适用于外伤的急救。

　　这个方法是我从一个民间大夫手上学到的，很多高手是在民间的，他们可以就地取材，用一些土方法治病，比如这个方法就是当出现外伤出血的时候可以用来急救，至少为送到医院急救争得了时间。

　　在这个方子中，生石灰具有解毒防腐和收敛止血的功效，可以用于治疗创伤性的出血症以及烧烫伤等症；大黄内服具有攻下作用，同时又有清热泻火、凉血解毒的功效，外用具有散瘀活血、解毒消肿的作用。这两个药合在一起就起到了解毒防腐、止血消肿的作用，可以治疗外伤出血，作用于局部起到收敛止血、保护创面、防止感染、促进愈合的作用。

　　最后还要再提醒大家的是，做好药粉之后一定要密封保存，防止受潮变质，影响最终的疗效。

生石灰

性味归经：辛，温。归肺、大肠经。

功　　效：常作外用，解毒防腐，收敛止血。

大　黄

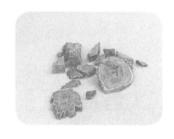

性味归经：苦，寒。归脾、胃、大肠、肝、心包经。

功　　效：泻下攻积，清热泻火，凉血解毒，逐瘀通经。外用散瘀活血、解毒消肿。

妙招三

> 喝剩下的茶叶，研碎或嚼碎，涂抹于伤口处。

　　再给大家分享一个生活中止血的小偏方。做法如下：取喝剩下的茶叶，把它研碎或者嚼碎，涂抹于伤口处。

　　为什么茶叶具有止血的功效呢？是因为茶叶当中含有较多的鞣酸，对于细胞的修复具有较好的促进作用。泡过的茶叶会充分地溶出鞣酸，所以大家完全可以放心使用，日常生活中身上出现小伤口了赶紧泡茶，然后把茶叶给捞出来研碎，也可以直接捣碎了摁在伤口上。但是我建议不要用隔夜茶，因为隔夜的茶有可能会滋生细菌，以及产生亚硝酸盐等。

十宣穴放血用于急救。

本讲话题我们分享的是外伤出血和急救，其实我们需要急救的场合，未必见得一定要出血才需要急救。比如说中风、心脏病发作、脑出血等情况，在去医院的途中首先应该第一时间进行急救，抢占挽救生命的先机。我相信说到这个问题，很多人脑海当中最先想到的最基本的方法是掐人中，掐人中的原理是沟通了人体的阴阳，因为从经络的角度说，人中的位置刚好在人体的任脉和督脉的交点处，任脉主一身之阴，督脉主一身之阳，所以从理论的角度来说也是可取的方法，但在现实情况下，在危急的关头掐人中未必就真的对所有人管用。这个时候你除了掐人中之外，还应该掌握的方法是什么呢？就是我要给大家讲的这个救急法，叫十宣穴放血，这个方法在关键时刻是可以救命的。

十宣穴在我们手十指的尖端，距我们的指甲游离缘 0.1 寸，左右共十个穴位。十宣穴的功效是开窍醒脑、泄热镇痉。具体操作如下：放血的时候，先用酒精在十宣穴消毒，之后用血糖针放血，也就是我们通常用的采血针。当然这种情况是一个理想的状态，你有酒精消毒，还有血糖针，那如果你在路上遇到一个人需要急救，你啥都没有怎么办？各位请务必记住，紧急关头先救命，有啥用啥！如果放血的时候没有酒精消毒，那就不用！如果没有血糖针，用绣花针也可以！没有绣花针你去找一个尖尖的东西扎也行！也就是说在紧急关头先救命，然后再去考虑消除感染的问题，要分清主次。

切记，在急救的时候，必须要让十宣穴出血！但是我们也会发现很多人不会操作，所以就再进一步讲一下。急救者一定要先捋一捋病患的双手，要把血液往指尖的方向去捋，让指肚充血之后再去扎。有时候被急救者是处于平躺位置，你没有捋手指头就去扎，这样不出血或者出血很少，意义就不大。

虽然在我们的生活当中，不一定所有人都会用到这个小妙招，但是我坚信讲完这个方法后，有备无患，一旦用上就可能挽救了一条命。

另外，十宣穴放血不仅可以用于中风、心梗的急救，同样也可以用于上吐下泻的急性胃肠炎，放出点黑血也有效。

接下来我再进一步讲讲十宣穴，十，指十指尖；宣，宣散之义。因穴居十指尖端，有宣闭开窍之功，故名十宣。因为十宣位于手指指尖最敏感的位置，性善宣闭开窍，有开窍醒神、泻热镇痉之功，在临床上是治疗窍闭神昏之急救醒神的要穴。

十　宣

定　　位：位于人体十根手指尖，距离手指甲与手指肉边缘 0.1 寸，左右两边
　　　　　加起来共十个穴。

临床应用：开窍醒神，泻热镇痉。

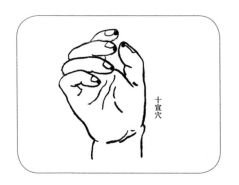
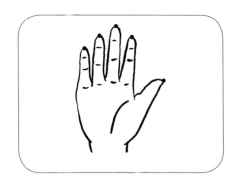

　　本讲话题针对外伤出血和急救给大家讲解了四个不同的家庭小妙招，最后再说一句题外话，真的遇到需要急救的陌生人时要注意：先保护好自己再去救人。

　　好了各位，热爱生命的人不孤单，就让他们相遇在《中医祁谈》！本讲话题就到这里，我们下一讲再见！

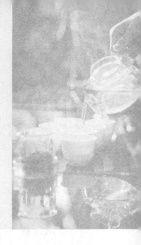

第六十讲
生活中常见的中毒该怎么办

大家好，我是祁营洲。这里是《一起发现中医之效：祁营洲家庭小妙招讲记》，本讲要给各位讲解的是生活中常见的中毒该怎么办。

本讲作为我们本书的最后一讲，我们讲讲生活中常见的中毒该怎么办。因为我试图通过本书的讲解，能够涵盖生活当中内外妇儿以及外伤等各个门类的家庭生活中的常见病，所以生活中也需要掌握一定的中毒急救知识，关键时刻方可帮你解燃眉之急。需要注意的是，本讲中的小妙招适用于中毒轻症，使用后若症状无缓解或加重，应立即就医。

葱白蜂蜜外敷解蜂毒。

被马蜂蜇后，患处通常又红又肿，且疼痛难忍，严重的还会出现头晕、恶心、休克等症状。遇到这种情况，先要用针或镊子将伤处毒刺挑出。注意：此时不能挤压伤口，也不要做热敷，否则容易使毒素进入体内。

具体可以操作的解毒方法如下：取葱白2根，捣成泥状，和蜂蜜混合，敷在伤口上。可每天换药若干次，肿痛很快就能消除。

《本草纲目》认为，葱白有解毒良效。虽然内服时，葱与蜂蜜不能同食，否则会引起中毒，但外敷却是可以的，葱泥加蜂蜜调匀，还可增加疗效。

葱 白

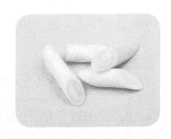

性味归经：辛，温。归肺、胃经。

功　　效：发汗解表，散寒通阳。

蜂 蜜

性味归经：甘，平。归肺、脾、大肠经。

功　　效：补中，润燥，止痛，解毒。

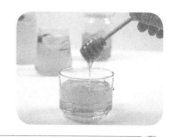

妙招二

仙人掌或者马齿苋外敷解蜂毒。

解蜂毒还可以用仙人掌或者马齿苋，具体方法如下：将仙人掌去刺、皮，捣烂成泥敷于患处，可起到迅速止痛、消肿的作用，同样每天可以换药多次。如果没有仙人掌，也可以用新鲜马齿苋挤汁涂在伤患处，也能立刻止痛。

仙人掌，我们在前面的篇章中已经有过讲解，可行气活血、清热解毒、消肿止痛，可内服、外用治疗多种疾病。用马齿苋的原理是因为研究认为马蜂毒呈碱性，而马齿苋为酸性野生植物，正好可以中和蜂毒。

马齿苋

性味归经：酸，寒。归肝、大肠经。

功　　效：清热解毒，凉血止血，止痢。

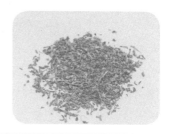

妙招三

乳汁解蜂毒。

还有一个方法也可以解蜂毒，就是用乳汁。方法如下：以人乳汁涂擦被蜇红肿处，可镇痛、止痒、消肿，几分钟内即可见效，半日可愈。

需要注意的是，以上方法只适合于轻度马蜂蜇伤，如果是群蜂所伤，伤势严重的话，要及时送医院治疗。

妙招四

仙人掌或马齿苋外敷解蜈蚣毒。

人若是被蜈蚣咬伤，皮肤会出现肿胀，并有灼热、剧痛和刺痒感。如果被大蜈蚣咬伤，中毒较深的话，除了皮肤发生红肿或坏死外，还可导致发热、恶心、呕吐、心悸、抽搐等全身症状。所以，对于蜈蚣咬伤，一定不能忽视，要谨慎对待。

解毒方法如下：首先要用肥皂水等弱碱性液体清洗伤口，然后把毒液吸出来。可采用拔火罐等方法，尽量将毒液吸出。然后取仙人掌或马齿苋，捣烂成泥外敷于患处，然后用绷带或胶布固定好，可起到迅速止痛、消肿的目的，每天可以换药多次。

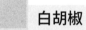
白胡椒外敷解蜈蚣毒。

用白胡椒外敷也可以解蜈蚣毒，方法如下：用白胡椒（一定要白的）4～5粒，研成细末，干撒在咬伤处，即可药到病除。

白胡椒味辛、性热，内服具有温中散寒、下气消痰的功效，外用有防腐抑菌的作用，可解鱼虾肉毒。

白胡椒

性味归经：辛，热。归胃，大肠经。

功　　效：温中散寒，下气消痰。外用防腐抑菌，解鱼虾肉毒。

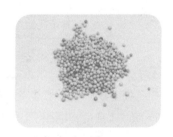

妙招六

干紫苏梗解鱼蟹中毒。

接下来我们讲一个可以解鱼蟹中毒的方法，方法如下：干紫苏连梗100g、生姜适量，煮水，加糖盐少许，至有甜咸味即可，时时灌服。

紫苏具有散寒解表、理气宽中、解鱼蟹中毒的作用，《中国药学大辞典》载紫苏为"杀一切鱼蟹毒之要药"。另外日常生活中我们经常把生姜作为食用鱼蟹的蘸料，也有解毒之用，这也是生活中的一个小常识。

当然还需要提醒的是，凡因误食而中毒者，如果食毒还留于胃，宜急吐，即用催吐的方法让毒从口吐出；如果毒物已经被吸收，宜服用解毒的药物。

紫　苏

性味归经：辛，温。归肺、脾经。

功　　效：解表散寒，行气宽中，解鱼蟹中毒。

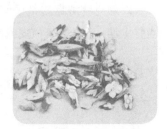

妙招七

生绿豆、生甘草可解食物中毒。

说到食物中毒，也可以用绿豆，因为绿豆可以解食物中毒。方法如下：用生绿豆500g、生甘草50g，水煎后，频频灌服。因为绿豆和甘草都具有解毒作用，可用于一般食物中毒初期。

甘 草

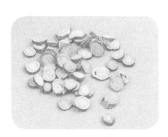

性味归经：甘，平。归心、肺、脾、胃经。

功　　效：补脾益气，祛痰止咳，缓急止痛，清热解毒，调和诸药。

妙招八

三招可解野菜中毒、野蘑菇中毒。

对于轻症的野菜和野蘑菇中毒，可以使用以下三招：用生绿豆500克，生甘草50克，水煎后，灌服。因为绿豆和甘草都具有解毒作用。或者用黄土1把，生甘草30克，水煎后去渣澄清服。或者是忍冬藤100g，煮水，时时灌服。因为忍冬藤具有清热解毒、疏风通络的作用。

忍冬藤

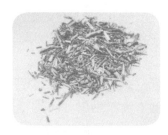

性味归经：甘，寒。归肺、心、胃经。

功　　效：清热解毒，疏风通络。

妙招九

以物克物解毒法。

以物克物解毒法是民间的智慧总结，比如土豆中毒，可用土豆秧1把水煎服；杏仁中毒，可用老杏树皮或杏树根水煎服；白果中毒，可用白果壳水煎服等。

白　果

性味归经：甘、苦、涩，平。有小毒。归肺、
　　　　　肾经。

功　　效：敛肺化痰定喘，止带缩尿。

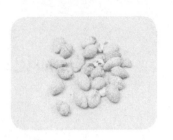

总之，生活中难免有些小意外，掌握一些急救知识，无论是对自己、家人还是朋友，都是一种关爱。

好了各位，到这里，本书内容也就接近尾声了，热爱生命的人不孤单，就让他们相遇在《中医祁谈》！

感谢各位！

后记：哪有那么多的岁月静好

　　写后记，往往是百感交集的，因为写完后记也就意味着这本书就结束了。但写后记的过程，却是一个往事历历在目、五味杂陈的过程。

　　本书能有今天，实属不易。先是将近一年的构思准备，列大纲，写框架，总结自己的临床经验，查阅不同的资料文献，最终让讲稿成型。然后是又半年之久每周固定时间的音频录制以及后期制作，最终让讲稿成为一档音频节目。再接着，今年又花了半年的时间把音频转化为文字，听打文字，修改润色，删减增补，插图布局，才最终有了本书。

　　同时，做这些还不能影响到自己的门诊，门诊工作是我的底线，也就是说，我必须得是一个医生，一个真正的临床医生，我对自己的要求是，每周门诊的时间不能少于总时间的50%。我一直都认为，如果自己不是一个真正的临床医生，讲出来的东西就会有很大的扯淡成分，连病都看不好或者不会看病就去讲中医的，都是要流氓。

　　看来，人活着就注定了会不容易，人生就注定了是一辈子的历练，与生活死磕，与自己死磕。

　　有人说，现在不都提倡岁月静好吗？

　　"岁月静好"，多么流行的一个词语，但在我眼中，这个词又误导了多少人。除了这个词，还有一个词叫"佛系"，呈现出来的也是一派诗和远方的感觉。

　　"岁月静好，佛系一点，何必不悠着点儿呢？"

　　其实每当我看到若干鸡汤的主题都是岁月静好的时候，我都在反思，为什么别人的日子都那么岁月静好呢？好像不食人间烟火似的！而我为什么还这么俗呢？

　　后来我发现，其实岁月静好的人都生活在他们发的朋友圈中，我真希望他们的真实生活能如同他们的朋友圈一样，我真希望他们能扪心自问一下，真岁月静好了吗？是自欺欺人还是在忽悠自己？

　　事实上，你只有用世俗的生活去追求不俗的未来，我也发现我身边的若干别人眼中的成功人士，我原以为他们已经物质很丰富了，早都财务自由了，应该去岁月静好了，结果发现他们的生活也还是很俗套的日常。事实上，即便你天天在追求着诗和远方，你每天也依然要面对着吃喝拉撒睡等烦琐的生活细节，生病的时候你依然需要喝上一碗苦汤药，吞下一把苦药丸。

英国唯美主义的代表人物、剧作家王尔德曾经说过：One should absorb the colour of life, but one should never remember its details. Details are always vulgar.（人应该吸收人生的色彩，可是永远都别记得细节。细节通常庸俗。）

唯美主义的剧作家说这样的话，的确也是对生活充满了讽刺的味道，因为再唯美的浪漫生活，具体到生活的细节上也是庸俗的。但可悲的是，太多的人依然愿意只活在自己岁月静好的美丽憧憬中，而不愿意低下头来接受庸俗的细节。最终当一次又一次发现自己的憧憬和自己的现实产生激烈碰撞时，再一次又一次地宁愿选择逃避现实，于是一次又一次地让自己陷入生活的困境之中。

看来，在这个纸醉金迷、充满诱惑和假象的世界中，不虚假，真性情，显得更加弥足珍贵。

因为诗和远方的田野，背后靠的就是眼前的苟且。

所以，我宁愿踩着眼前的苟且，去眺望远方的田野，同时也"忽悠"了若干小伙伴跟我一起"苦逼"，这些与我一起"苦逼"的人也就是我以下要重点感谢的人，因为写后记，总免不了要感谢。

感谢我的好朋友邱钊伟，两年前是他在反复"忽悠"鼓励我去开讲关于家庭小妙招的课程，我在他的鼓励下一发不可收拾走到了现在，同时在音频节目中，他承担了我所有音频录制后的后期剪辑等工作。

感谢我的学生闫慧和郭晓红，一年前当我提出要最终把这档音频节目结集成书时，她们二人便主动承担起了录音的听打和文字整理工作。这是一项并不轻松的活儿，二十多万字的讲稿，两位就这么一字一字地敲了出来，还都不求任何回报。也正是有了那份原稿，才能让我有了更多的精力和时间花在后期的修改润色和进一步的内容扩充上。我本人在修改的过程中都深感备受煎熬了好几个月，可想她们在整理原稿的过程中有多辛苦。

为了保证本书中所有插图的百分百原创，跟我学习中医的学生、一位极其敬业而优秀的摄影师张庆女士，承担了本书中所讲到的所有中药饮片的图片拍摄工作以及提供了本书中所需的所有摄影插图，所以本书中展现给读者的每一味中药饮片以及摄影插图也是张庆女士的摄影作品展。同时也特别感谢北京正安医馆的鼎力相助，本书中的每一味中药饮片均取材于正安医馆药房。

同时跟我学习英语和中医的学生、当代青年画家熊涛先生则承担了本书中所有穴位插图的素描工作，有了他的画，本书才显得更为饱满直观，本书中的每一幅穴位插画也是熊涛先生的艺术作品。

最后还要特别感谢中国中医药出版社的编辑黄春雁老师在成书过程中给予我的诸多指导和建议。

好了，热爱生命的人不孤单，就让他们相遇在《中医祁谈》！我相信本书会成为诸多家庭的案头常备书，会被经常翻阅查询，如果你有一天突然发现本书都已经被你翻烂了怎么办？

那就，再买一本！

最后，特别介绍一下为本书图片做出巨大贡献的张庆女士和熊涛先生。

张庆：正安影像生活自由摄影师。擅长人物、风光、纪实摄影，经常参加大型活动、会议跟踪拍摄和产品拍摄等。

熊涛：青年画家，字石虹，号掌居士，兼得斋斋主，浙江宁波人。中国艺术研究院硕士研究生，安徽省美术家协会会员，先后师从李铁生、葛涛、许俊等先生。现为江山问道水墨画会副秘书长。

祁营洲

2021 年 1 月于北京

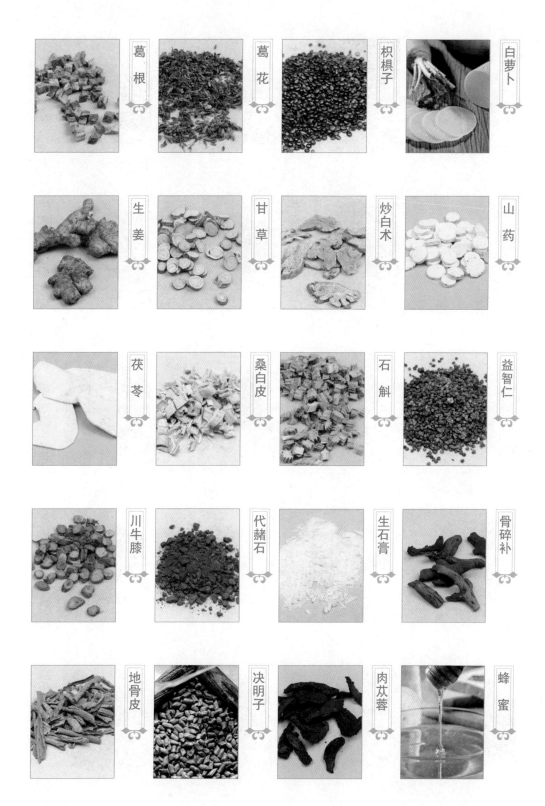

葛根	葛花	枳椇子	白萝卜
生姜	甘草	炒白术	山药
茯苓	桑白皮	石斛	益智仁
川牛膝	代赭石	生石膏	骨碎补
地骨皮	决明子	肉苁蓉	蜂蜜

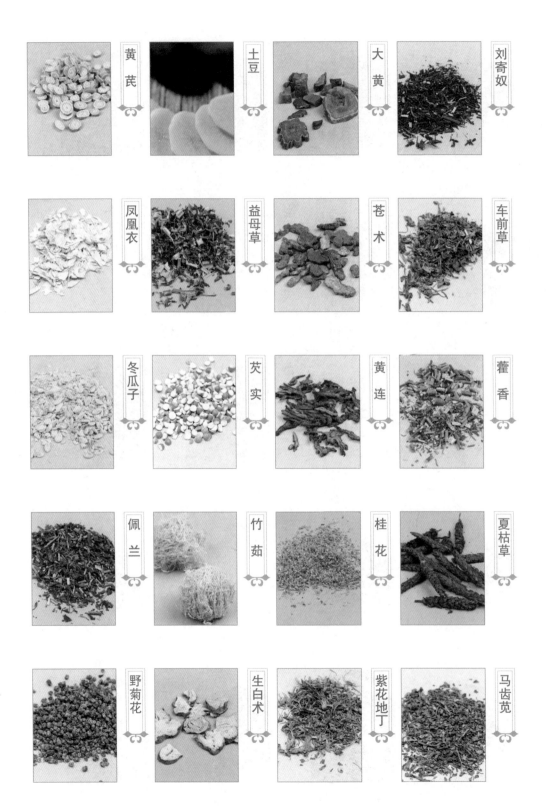

黄芪	土豆	大黄	刘寄奴
凤凰衣	益母草	苍术	车前草
冬瓜子	芡实	黄连	藿香
佩兰	竹茹	桂花	夏枯草
野菊花	生白术	紫花地丁	马齿苋

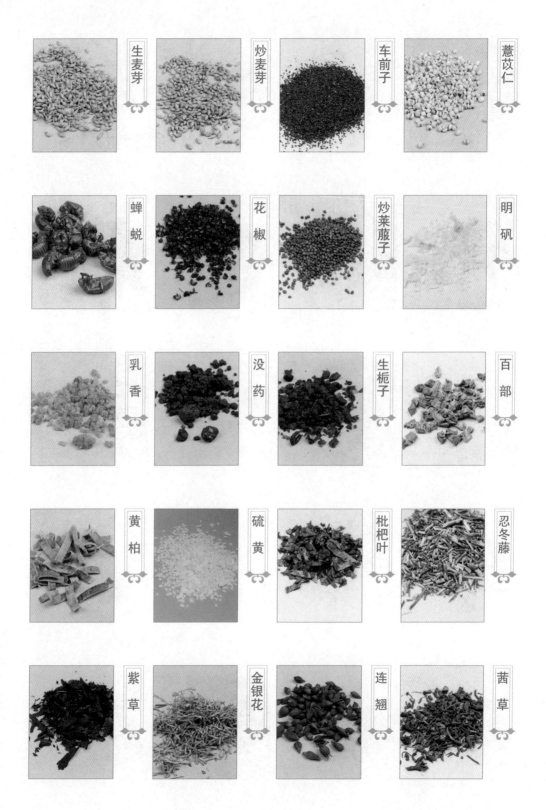

生麦芽　炒麦芽　车前子　薏苡仁

蝉蜕　花椒　炒莱菔子　明矾

乳香　没药　生栀子　百部

黄柏　硫黄　枇杷叶　忍冬藤

紫草　金银花　连翘　茜草

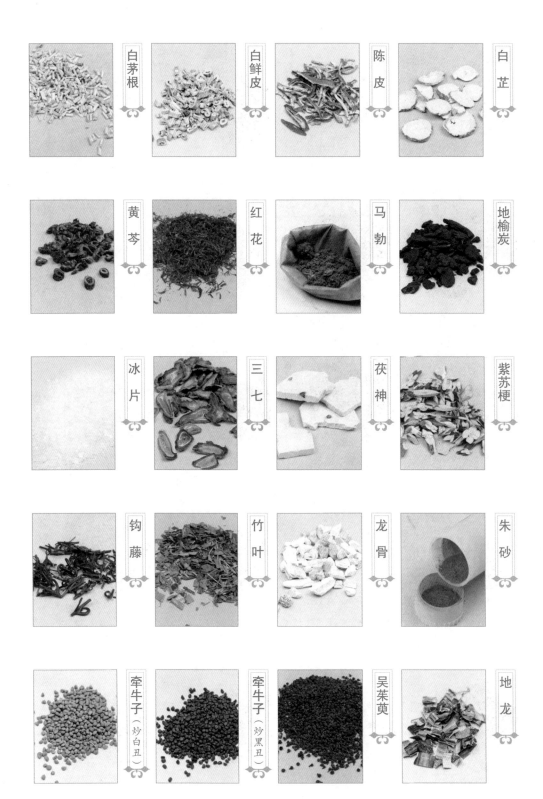

白茅根　白鲜皮　陈皮　白芷

黄芩　红花　马勃　地榆炭

冰片　三七　茯神　紫苏梗

钩藤　竹叶　龙骨　朱砂

牵牛子（炒白丑）　牵牛子（炒黑丑）　吴茱萸　地龙

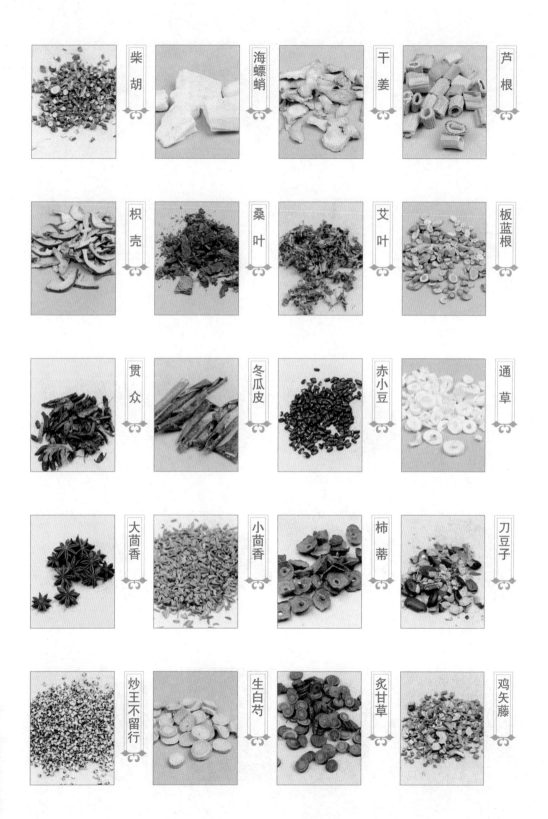

柴胡	海螵蛸	干姜	芦根
枳壳	桑叶	艾叶	板蓝根
贯众	冬瓜皮	赤小豆	通草
大茴香	小茴香	柿蒂	刀豆子
炒王不留行	生白芍	炙甘草	鸡矢藤

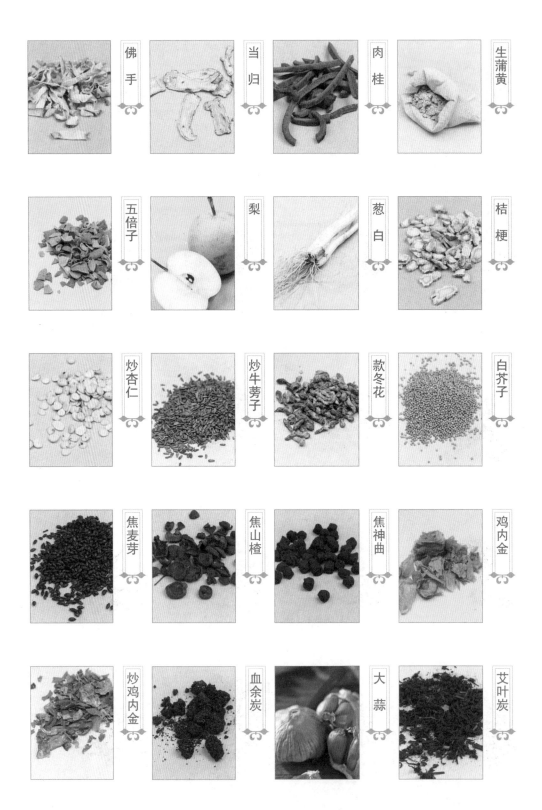

佛手	当归	肉桂	生蒲黄
五倍子	梨	葱白	桔梗
炒杏仁	炒牛蒡子	款冬花	白芥子
焦麦芽	焦山楂	焦神曲	鸡内金
炒鸡内金	血余炭	大蒜	艾叶炭

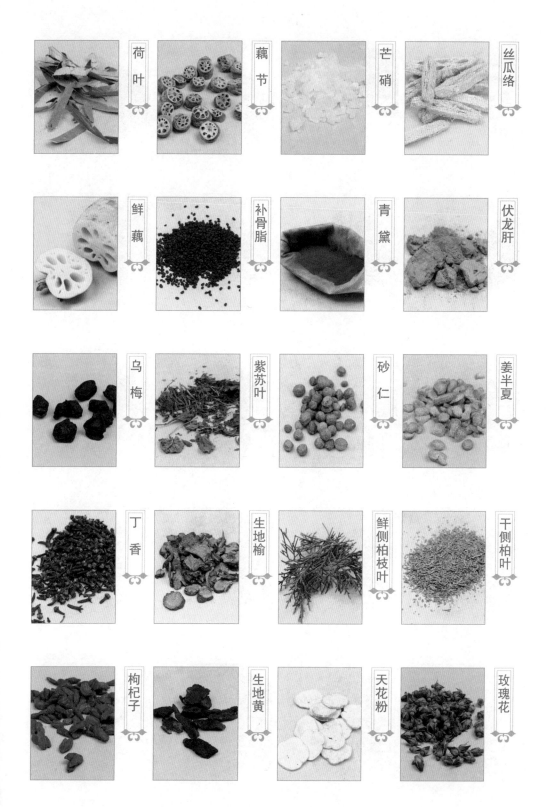

荷叶	藕节	芒硝	丝瓜络
鲜藕	补骨脂	青黛	伏龙肝
乌梅	紫苏叶	砂仁	姜半夏
丁香	生地榆	鲜侧柏枝叶	干侧柏叶
枸杞子	生地黄	天花粉	玫瑰花

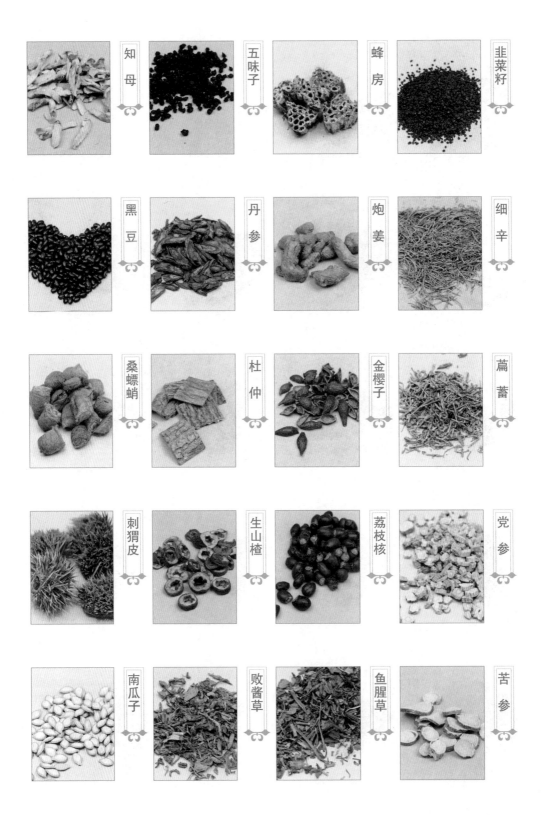

知母	五味子
蜂房	韭菜籽
黑豆	丹参
炮姜	细辛
桑螵蛸	杜仲
金樱子	萹蓄
刺猬皮	生山楂
荔枝核	党参
南瓜子	败酱草
鱼腥草	苦参

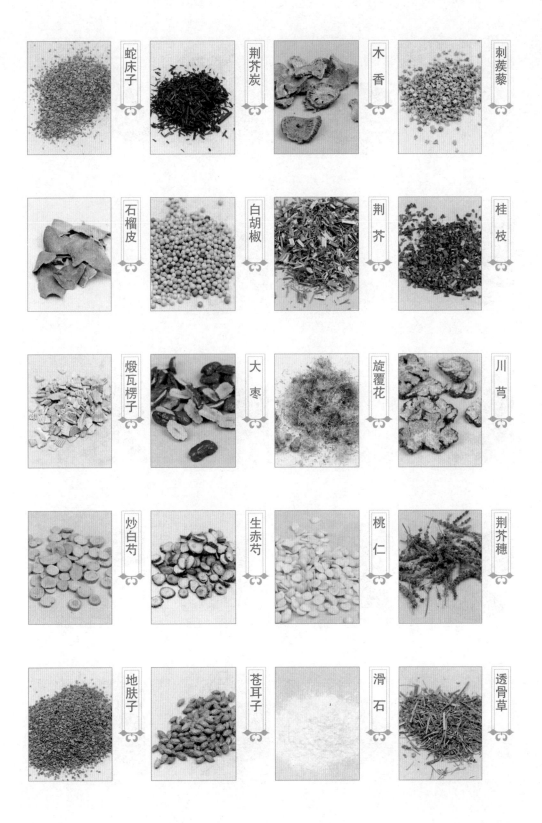

蛇床子	荆芥炭	木香	刺蒺藜	
石榴皮	白胡椒	荆芥	桂枝	
煅瓦楞子	大枣	旋覆花	川芎	
炒白芍	生赤芍	桃仁	荆芥穗	
地肤子	苍耳子	滑石	透骨草	

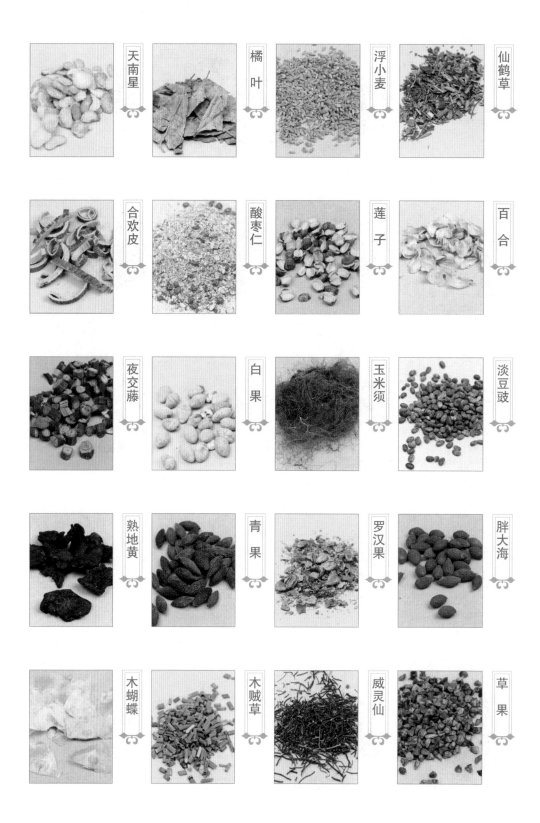

天南星　橘叶　浮小麦　仙鹤草

合欢皮　酸枣仁　莲子　百合

夜交藤　白果　玉米须　淡豆豉

熟地黄　青果　罗汉果　胖大海

木蝴蝶　木贼草　威灵仙　草果

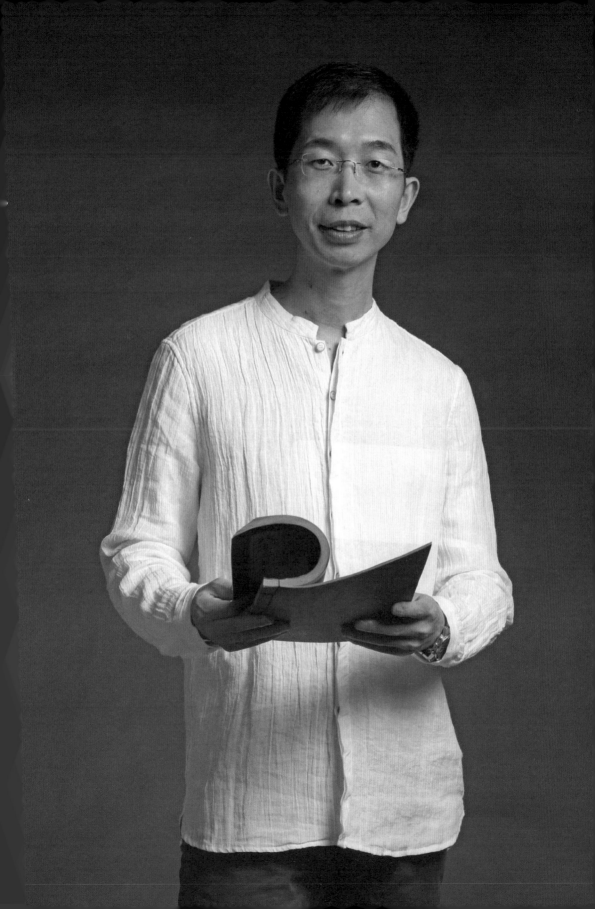

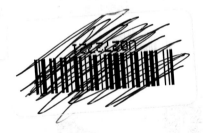